国家卫生健康委员会"十三五"规划教材

专科医师核心能力提升导引丛书

供超声医学专业临床型研究生及专科医师用

超声医学基础

主　编　姚克纯

副主编　杨金耀　章新友　陈　武

编　者（以姓氏笔画为序）

Larry Liu　飞利浦医疗保健事业部超声研发部　　张　磊　百胜医疗设备超声市场部

冯乃章　开立医疗超声部　　　　　　　　　　陆兆龄　西门子医疗超声部

刘利平　山西医科大学第一医院　　　　　　　陈　武　山西医科大学第一医院

刘荣桂　青岛大学附属医院　　　　　　　　　姚克纯　中国人民解放军空军总医院

李　凯　中山大学附属第三医院　　　　　　　袁丽君　空军军医大学（第四军医大学）唐都医院

杨金耀　汕头超声仪器研究所　　　　　　　　章　东　南京大学声学研究所

杨增涛　重庆医科大学生物医学工程学院　　　章新友　江西中医药大学

何绪金　迈瑞生物医疗超声部　　　　　　　　温炳彦　TomTec公司产品开发部

U0285235

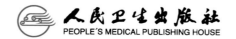

人民卫生出版社

PEOPLE'S MEDICAL PUBLISHING HOUSE

图书在版编目（CIP）数据

超声医学基础/姚克纯主编. —北京：人民卫生
出版社，2018
ISBN 978-7-117-27505-7

Ⅰ.①超…　Ⅱ.①姚…　Ⅲ.①超声波诊断-高等学校
-教材　Ⅳ.①R445.1

中国版本图书馆 CIP 数据核字（2019）第 000462 号

| 人卫智网 | www.ipmph.com | 医学教育、学术、考试、健康，购书智慧智能综合服务平台 |
| 人卫官网 | www.pmph.com | 人卫官方资讯发布平台 |

超声医学基础

主　　编：姚克纯
出版发行：人民卫生出版社(中继线 010-59780011)
地　　址：北京市朝阳区潘家园南里 19 号
邮　　编：100021
E - mail：pmph @ pmph.com
购书热线：010-59787592　010-59787584　010-65264830
印　　刷：中国农业出版社印刷厂
经　　销：新华书店
开　　本：889×1194　1/16　　印张：16
字　　数：484 千字
版　　次：2019 年 4 月第 1 版　2019 年 4 月第 1 版第 1 次印刷
标准书号：ISBN 978-7-117-27505-7
定　　价：138.00 元

打击盗版举报电话：010-59787491　E-mail：WQ @ pmph.com
（凡属印装质量问题请与本社市场营销中心联系退换）

主 编 简 介

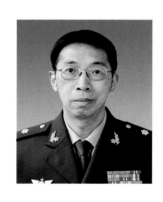

　　姚克纯　空军总医院超声医学科主任医师、博士生导师。现任空军总医院医学超声科主任。中华医学会超声医学分会常委、国家科学技术发明奖及进步奖评审专家、全军超声医学专业委员会副主任委员、北京医学会超声医学分会副主任委员、北京市超声医学质量控制和改进中心专家委员会副主任委员、国家科技部多领域评审专家、北京市科学技术委员会多领域评审专家、国家卫生健康委员会医疗器械专家评审员、国家商务部机电司医疗器械专家评审员、科技部国家重点新产品评审专家、总后卫生部医疗器械专家评审员、空军医学影像医学专业委员会主任委员。

　　自 1982 年以来,一直从事医学超声的临床、教学、科研、基础工作,建立了冠状动脉痉挛超声心动模型并应用于临床,组织谐波及超声造影成像临床诊断及基础研究,实时三维超声成像的临床研究等工作。主持国家、军队课题 6 项,发表超声医学相关论文 100 余篇,参编专著 10 部。获北京市及军队科技进步二等奖 4 项。2012 年获解放军医学院优秀教师的荣誉。

副主编简介

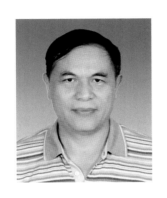

杨金耀　教授级高级工程师,国务院政府特殊津贴享有者,汕头市超声仪器研究所有限公司副总经理,中国超声医学工程学会仪器工程开发专业委员会副主任委员,《医学超声设备原理·设计·应用》编委,《临床超声医学杂志》常务编委,从事超声成像系统开发20余年。技术专长为超声仪器总体设计和电路系统设计。作为项目负责人完成了多项广东省科技计划项目、广东省科技计划国际合作项目等;作为主要骨干,参与了国家"十二五"科技支撑计划、中央财政促进服务业发展专项资金项目、广东省战略性新兴产业发展专项资金项目等;获得广东省科学技术二等奖2项,汕头市科学技术进步一等奖9项、二等奖2项,作为第一发明人获得授权的国家发明专利2项。

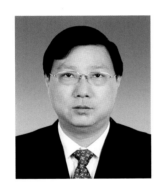

章新友　教授,博士生导师,江西中医药大学研究生院党委书记、院长,全国中医药高教学会理事、研究生教育研究会副理事长,中国中医物理与中医工程专业委员会主任,全国高等院校计算机基础教育研究会常务理事、医学专业委员会副主任,江西省物理学会常务理事。从事高等教育工作30余年,主讲《物理学》等10余门课程,主编教材20余部,其中荣获江西省优秀教材一等奖1部。主持国家自然科学基金、省级科研项目和国家、省级教改课题等20余项,荣获江西省"教学成果"一等奖4项、二等奖3项,先后在 *ENTROPY* 和《物理学报》等刊物上发表 SCI 等学术论文100余篇。

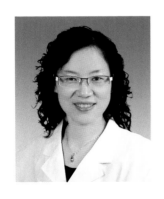

陈武　山西医科大学第一医院超声科主任、影像科副主任,硕士生导师,现任山西省卫生健康委员会医疗质量控制中心超声质控部主任,中国医师协会超声医师分会委员,山西省医学会超声医学专业委员会常务委员,山西省生物医学工程学会超声专业委员会副主任委员,山西省超声影像工程学会副会长,山西省超声医师协会副会长,山西省女医师协会超声分会副会长。从事超声专业30年,擅长心血管超声以及腹部和浅表器官各系统疾病超声诊断。培养研究生30余名,曾获山西省高等学校科技进步二等奖和山西省科技进步二等奖,发表论文50余篇。近年来致力于超声造影技术的应用研究。

出　版　说　明

　　为了进一步贯彻《国务院办公厅关于深化医教协同进一步推进医学教育改革与发展的意见》(国办发〔2017〕63号)的文件精神,推动新时期创新型人才培养,人民卫生出版社在全面分析其他专业研究生教材、系统调研超声医学专业研究生及专科医师核心需求的基础上,及时组织编写全国第一套超声医学专业研究生规划教材暨专科医师核心能力提升导引丛书。

　　全套教材共包括9种,全面覆盖了超声医学专业各学科领域。来自全国知名院校的200多位超声医学的专家以"解决读者临床中实际遇到的问题"为立足点,以"回顾、现状、展望"为线索,以培养和启发读者创新思维为编写原则,对超声医学在临床应用的历史变迁进行了点评,对当前诊疗中的困惑、局限与不足进行了剖析,对相应领域的研究热点及发展趋势进行深入探讨。

　　该套教材适用于超声医学专业临床型研究生及专科医师。

全国高等学校超声医学专业研究生规划教材
评审委员会名单

顾　　问

　　张　运

主 任 委 员

　　王新房　陈敏华　姜玉新

副主任委员

　　王金锐　何　文　谢明星　梁　萍

委　　员（以姓氏笔画为序）

　　田家玮　吕国荣　朱　强　朱家安　任芸芸　李　杰
　　邱　逦　周　翔　姚克纯　夏　焙　柴艳芬　唐　杰
　　黄国英　董晓秋

全国高等学校超声医学专业研究生规划教材
目　　录

前　言

从 20 世纪 50 年代起,超声开始真正应用于临床医学。自 70 年代二维超声成像问世,超声成像技术得到了飞速的发展,取得了创新性的成果,从起初简单的信号波扫描发展为现今的多维、多模式、高信息量和高分辨率的动态成像。日新月异的进步得益于过去几十年计算机技术和材料技术等领域的快速突破和发展。此外,探头技术因材料、工艺及大规模集成电路的科技进步出现了突破性的进展。医学超声亦因此由一维、单通道、单振元简单探头的 A-模式扫描(A-Mode)、M-模式扫描(M-Mode)、B-模式扫描(B-Mode)发展到现代的高通道数、复合技术、多模式及多维成像,其中包括三维及四维超声成像、超声造影成像、高度复杂的信号和二维及三维图像后处理及分析技术,尤其是现代高清晰图像显示技术。鉴于医学超声的发展之迅速,且超声检查需具备很强的操作技巧,因此,如何提高超声医师尤其是超声医学专业临床型研究生的规范化操作及超声医学基础知识是当前亟待解决的问题。根据国家卫生健康委员会"十三五"研究生规划教材的要求,二十余位超声临床和工程技术专家共同撰写了专科医师核心能力提升导引丛书《超声医学基础》。

全书共分为十三章。第一章系统地介绍了医学超声成像有关的物理基础,包括超声波的一般性质、超声波的基本物理量、超声波的传播特性、惠更斯机制、超声波束声场特性等;第二章介绍了 B 型超声成像仪成像机制及基本结构等;第三章介绍了超声血流多普勒频谱机制及频谱分析等;第四章介绍了医学超声探头的结构和工作机制、矩阵容积探头技术等;第五~九章分别介绍了谐波成像机制及微气泡超声造影剂的物理基础、三维超声成像技术、超声组织定征技术、心肌应变和应变率技术、超声生物力学技术等;第十章主要介绍了流体动力学的一些基本概念和规律;第十一章介绍了如何分析超声图像及超声成像可能伴随的伪像;第十二章介绍了超声波在生物组织中传播且在辐照剂量超过一定阈值时,就会对生物组织产生功能或结构上的影响(效应);第十三章介绍了超声影像融合技术的基本机制。全书内容紧贴超声医学专业临床型研究生培训要求,内容翔实、图文并茂,尤其是每章未来展望部分为本教材一大特点,为超声医学专业临床型研究生临床及科研提供了思路。本书旨在为超声医学专业临床型研究生提供一本言简意赅、实用性强的学习工作指南,相信本书的出版能够促进超声医学专业临床型研究生及医师的规范化培训,使我国超声医学学科水平更上一层楼。

本书筹备编写时间较紧,各位编者不辞辛苦的工作才使本书顺利完成,在此对他们的无私奉献及鼎力支持表示诚心敬意! 为了进一步提高本书的质量,诚恳地希望各位读者、专家提出宝贵意见,以便再版时修改。

姚克纯

2019 年 2 月

目　录

第一章　医学超声成像物理机制

20世纪50年代超声开始真正应用于临床医学,经过众多国内外超声医师和工程技术人员半个多世纪的研究,医学超声得到了飞速的发展,取得了创新性的成果。超声成像技术从起初简单的信号波扫描到现今的多维、多模式、高信息量和高分辨率的动态成像和显示。日新月异的进步得益于过去几十年来计算机技术和材料技术等领域的快速突破和发展。此外,因材料、工艺及大规模集成电路的科技进步使得探头技术有突破性的进展。医学超声因此由一维、单通道、单振元简单探头的A-模式扫描(A-Mode)、M-模式扫描(M-Mode)、B-模式扫描(B-Mode)发展到现代的高通道数、复合技术、多模式及多维成像。其中包括三维及四维的超声成像、超声造影成像、高度复杂的信号和二维及三维图像后处理及分析技术,尤其现代高清晰图像显示技术。

医学超声成像的物理基础犹如医学基础一样重要,是在读超声研究生及研究生毕业后从事超声医学工作者不可缺少的一门专业知识。本章主要介绍与医学超声成像有关的物理基础,包括超声波的一般性质、超声波的基本物理量、超声波的传播特性、惠更斯机制、超声波束声场特性等,这是医学超声工作者必须掌握的基础。

第一节　超声波的一般性质

一、超声波的定义

波在日常生活中是常见的自然现象。我们在医院工作可能都听到过救护车笛声,其笛声产生的机械波(即对空气的分子产生振动)能被人耳所感受到。更令人惊奇的是,人的听觉系统能够感受到超声波长的千亿分之一(m),这是比一个原子半径还小的振动。这些自然现象是通过空气传播的振动而产生的,也就是我们常说的声波,其频率在20~20 000Hz,在人耳的听觉范围之内。但是,人耳对频率的反应能力不尽相同。60岁以上的人多数只能听到16kHz以内的声音,甚至只能听到10kHz以内的声音。

自然界中有部分的噪声是人耳不能听到的,如交通噪声的频率低于人耳听力的下限,只有专门的仪器才能检测到,其频率低于20Hz,称为次声波(intrasound)。

但是,1876年Galton发明的狗哨声音频率在20kHz以上,狗能听到但却超出了人耳听觉范围,称为超声波(ultrasound wave)。蝙蝠和海豚是利用超声波的反射功能来生活。蝙蝠在黑暗中通过鼻和口中发射和接收超声波来判断障碍物的距离,从而实现自由飞翔。现代医学中,人们利用超声波的反射性质,即当发射超声波到人体内,就会从组织器官中产生反射,从而进行医学超声诊断与治疗。

自然界中有各种各样的波,但根据波的性质(力的作用),通常将波分为两大类,即电磁波和机械波。声波、水波和地震波等属于机械波;X线、红外线、微波等属于电磁波。超声波就是一种机械波。

机械波是由于机械力或弹性力的作用,机械振动在弹性介质内的连续的传播过程,其传播的为机械能量。电磁波是在电磁场中由于电磁力的作用而产生的,是电磁场的变化在空间的传播过程,其传播的是电磁能量。机械波与电磁波的传播方式不同,机械波只能在介质中传播,不能在真空中传播;电磁波可以在介质中传播,也可以在真空中传播。两者的传播速度也不同,机械波比电磁波传播速度要慢得多,如声波在空气中传播速度是340m/s,而电磁波在空气中传播的速度是$3×10^5$km/s。机械波与电磁波相同的地方,就是按其频率可分成各种不同的波,机械波分类见表1-1-1。

从表1-1-1中得知,人们能听到的声音是有一定范围的,20~20 000Hz是正常健康人能听到声音的频率范围,因为20 000Hz是人耳能听到的最大频率,故把高于20 000Hz的声音叫做"超声波"。超声诊断所用频率范围通常为1~20MHz。

表 1-1-1 机械波按频率分类

频率	10~16Hz	20~20 000Hz	1MHz	30MHz	400MHz
分类	次声波	可听见声波	超声波		
用途	红外线	声音	无损探伤	图像诊断	声学显微镜

二、超声波产生的必要条件

(一) 声源及波源

人和动物发出的声音是由于声带振动而产生的,这种振动是一种机械振动。我们把能发出声音的物体称为声源(acoustic source)。振动是产生声波的根源,即物体振动后产生声波,做机械振动的物体称为波源(wave source)。在超声成像过程中,探头的晶片做机械振动即产生超声,故探头的晶片是声源。机械振动的能量在弹性介质中传播开来,这就形成了机械波。比如超声波,是由超声探头的晶片产生振动,引起耦合剂的振动,耦合剂振动又引起了人体皮肤、皮下脂肪层、肌层及靶器官部位的振动,超声波的能量就这样进入人体。

(二) 介质

固体、液体、气体都是弹性介质,是传播超声波的媒介物质,称为介质。声波必须在弹性介质中传播,真空中没有介质存在,故不能传播声波。在医学超声成像中,人体的细胞、组织、器官都是介质。介质的声学特性与超声图像的关系密切。

三、超声波的分类

根据介质中质点振动方向与波传播方向的关系,以及波在介质中传播的部位,机械波可分为纵波、横波、拉伸波、弯曲波、扭转波和表面波等多种。目前,医学超声领域最常见的是纵波,但在一些新的成像技术中已开始涉及横波。

(一) 根据质点振动方向

相对于声波的传播方向,质点的振动方向可以不同。如果质点的振动方向和声波的传播方向相垂直,称这种波为横波(transverse wave),比如表面水波。如果质点振动方向与声波传播方向相平行,就称这种波为纵波(longitudinal wave)。在液体和气体中因不存在切变力,故不存在横波,只有纵波。声波的本质是力的作用。横波是由于切变力的作用产生的,而纵波是由于压力或拉力的作用产生的,可以在固体、液体、气体中传播。医学超声成像中主要应用纵波,该纵波通过激励电压迫使探头晶片作厚度方向振动,对人体组织施加压力或拉力而产生。纵波在人体中行进时,使有的部位质点密,有的部位质点疏(图 1-1-1)。

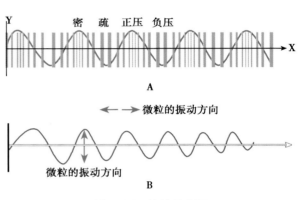

图 1-1-1 波的示意图
A. 纵波;B. 横波

假定超声波在空气中传播,空气中各分子是以弹簧相连接的,由于医学超声成像中主要应用纵波,空气中各分子在波的传播方向上作前后振动(图 1-1-2)。当超声波入射到第 1 个分子时,即可产生推力将第 1 和第 2 个分子之间的弹簧压缩。这种压缩现象将依次传递到相邻两分子之间,依次反复运动至分子运动产生摩擦而停滞,超声波的传播也随分子运动而停止下来。每当有超声波传播经过空气中各分子时,每个分子就会在它的平衡位置附近作前后振动。

(二) 根据波阵面的形态

声波从波源出发,在介质中向各个方向传播。在某一时刻介质中周相相同的的各点所组成的面称为波面。声波在介质中的传播过程中,形成的波面有无数个,最前面开始的一个波面即波源,最初振动状态传播的各点组成的面称为波阵面。波面有各种各样的形态,波面是平面的波称为平面波,波面是球面的波称为球面波,波面是同轴柱面的波称为柱面波(图 1-1-3)。

(三) 根据发射超声的类型

发射超声可分为连续波(continuous wave,CW)

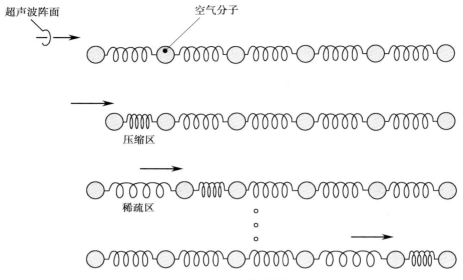

图 1-1-2 超声波传播的模型

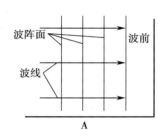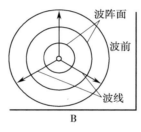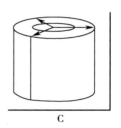

图 1-1-3 波面

A. 平面波；B. 球面波；C. 柱面波

和脉冲波（pulse wave，PW）两种。连续波目前仅在连续多普勒超声血流仪中使用（图 1-1-4）；A 型、M 型、B 型及脉冲多普勒超声血流仪均采用脉冲波（图 1-1-5）。

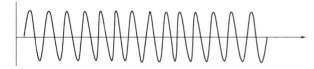

图 1-1-4 连续波的示意图

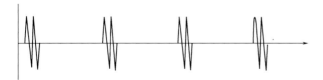

图 1-1-5 脉冲波的示意图

（姚克纯）

第二节 超声波的基本物理量

一、波长、频率和声速

（一）波长

波长是指声波在介质中传播时，介质中质点在一次完全振动时间内，波所通过的距离。波长（wavelength，λ）等于同一波线上相邻周期中两个振动状态相同的点之间的距离，单位为 mm。

（二）频率

频率（frequency，f）是单位时间内任一给定点上通过的波或声源振动的次数，单位为 Hz，1Hz = 1/s = 1 个周期/s，1MHz = 1 000 000Hz。频率的单位是采用声学物理学家 Heintick Hertz 的名字命名的。超声频率对超声图像的分辨率和穿透力至关重要。

（三）声速

超声波在介质中的传播速度，即单位时间内超声波传播的距离，单位为 m/s。声速反映了振动传播的快慢。

波长（λ）、频率（f）和声速（c）是超声波的三个基本物理量，三者之间的关系为：

$$c = \lambda \cdot f \text{ 或 } \lambda = \frac{c}{f} \qquad （式 1-2-1）$$

这一公式适用于电磁波和机械波等所有的波（图 1-2-1）。

超声频率和波长在超声成像中是两个极为重要的参数，波长决定了成像的极限分辨率（波长越小，频率越高，极限分辨率越高），而频率则决定超声成像的可观测深度（频率越小，衰减越小，可探测深度越大）。

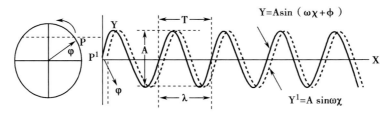

图 1-2-1 超声波的相位示意图

例题：某台超声仪检查肾脏，发射频率为 3.5MHz，超声在肾脏中传播的速度为 1560m/s，求该台超声仪声波的波长。

解：$\lambda = \dfrac{c}{f} = \dfrac{1\,560\,000\text{mm/s}}{3\,500\,000\text{Hz}} \approx 0.45\text{mm}$

由于振动的传播是通过介质中质元间的弹性联系而实现的，故声速必然与介质的性质有关，而与超声波的频率无关。就超声波而言，它在介质中的传播速度除受介质密度（ρ）和弹性（K）影响外，还与温度有关，即 $c = \sqrt{\dfrac{K}{\rho}}$。

实际情况下，生物组织的弹性模量难以测量，通常是直接测量组织中的声速。对这一概念，在读超声专业研究生及研究生毕业后从事医学超声的工作者必须掌握。超声波诊断中有关的各种介质传播时的声速（纵波）见表 1-2-1。

从表 1-2-1 中得知，通常 $c_{固} > c_{液} > c_{气}$。由于研究者采用的方法不同，各种报道的声速稍有出入，但无统计学差别。

医学超声工作者应熟记公式 1-2-1，熟练掌握以下结论：

1. 同一介质的声速只与介质的性质有关，与频率无关。也就是说，超声波不管频率高低在同一介质里传播时声速都相同。例如：探查皮下脂肪层，5MHz 的探头与 15MHz 探头的超声波的声速都是 1476m/s。

2. 相同频率的超声波在不同介质中的声速是不同的。例如：2MHz 超声波的声速在颅骨中为 3360m/s，在大脑组织中为 1540m/s。

3. 在同一介质内传播时，不同频率的超声

表 1-2-1 超声诊断有关的各种介质的声速（纵波）

介质	声速（m/s）
空气（0℃）	332
肺	333
空气（15℃）	340
石蜡油	1420
小脑	1470
羊水	1474
脂肪	1476
前房房水	1495
玻璃体	1495
体液	1495.6
胎体	1505
脑脊液	1522
生理盐水（37℃）	1534
软组织（平均值）	1540
大脑	1540
胎盘	1541
角膜	1550
肾	1560
肌肉	1568
肝	1570
血液	1570
巩膜	1630
晶状体	1641
有机玻璃	2720
颅骨	3360
钢铁	5800
铝	6400

的波长与频率呈反比。如常用 3MHz 和 5MHz 的探头在人体软组织中的波长分别为：

3MHz 的超声波在人体软组织中传播时，其波长

$$\lambda = \frac{c}{f} = \frac{1\ 540\ 000\text{mm/s}}{3\times10^6\text{Hz}} \approx 0.5\text{mm}$$

5MHz 的超声波在人体软组织中传播时，其

波长

$$\lambda = \frac{c}{f} = \frac{1\ 540\ 000\text{mm/s}}{5\times10^6\text{Hz}} \approx 0.3\text{mm}$$

由此可知，频率越高的超声波在同一人体软组织中传播时其波长越短。临床上常用的各种超声频率与波长的关系见表 1-2-2。

表 1-2-2　常用的超声波的频率与波长关系（声速 1540m/s 时）

频率（MHz）	1	1.25	1.5	2.5	3	5	7.5	8	10	12	15
波长（mm）	1.5	1.23	1	0.6	0.5	0.3	0.2	0.19	0.15	0.12	0.15

4. 在不同的介质内传播时，相同频率的超声波因声速存在差异，其波长是不一样的，如 3MHz 的超声波在人体软组织（c = 1540m/s）、空气（c = 340m/s）及钢铁（c = 5800m/s）中的波长为：

3MHz 的超声波在人体软组织中传播时，其波长

$$\lambda = \frac{c}{f} = \frac{1\ 540\ 000\text{mm/s}}{3\times10^6\text{Hz}} \approx 0.5\text{mm}$$

3MHz 的超声波在空气中传播时，其波长

$$\lambda = \frac{c}{f} = \frac{340\ 000\text{mm/s}}{3\times10^6\text{Hz}} \approx 0.11\text{mm}$$

3MHz 的超声波在钢铁中传播时，其波长

$$\lambda = \frac{c}{f} = \frac{5\ 800\ 000\text{mm/s}}{3\times10^6\text{Hz}} \approx 1.9\text{mm}$$

5. 人体软组织中超声波速度通常采用 1540m/s，所以超声波传播 1mm 组织所需的时间为 $0.649\mu s\left(\frac{1\ 000\ 000\mu s}{1\ 540\ 000}\right)$，往返 1mm 需 1.298μs。探测 1cm 深度目标往返需 12.98～13μs；探测 10cm 深度目标往返 130μs；成人心脏超声成像时，通常深度不少于 18cm，而对于腹部器官的超声检查，一般在 20cm 深度，故获取一条超声信息线所需要的时间为 234～260μs。探测深度与所需时间见图 1-2-2。

$$1540\text{m/s} = \frac{154\ 000\text{cm}}{1\ 000\ 000\mu s} = \frac{1\ 540\ 000\text{mm}}{1\ 000\ 000\mu s}$$

$$1\text{s} = 1000\text{ms} = 1\ 000\ 000\mu s$$

二、声压和声强

（一）声压

对于平面波来说，超声波在介质中传播（以纵波为例），介质的质点疏密不均，以致平衡区的压力

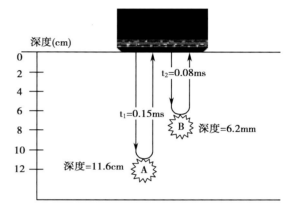

图 1-2-2　探测深度与所需时间

强弱不等，即产生了一个周期性压力变化。在稠密区域，此时的压强大于原来的静压强，声压为正值；在稀疏区域，此时的压强小于原来的静压强，声压为负值。声压就是单位面积上介质受到的压力，介质中有声波传播时的压强与没有声波传播时的静压强之差称为声压（sound pressure，P），用 P 表示。

$$P = \rho cv \qquad （式 1-2-2）$$

这里 ρ 为介质密度，c 为声速，v 为质点振动速度。

声压的单位为微巴（μbar），其关系为：

1dyn/cm^2（达因 / 厘米²）$= 1\mu\text{bar}$

1nt/m^2（牛顿 / 米²）$= 10\text{dyn/cm}^2$

$1\text{kg/cm}^2 \approx 1.013\times10^6\text{dyn/cm}^2 \approx 1.013\times10^6\mu\text{bar}$

$1\text{bar} = 10^6\mu\text{bar}$

声压在日常生活中可以计算出来，例如，在室内大声说话，其声压约 1μbar，微风吹树声压约 10^{-3}μbar。

（二）声强

声波在单位时间内通过与声波传播方向相垂直的单位面积上的超声能量称为超声强度，简称声

强(声功率)。声强是指通过垂直于声束上的 $1cm^2$ 的声功率。超声束的强度越大,质子的振幅也越大,当声波通过时介质中每一点上的声压变化也越大。当声强增加时,介质中质点的峰值速度随之增加。值得注意的是,将超声束聚焦和提高声功率,声强随之增高。这是在读超声研究生及研究生毕业后从事超声医学的工作者必须掌握的概念。

声强(sound intensity,I)等于能流密度,是衡量超声强弱的一个重要物理量,用 I 表示。

对于平面波,声强为

$$I = \frac{P^2}{\rho c} \qquad (式1-2-3)$$

声强的单位为 W/cm^2 或 mW/cm^2 或 $\mu W/cm^2$

$$1W/cm^2 = 10^3 mW/cm^2 = 10^6 \mu W/cm^2$$

例题:人耳对 $f = 1000Hz$ 声波所能忍受最大的声强近似为 $1W/m^2$,求声压。

解:$I = 1W/m^2$

$Z = \rho c = 439 kg/m^2 sec$

$P^2 = 2\rho c I$

$P = \sqrt{2 \times 439 \times 1} = 29.6 nt/m^2$

对于平面波而言,超声总功率为超声强度和超声通过某截面的面积的乘积。

$$W = I \times S \qquad (式1-2-4)$$

超声强度大小对超声诊断的安全性是极为重要的。有关安全性见生物效应章节。

三、声特性阻抗

声特性阻抗(acoustic characteristic impedance,Z)是声学中一个非常重要的物理量,表征超声波在不同介质中传播时的特征,用 Z 表示。其定义为介质密度和声速的乘积。

$$Z = \rho \times c \qquad (式1-2-5)$$

声特性阻抗 Z 是通过声学公式和电学公式类比得出来的。

我们在声学中得知,声强 $I = \frac{P^2}{\rho c}$,在电学中学过,电功率 $I = \frac{U^2}{R}$,其中 U 是电压,R 是电阻。由此可以看出,这两个公式很相似。如果把声强 I 类比为电功率 I,声压 P 类比为电压 U,那么 ρc 可以类比为电阻 R,所以声学中把 $Z = \rho c$ 称为声学特性阻抗。

声学特性阻抗的单位是瑞利。

$$1 瑞利 = 1 dyn \cdot sec/cm^3 = 1 g/cm^2 \cdot sec$$

$$千克/米^3 \times 米/秒 = 千克/(米^2 \cdot 秒)$$

$$= 克/(厘米^2 \cdot 秒)$$

$$= 瑞利$$

超声医学临床常用的各种介质的 Z 见表 1-2-3。

表 1-2-3 超声医学常用介质的 Z

介质名称	$\rho(g/cm^3)$	$c(m/s)$	$Z(1 \times 10^5$ 瑞利$)$
空气(22℃)	0.001 18	344	0.004 07
石蜡油(33.5℃)	0.835	1420	1.186
脂肪	0.955	1476	1.410
羊水	1.013	1474	1.493
水(37℃)	0.9934	1523	1.513
脑脊液	1.000	1522	1.522
人体软组织(平均值)	1.016	1500	1.524
生理盐水(37℃)	1.002	1534	1.537
胎体	1.023	1505	1.579
肝脏	1.050	1570	1.648
血液	1.055	1570	1.656
肌肉(平均值)	1.074	1568	1.684
晶状体	1.136	1650	1.874
颅骨	1.658	3360	5.570

从表 1-2-3 可以得出:①介质的密度与声学特性阻抗呈正比;②软组织的声阻抗大约是空气声阻抗的 3800 倍,颅骨声阻抗大约是软组织声抗阻的 3.6 倍;③人体软组织及实质性器官的声阻抗是各不相同的,但差别较小。

声学特性阻抗对介质的交界面上超声传播特性起决定作用。超声图像上看到的回声强与弱,是入射超声穿过不同的声学界面时,由界面两边介质的声阻抗差(acoustic impedance difference)所决定,其值大于 1‰,即可对入射的超声波发生反射。

四、声强级及声压级

声强级的定义为两个声强的对比数。声强级是一个无量纲的量。声强级的单位是贝尔(Bel)。

$$声强级 L_I = \log \frac{I}{I_0} (Bel) \qquad (式1-2-6)$$

公式中 I 为所求声强,I_0 为参考声强。由于

Bel 这个值过大,所以目前国际上通用 1Bel = 10dB(分贝),即 dB 作为声强级单位。

$$声强级\ L_I = 10\log\frac{I}{I_0}\ (dB)\quad (式\ 1\text{-}2\text{-}7)$$

$$当 I = 10I_0,\quad \therefore L_I = 10\log\frac{10I_0}{I_0} = 10\times1 = 10\ (dB)$$

$$I = 1000I_0,\quad \therefore L_I = 10\log\frac{1000I_0}{I_0} = 10\times3 = 30\ (dB)$$

$$L_I = 10\log\frac{10^{-4}}{10^{-16}} = 10\log10^{12} = 120dB$$

在实际工作中,常常不测量超声强度而是测量回声的振幅(声压)。故不是比较两个声强的大小,而是比较两个声压的大小。

声压级的定义为两个声压的对数比,即

$$声压级\ L_p = 20\log\frac{P}{P_0}\ (dB)\quad (式\ 1\text{-}2\text{-}8)$$

公式中 P 为所求声压,P_0 为参考声压。式 1-2-8 是由式 1-2-7 推导出来的,因为 $I = \dfrac{P^2}{\rho c}$,所以 $10\log\dfrac{I}{I_0} = 10\log\dfrac{P^2}{P_0^2} = 20\log\dfrac{P}{P_0}$

引起听觉最小所需能量为听阈,即 $I_0 = 10^{-12}W/m^2 = 10^{-16}W/cm^2$

引起听觉最大所需能量为痛阈,即 $I = 1W/m^2 = 10^{-4}W/cm^2$

例题:在放鞭炮处测得空气中声强级为 120dB,求该处空气中实际声音强度。

依据 $L_I = 10\log\dfrac{I}{I_0}\ (dB)$,$I_0 = 10^{-16}W/cm^2$

解:$120 = 10\log\dfrac{I}{10^{-16}W/cm^2}$

$I = 10^{-16}W/cm^2 \cdot 10^{12} = 10^{-4}W/cm^2$

实际生活工作中和实验表明:人耳正常听觉范围所需声强为 60 ~ 80dB;声强达到 120dB 时,人耳有痛感;声强达到 150dB 时,人耳就要被震聋;实验证实,声强达到 160dB 时,老鼠就要被震死。

(姚克纯)

第三节 超声波的传播特性

由于医学超声诊断与治疗中使用的超声波大多是平面波,所以,超声波在介质中传播时像光线一样,通常遵循几何声学的原则,也就是:①在均匀介质中以直线传播;②遇到两种不同介质的分界面时就会发生反射(reflection)和折射(refraction)。但是,如果物体尺寸很小(如血液中的红细胞),超声波的波长与此物体的尺寸相当甚至还要大时,就会发生散射和绕射现象。

一、反射与折射

超声波在介质中传播时与光一样,当一束平面超声波垂直入射到两个比波长大很多的介质的分界面时,超声波会部分入射进入界面,另一部分则将反射回声源,这种现象称为反射和折射。如图 1-3-1,i、r、t 分别表示入射、反射和折射波,θ_i、θ_r、θ_t 分别表示入射、反射和折射角。介质 1 和介质 2 的声阻抗分别为 $\rho_1 c_1$ 和 $\rho_2 c_2$。界面反射是超声波诊断与治疗的基础,界面反射的比例取决于声束入射的角度和构成界面的不同组织的声阻抗差。只要有 1‰ 的声阻抗差异,就会发生反射。

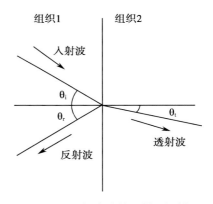

图 1-3-1 超声波的反射和折射

在临床实际工作中,为了使超声探头能接收到最大的反射回波信号,必须调整探头方向使得超声波能尽可能垂直入射到界面上。当入射角超过 3° 时,超声探头就很难接收到回波信号了。

折射是当超声波经过一个界面时改变其传播方向。我们都观察过一根斜放在水杯里的筷子看起来像发生弯折的现象,这种现象就是在水/空气界面发生折射。

超声波折射的程度取决于两种组织中声速的差。当声速差增大时,折射角度也会增大。发生折射时,超声频率保持不变,但波长随声速同比改变。当超声束垂直入射组织界面时不会发生折射。

声学的反射和折射定律与光学是一致的。

反射定律:当超声束发生镜面反射时,入射角等于反射角,即

$$\theta_i = \theta_r \qquad (\text{式 1-3-1})$$

折射定律:入射角的正弦与折射角的正弦之比等于入射边与透射边介质中声速之比,即

$$\frac{\sin\theta_i}{\sin\theta_t} = \frac{c_1}{c_2} \qquad (\text{式 1-3-2})$$

为了保持平衡,介质分界面交点处必须满足以下两个条件:①在介质分界面上两边的总压力应该相等;②在介质分界面上两边质点的速度应该连续。

从条件①可知:$P_i + P_r = P_t$ （式 1-3-3）

从条件②可知:$v_i\cos\theta_i - v_r\cos\theta_r = v_t\cos\theta_t$

$$(\text{式 1-3-4})$$

公式中 P_i、P_r、P_t 分别为入射、反射、折射声压;v_i、v_r、v_t 分别为入射、反射、折射时质点振动速度。式 1-3-4 中的负号表示反射波与入射波的方向相反。

因为 $P = \rho c v$,所以 $v = \dfrac{P}{\rho c}$,将其代入式 1-3-4

$$\frac{P_i\cos\theta_i}{\rho_1 c_1} - \frac{P_r\cos\theta_r}{\rho_1 c_1} = \frac{P_t\cos\theta_t}{\rho_2 c_2} \qquad (\text{式 1-3-5})$$

根据式 1-3-3 及式 1-3-5,可求得声压的反射系数 R_p 和折射系数 T_p:

$$R_p = \frac{P_r}{P_i} = \frac{\rho_2 c_2\cos\theta_i - \rho_1 c_1\cos\theta_t}{\rho_2 c_2\cos\theta_i + \rho_1 c_1\cos\theta_t} \quad (\text{式 1-3-6})$$

$$T_p = \frac{P_t}{P_i} = \frac{2\rho_2 c_2\cos\theta_i}{\rho_2 c_2\cos\theta_i + \rho_1 c_1\cos\theta_t} \quad (\text{式 1-3-7})$$

因为 $Z = \rho c$,将其代入式 1-3-6 及式 1-3-7

$$R_p = \frac{Z_2\cos\theta_i - Z_1\cos\theta_t}{Z_2\cos\theta_i + Z_1\cos\theta_t} \qquad (\text{式 1-3-8})$$

$$T_p = \frac{2Z_2\cos\theta_i}{Z_2\cos\theta_i + Z_1\cos\theta_t} \qquad (\text{式 1-3-9})$$

当超声波是垂直入射时,即 $\theta_i = \theta_r = \theta_t = 0$,则 R_p 和 T_p 分别为

$$R_p = \frac{Z_2 - Z_1}{Z_2 + Z_1} \qquad (\text{式 1-3-10})$$

$$T_p = \frac{2Z_2}{Z_2 + Z_1} \qquad (\text{式 1-3-11})$$

因为 $I = \dfrac{P^2}{\rho c}$,所以同样可求得超声强度的反射系数 R_i 和折射系数 T_i

$$R_i = \frac{I_r}{I_i} = \left(\frac{P_r}{P_i}\right)^2 = \left(\frac{Z_2\cos\theta_i - Z_1\cos\theta_t}{Z_2\cos\theta_i + Z_1\cos\theta_t}\right)^2$$

$$(\text{式 1-3-12})$$

$$T_i = \frac{I_t}{I_i} = \left(\frac{P_t}{P_i}\right)^2 \cdot \frac{Z_1}{Z_2} = \left(\frac{2Z_2\cos\theta_i}{Z_2\cos\theta_i + Z_1\cos\theta_t}\right)^2 \cdot \frac{Z_1}{Z_2}$$

$$= \frac{4Z_1 Z_2\cos^2\theta_i}{(Z_2\cos\theta_i + Z_1\cos\theta_t)^2}$$

$$(\text{式 1-3-13})$$

当超声波是垂直入射时,即 $\theta_i = \theta_r = \theta_t = 0$,则有

$$R_i = \left(\frac{Z_2 - Z_1}{Z_2 + Z_1}\right)^2 \qquad (\text{式 1-3-14})$$

$$T_i = \frac{4Z_1 Z_2}{(Z_2 + Z_1)^2} \qquad (\text{式 1-3-15})$$

从式 1-3-14 和式 1-3-15,可以得出:

1. $R_i + T_i = 1$　说明入射超声波能量等于反射超声波能量和折射超声波能量之和,符合能量守恒定律。

2. **从反射系数 R_i 得知,反射超声波能量的大小取决于两种介质的声学特性阻抗差**　如果声阻抗差越大,则反射的能量越多,折射的能量越少,这就可解释为什么超声波在固体-气体、液体-气体分界面上成像时反射强。例如在水和空气的界面上,其中 $Z_水 = 1.492\text{kg/m}^2\cdot\text{sec}$,$Z_空 = 0.00428\text{kg/m}^2\cdot\text{sec}$,则反射回声的能量比为

$$R_i = \left(\frac{1.492 - 0.00428}{1.492 + 0.00428}\right)^2 = 0.99$$

由此可以看出,入射超声波能量中有99%被反射,因此,超声波从液体或固体向气体中传播几乎是不可能的。相反,如果两种介质的声阻抗越接近,则反射能量越少,折射能量越多。软组织的声学特性阻抗彼此非常接近,例如肝-肾超声检查时,垂直于肝-肾分界面上的入射超声波中反射能量回肝中的部分大约只占入射超声波能量的6%,其余94%折射入肾。如果声阻抗 $Z_1 = Z_2$,则 $R_i = 0$,$T_i = 1$,这种情况下,超声图像就没有反射,只有折射。理论上有下列情况满足 $Z_1 = Z_2$,条件:①材料性质为均匀介质:例如水是一种均匀介质,超声波在水中传播时没有反射,只有折射;超声诊断中常常利用这一特性诊断病变组织是实质性或囊性,同时利用水的特性,如饮水充盈膀胱或充盈胃来观察其后方的组织

器官及病变。但有时实质性组织也是较为均匀的,超声图像可能表现为无回声区,若增大增益或调节 TGC 可加以鉴别。②两种介质的声阻抗相等:例如探头结构中的背衬层与晶片,根据 $R_i=0$,也没有反射,只有折射,这样才能保证背向辐射的超声波全部进入背衬层。

超声波的入射定律、反射定律是医学超声诊断与治疗的理论基础,还应熟记 R_i、T_i 这两个公式。人体组织器官不同界面在垂直入射时的声压反射系数见表 1-3-1。

表 1-3-1　人体组织器官不同界面声压反射系数

介质	水	脂肪	肌肉	皮肤	脑	肝	血液	颅骨
水	0	0.047	0.020	0.029	0.007	0.035	0.007	0.570
脂肪		0	0.067	0.076	0.054	0.049	0.047	0.610
肌肉			0	0.009	0.013	0.015	0.020	0.560
皮肤				0	0.022	0.0061	0.029	0.560
脑					0	0.028	0.000	0.570
肝						0	0.028	0.550
血液							0	0.570
颅骨								0

例题:试求超声波垂直入射时空气-水、脑脊液-颅骨交界面上的声强反射系数。

已知空气、水、脑脊液、颅骨的声阻抗分别为 0.000407×10^5 瑞利、1.513×10^5 瑞利、1.522×10^5 瑞利、5.570×10^5 瑞利、利用 R_i 公式,可求得:

空气-水界面上

$$R_i=\left(\frac{0.000407-1.513}{0.000407+1.513}\right)^2\approx0.9989$$

脑脊液-颅骨界面上

$$R_i=\left(\frac{5.570-1.522}{5.570+1.522}\right)^2\approx0.3258$$

从所得结果得知,在空气和水的界面上,入射超声波能量中有 99.89% 被反射回来,脑脊液和颅骨的界面上有 32.58% 的入射超声波能量被反射回来。由此可见,超声波从液体(或固体)向气体中传播几乎是不可能的。液体或软组织到空气的分界面上有 99.9% 的入射超声能量被反射,在组织到肺的分界面上入射超声能量有 50% 以上被反射,在组织到骨的分界面上有 30% 以上入射能量被反射。这就是超声诊断仪在人体诊断中对含气器官(如肺、胃肠道)及头颅检查困难的原因。

从计算结果看,液体或软组织和空气界面上有 99.89% 的入射超声能量被反射,有时称此界面的超声反射为全反射(total reflection),虽然在理论上不叫全反射。全反射的理论依据由折射定律得知

$\sin\theta_t=\dfrac{c_2\cdot\sin\theta_i}{c_1}$,设 $c_2>c_1$,并不断增大 θ_i 的角度,当 θ_i 达到一定值 θ_{ia} 时,可有 $\sin\theta_t=1$,即 $\theta_t=90°$。其理论意义是,这样的折射波沿着界面进行,在第二种介质中没有折射波存在。这种现象称为全反射现象,此时的入射角 θ_{ia} 为全反射的临界角。

全反射现象在超声诊断与治疗中是可以遇到的。介入性超声诊断或治疗时,有时用生理盐水作为探头和皮肤的耦合剂,则探头-生理盐水界面上发生全反射的临界角为 76°30′。如果液体石蜡油作为耦合剂,则探头-液体石蜡油界面上发生全反射的临界角为 67°10′(软组织平均声速为 1540m/s,生理盐水声速 1534m/s,液体石蜡油声速 1420m/s)。超声波实际应用时,探头的探测角度一般不大于 45°,这样的探测角度不会导致全反射现象。

二、散射和绕射

(一)散射和绕射定义

入射超声波在传播过程中,遇到障碍物的界面不大(障碍物大小与波长相近似)或小界面(障碍物大小明显小于波长),前者如胆囊结石,后者如红细胞,超声波与障碍物相互作用后,会使得一部分超声波偏离原来的行进方向传播,这种现象称为超声波的散射(scattering)和绕射(图 1-3-2、图 1-3-3)。

散射和绕射(diffraction)的发生是不同的,其主要区别有:①发生散射的条件为障碍物的大小明显小于波长,发生绕射的条件为障碍物的大小与波长

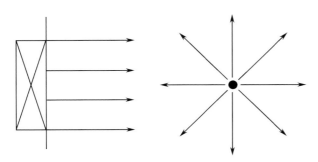

图 1-3-2 超声波的散射

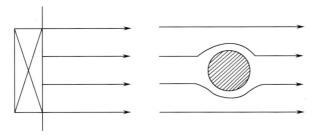

图 1-3-3 超声波的绕射

相当;②发生散射时,小障碍物又将成为新的声源,并向四周各个方向上发射超声波;发生绕射时,超声波仅绕过障碍物的边缘前进。根据散射发生的条件,散射时探头接收到的散射回声强度与入射角无明显关系。一般来说,大界面上超声波的反射回声幅度较散射回声幅度大数百倍。所以,利用超声波的反射只能观察到器官、病变的轮廓,而利用超声的散射才能显示器官、病变内部回声变化。

波长越长,绕射现象越显著;波长越短,绕射现象不明显。超声医学诊断疾病时常常遇到绕射现象。例如胆囊或膀胱结石,由于结石密度大,超声波与其相互作用,在结石正前面发生反射,在结石边缘就发生绕射,于是在结石后方出现"声影"。绕射现象比较复杂,它与障碍物的大小、超声束直径的粗细直接有关。通常情况下,结石较大时,边缘才发生绕射,结石后方出现声影;当结石太小,则可能发生完全绕射,后方可能没有声影。所以,在诊断结石时,不能只以"声影"作为判断结石的依据。因绕射不产生反射,影响分辨率。提高分辨率应用频率高的超声波。

（二）背向散射

人体中能够发生超声波散射的物体主要有血液中的红细胞和器官内部的微小组织结构,微小组织结构的大小与超声波波长接近或比之更小,超声波的背向散射(back scatter)对形成软组织的二维超声图像起着重要作用,是超声成像法研究器官病

变内部结构的重要依据。标志背向散射的数量和定量参数称为背向散射系数 S_b,定义为:

$$S_b = \frac{微小组织中背向散射的能量}{参考能量 \times 立体角 \times 距离}$$

（式 1-3-16）

注:参考能量 = 脉冲的总能量

由于血液中红细胞的直径与超声波波长相比较小,所以红细胞为散射体。尽管血液中的红细胞背向散射波振幅比较弱,但它却是研制超声多普勒血流仪的依据,而且是多普勒频移信号的主要组成部分。入射超声束内红细胞的数量越多,散射源就越多,超声探头接收的背向散射信号的强度就越大。血液中红细胞产生的背向散射对彩色多普勒超声成像是极其有用的超声信息。

三、衰减与吸收

（一）衰减

超声成像主要利用的是反射机制,与 X 射线成像相反。超声图像主要由人体内各种组织界面反射回来的声波构成。超声波在介质中传播时,超声强度会随着传播距离的增加而减少(或振幅逐渐减少),这种现象称为超声波的衰减(attenuation)。衰减是超声波的一个重要物理特性。

超声波在传播过程中发生反射、折射及散射等现象,从而使原来传播方向上的超声强度减弱。在这种情况下,超声波的总能量并没有减少,而只是将能量分散到别的方向上去了,即超声强度分散(图 1-3-4)。

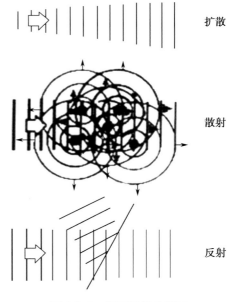

图 1-3-4 超声能量的衰减

超声衰减的程度取决于介质。其衰减的大小与许多因素有关,如探头的频率、传播的距离、介质的内摩擦力、导热系数、温度等。通常把1MHz超声波在介质中传播1cm距离后能量的损失称为衰减系数(attenuation coefficient),是指超声波在介质中传播经过单位距离时所减少的声强,可用来区别不同介质的衰减特性。衰减系数用分贝每兆赫每厘米[dB/(MHz·cm)]表示。超声波的衰减与频率有关,频率越高,衰减系数越大,穿透深度也就越小。人体组织对超声波的能量衰减系数见表1-3-2。

表1-3-2 人体组织对超声波的能量衰减系数

介质	衰减系数(dB/cm)	超声频率(MHz)
体液(水)	0.00	1.0
血液	0.18	1.0
软组织	0.70	1.0
脂肪	0.83	1.0
肝	0.90	1.0
肾	1.00	1.0
平滑肌	1.20	1.0
横纹肌	3.30	1.0
骨	5.00	1.0

从表1-3-2及临床实验得知,人体软组织对超声波的吸收不仅与介质的物理特性有关,而且与其生理状态有关。正常组织与病变组织对超声波的吸收衰减不同,如癌组织对超声波的吸收较大,炎性组织次之,液体(胸腹水、羊水、尿液、前房液和血液)对超声波的吸收最小;肌肉组织的声吸收有所增加;纤维组织和软骨能吸收大量超声波能量,骨组织对超声能量吸收更大。因为水和血液的黏弹性非常低,其衰减系数非常小,是传播超声的良好介质,被医学超声工作者称为"超声窗"。

人体组织声衰减程度的一般规律:骨>软骨>肌肉>肝脏>脂肪>血液>尿液。组织中含胶原蛋白和钙质越多,声衰减越大;体液中含蛋白的成分越多,声衰减越大。

半衰距是表示超声波衰减大小的另一种参数,其定义为超声波在介质中传播到其超声强度减弱一半的距离。人体常见组织超声参数半衰距值见表1-3-3,其临床意义与人体组织对超声波的能量衰减系数一致。

表1-3-3 人体常见组织超声半衰距

介质	半衰距(cm)	超声频率(MHz)
血浆	100.0	1.0
血液	35.0	1.0
脂肪	6.9	0.8
肌肉	3.6	0.8
脑	2.5	0.8
肝	2.4	1.0
肾	1.3	2.4
颅骨	0.2	0.8

超声衰减的表达式:超声强度I_0与其声波穿透介质距离x的关系为

$$I_x = I_0 e^{-2\alpha x} \quad \text{或} \quad \frac{I_0}{e^{+2\alpha x}} \qquad (式1-3-17)$$

式中I_x为距离声源x点的超声强度,x为测定点与声源之间的距离,以厘米(cm)表示,e = 2.71828……,为自然对数的底。I_0是x = 0处的声强,α为介质衰减系数,是吸收和散射的总和,即$\alpha = \alpha_a + \alpha_s$,它几乎随频率呈线性增加。$\alpha$与声速有关,与介质有关。$\rho \cdot c$小,$\alpha$大,吸收多;因空气中$\rho \cdot c$小,所以空气对声吸收最大,因此涂耦合剂越薄越好。

(二)吸收

超声波的振幅由于"内摩擦"或黏滞性而转变成热能使超声波总能量逐渐减弱,这种现象称为超声波的吸收(absorption)。吸收的多少与超声波的探头频率、介质的黏滞性、导热性、温度及传播距离等因素有关。超声波的吸收有两种情况,一种是黏滞吸收,另一种是热传导吸收。超声波在介质中传播时,介质的质点沿其平衡位置来回振动,由于介质的质点之间的弹性摩擦作用,使得一部分声能转换成热能,这种现象就是黏滞吸收。通过介质的质点之间的热传导,把一部分热能向空中辐射,这种现象就是热传导吸收。黏滞吸收和热传导吸收都会使超声波的总能量减小,从而引起超声波的衰减。从超声波的能量损失看,衰减指的是超声波的总能量的损失,而吸收则是超声波的能量通过各种方式转变成热能的这一部分的损失。人体组织对超声波的吸收系数见表1-3-4。

表 1-3-4　人体组织对超声波的能量吸收系数

人体组织介质	吸收系数（dB/cm）	超声频率（MHz）
体液（水）	0.002	1.0
血液	0.200	1.0
血浆	0.380	2.0
脂肪	0.600	1.0
玻璃体	0.700	3.0
软组织	0.800	1.0
肝	0.900	1.0
大脑	0.900	1.0
肾	1.000	1.0
肌肉	2.300	1.0
肺	4.800	1.0
颅骨	5.000	1.0

各种原因导致的超声波的衰减是不一样的。弹性摩擦产生的超声波的能量损失与频率呈正比，黏滞吸收和热传导吸收产生的超声波能量损失与频率的平方呈正比，而散射使超声波的能量损失与频率的四次方呈正比。所以，超声波能量的减少，一般可用下式表示：

$$a = Af + Bf^2 + Cf^4 \qquad （式 1-3-18）$$

公式中 f 为频率，A、B、C 分别为各项吸收系数。

从表 1-3-4 中可以看出体液（水）的吸收系数最小，所以超声波可在水中传播距离较远。超声波能量在传播过程中被人体组织吸收，因此传播距离会受到一定的限制。颅骨的吸收系数最大，故超声波很难在骨组织中传播。在医学超声中，对于吸收衰减的研究有重要意义。由于不同的组织有不同的吸收特性，可以根据其吸收特性的变化，了解器官内部组织结构及其病变，作出有价值的临床诊断。

四、透射

医学超声成像过程中，声波要通过多层特性阻抗不同的介质传播透射（transmission）入人体。例如，检查心脏时，超声波在穿过探头和皮肤间的耦合层进入人体后，要透过胸壁的皮肤层、脂肪层、肌层，最后再进入心脏。假定平面超声波垂直入射，通过皮肤层、脂肪层、肌层三层介质（图 1-3-5），它们的声学特性阻抗分别为 $Z_1 = \rho_1 c_1$、$Z_2 = \rho_2 c_2$、$Z_3 = \rho_3 c_3$。

超声波穿过皮下脂肪层的强度透射系数为：

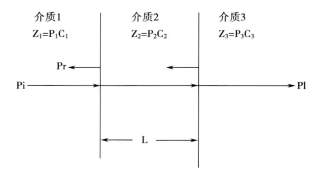

图 1-3-5　超声波的透射

$$T_i = \frac{4Z_3 Z_1}{(Z_3 Z_1)^2 \cos^2\theta + \left(Z_2 + \dfrac{Z_1 Z_3}{Z_2}\right)^2 \sin^2\theta}$$

（式 1-3-19）

式中 $\theta = \dfrac{2\pi L}{\lambda_2} = K_2 L$，L 为皮下脂肪层的厚度，$K_2 = \dfrac{2\pi}{\lambda_2}$

对几种特殊情况下超声波通过各层介质后的传播情况讨论如下：

1. 当皮下脂肪层的厚度 L 比所传播的超声波波长小得多时，即 $L \ll \lambda_2$，而且 $Z_1 = Z_3$ 时，由于 θ 很小，视作 $\sin\theta \approx 0, \cos\theta \approx 1$，此时 $T_i = 1$。也就是说假如皮下脂肪足够薄，超声波几乎可以全部通过皮下脂肪层而没有反射。因此，超声医学在临床诊断中耦合剂的厚度应尽可能薄，过厚的耦合剂层无助于超声波束的穿透，做到把探头与皮肤间的气泡排除即可。

2. 假如介质皮肤层与肌层相同，介质皮下脂肪层的厚度恰好为超声波半波长的整数倍数时，即 $Z_1 = Z_3, L = n \cdot \dfrac{\lambda_2}{2}（n = 1、2\cdots\cdots）$，则 $K_2 L = n\pi, \sin\theta = 0, \cos\theta = \pm 1$，此时 $T_i = 1$，超声波也可全部透过。

3. 假如 Z_2 比 Z_1 和 Z_3 都小得多，例如中间夹一层空气薄层，则 $\dfrac{Z_1 Z_3}{Z_2}$ 很大，式 1-3-19 的分母变成很大，T_i 变成很小。所以超声医学在临床诊治中一定要涂上适当的耦合剂，排除体表空气，否则超声波能量不能进入肌层介质。

4. 假如介质皮下脂肪层的厚度为四分之一波长的奇数倍，$L = (2n+1)\dfrac{\lambda_2}{4}, n = 0, 1, 2\cdots$，而且 $Z_2 = \sqrt{Z_1 Z_3}$，则 $K_2 L = (2n+1)\dfrac{\pi}{2}, \sin\theta = \pm 1, \cos\theta = 0$。此时 $T_i = 1$，超声波也全部透射过去。在此条件下，对

于制造超声波探头是十分有用的。

五、超声波的衍射

超声波在介质中传播时,如遇到声阻抗不同的障碍物,超声声束方向和声强将发生改变,其变化程度与障碍物的大小及声阻抗有关。当障碍物的尺寸 $\geqslant \frac{\lambda}{2}$,超声波则在该障碍物表面产生回声反射,在障碍物边缘产生少量绕射。当障碍物的尺寸 $< \frac{\lambda}{2}$ 时,超声波可绕过该障碍物而继续行进,此时反射回声都很少,这种现象称为衍射(diffraction),是指当超声远离其声源时,声束向外伸展的现象。衍射的角度与声源的尺寸相关。小的声源将导致大的衍射。因此,超声波波长越短,就能发现更小的病变。

超声波在介质中传播过程中发生衍射时,在障碍物(病灶)的后方不出现"声影"区。如<2mm的结石可导致两侧衍射声束在其后方相遇重叠,从而抵消结石后方的原"声影"区。

六、超声波的干涉

当两个或两个以上频率相同的声源同时向介质周围传播或在空间相遇时,介质内有些质点因为

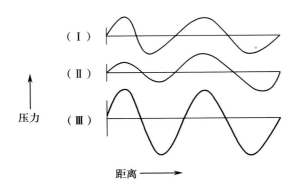

图 1-3-6　波的干涉(振幅加强)

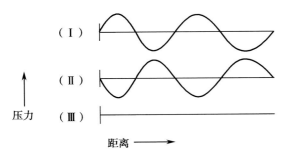

图 1-3-7　波的干涉(振幅减弱)

两个声波的叠加作用,使振幅增强,有些质点则可产生相互减弱作用,这种现象称为超声波的干涉(interference)。超声波干涉的产生需要频率或波长相同,波峰与波峰相遇或波谷与波谷相遇使振幅加强(图1-3-6);波峰与波谷相遇或波谷与波峰相遇使振幅减弱(图1-3-7)。

第四节　惠更斯机制

一、超声场

超声波在弹性介质中传播时,介质中充满超声波能量的空间称为超声场(图1-4-1)。不同的超声波声源,不同的传播条件将形成不同的超声场(ultrasound field)。对于超声医学诊断,被超声扫查的范围,实际上只是超声场的一部分。

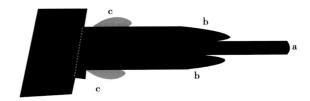

图 1-4-1　探头的声场分布
a:主瓣;b、c:副瓣

当探头发出超声波后,超声波呈狭窄的圆柱形分布,其直径与探头压电晶体大小相接近,有明显的方向性,这就叫超声束(ultrasound beam)。在声束轴(beam axis)线上声强分布是不均匀的,近探头表面(近场,near field),声强起伏变化较大;在离开表面一段距离后(远场,far field),随着距离增大,声强起伏变化较小。对于非轴线上的声强,在近场区(near zone),声强分布不均匀,声束可能较探头直径小,但声束宽度接近相等且平行。在远场区(far zone),声强分布虽然均匀,但因声束的扩散角,声束开始发散,逐渐增宽。声束除了中心的主瓣外,在主瓣旁边还有许多旁瓣(图1-4-1)。通常,把主瓣与第一旁瓣间没有辐射声波的方向与声束轴线的夹角 θ 称为半发射角或扩散角,表示超声束的集中程度。显然,声束的主瓣限定在 2θ 内,θ 角越大,声束发散越严重;θ 角越小,声束越集中,且方向性越好。

扩散角 θ 的正弦与波长 λ 及晶片半径 a 有关:

$$\sin\theta \approx 0.61 \frac{\lambda}{a} \qquad \text{(式 1-4-1)}$$

从式中可以看出,探头的频率越高(λ越短),半径越大,则 θ 角越小,即声束的指向性越好,其超声波能量大部分集中在轴线方向上。因此,增大超声波的发射频率可改善横向分辨率。

二、超声场表达式

当超声波的发射处于稳态时,该声场可用惠更斯机制来计算。惠更斯(Christen Huygen)是荷兰物理学家,于 1678 年提出了一个简单波传播机制。惠更斯机制认为,波中的所有点都可以认为是点声源,可以产生三维球面波。其发射声源的表面可以看成由无数个小的声源组成,每个小的声源均发出一个均匀的球面子波。各子波间互相干涉便构成超声束(图 1-4-2)。设 I_0 是探头表面的声强,I_x 是沿中心轴上距探头 x 处的声强,则有

$$\frac{I_X}{I_0} = \sin^2\left\{\left(\frac{\pi}{\lambda}\right)\left[\left(a^2+x^2\right)^{\frac{1}{2}}-x\right]\right\}$$

（式 1-4-2）

式中 a 为探头的半径。

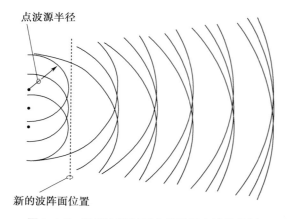

图 1-4-2　用惠更斯机制来描述超声波的传播

三、声场的旁瓣对超声医学图像的影响

医学超声成像中,旁瓣是造成图像伪像的主要影响因素之一,但又不可避免,因为:①任何探头都会产生旁瓣,但产生旁瓣的数目与探头直径及发射超声波的波长有关,探头越小,产生的旁瓣就越多;②每个探头的两个边缘都有旁瓣,晶片越多,对图像的干扰就越严重;③旁瓣在介质中传播时,不仅速度与主瓣相同,而且各种传播特性也相同,尽管旁瓣的强度一般比主瓣声束强度小得多,但由于人体内介质各异,有可能造成旁瓣区组织或病变回声

高于主瓣声束回声,使得超声图像上出现各种失真现象。

（姚克纯）

第五节　超声波束声场特性

一、超声波脉冲参数及概念

超声波是一种连续机械波,由交替的压缩和稀疏区域在介质中传播。当超声波应用于人体实际成像过程中时,超声波却是间歇性的脉冲发射,每个脉冲中间包含几个压缩-稀疏区域,称为超声波脉冲周期。超声波可分为连续波和脉冲波两种,不论是以连续波还是脉冲波的形式发射,其一些宏观的特性,是在读超声研究生及研究生毕业后从事超声医学工作者有必要理解和掌握的。脉冲波束声场特性对于医学超声成像尤为重要。

目前仅有连续多普勒超声血流仪中使用连续波;而 A 型、M 型、B 型及脉冲多普勒超声血流仪均采用脉冲回波技术,即探头发射一个超声脉冲,等待一定的时间延迟后,接收其从组织反射回探头的超声回波信号。探头振动 3~5 个周期,发射一个脉冲出去,并在接受返回的回波信号之后再发射下一个脉冲。设频率为 5MHz 超声在软组织中的波长为 0.3mm、周期为 0.2μs,可说明如何用连续波的参数来描述脉冲超声中的周期信号(图 1-5-1)。

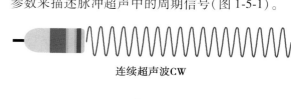

连续超声波CW

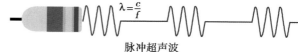

脉冲超声波

图 1-5-1　连续波超声中的波长、频率和周期同样适用于脉冲波超声

脉冲回波技术还有专用参数和术语。

超声脉冲重复频率:超声探头由超声系统控制每秒钟重复发射超声脉冲的次数,即探头重复发射激励脉冲信号的频率。脉冲重复频率(pulse repetition frequency,PRF)数值决定于所需探测的最大深度及扫描的回扫时间。重复频率值的设定需避免多重界面的重复反射和互相干扰以确保回波图形清晰。理论上脉冲重复频率是脉冲在介质中最大深度距离传播一个来回所需时间的倒数。

超声脉冲重复周期：超声脉冲重复周期(pulse repetition period，PRP)是指从一个脉冲的开始到下一个脉冲发出之间的间隔时间，其包括探头产生脉冲的时间加上其等待回波的时间。

超声脉冲宽度：超声脉冲宽度(pulse duration，PD)也称脉冲持续时间，是指脉冲实际持续的时间，是指探头产生脉冲的时间，并不包括其等待回波的时间。超声脉冲宽度等于周期与每个脉冲中包含的周期个数。

超声脉冲占空比：超声脉冲占空比(duty factor，DF)是指超声脉冲宽度占超声脉冲重复周期的比例，即超声脉冲宽度与超声脉冲重复周期的比值。

超声脉冲占空比是一个无符号的比值，反映了探头实际用于发射超声的时间比。因此，对于连续波超声，其占空比为1；而对于脉冲波超声，探头大部分的时间被用来"倾听"回波信号，因此占空比值就非常小。

超声空间脉冲长度：超声空间脉冲长度(spatial pulse length，SPL)是指一个超声脉冲所占用的空间长度。实际上超声脉冲占用一定长度的时间，就是超声脉冲宽度；超声在人体成像过程中，脉冲在组织中的长度(空间脉冲长度)是一个非常重要的声学特性，此特性会严重影响成像的分辨率。当较长的超声空间脉冲长度与组织界面的相互作用时间又较长时，就会导致图像模糊不清晰。

二、超声波束聚焦

(一) 超声束聚焦技术

在单晶片探头成像过程中，其区域的声束宽度是探头直径的一个函数。直径越小，图像的横向分辨率越高。

在探头设计、制造过程中，通过改变探头表面形状，就可以提高横向分辨率。只要把探头的晶片制成凹面形，可以减小聚焦处的平面波阵面的直径，从而提高横向分辨率。探头表面越凹陷，超声束的聚焦程度越高。

由于频率较高的探头压电晶片太薄，此类探头不能通过将压电晶片加工成凹面来获得聚焦。但这种探头可以通过加装一个声速大于人体组织的合成树脂等作声透镜材料，把声透镜与晶片直接相连，探头发射超声经声透镜会聚后聚于一点。这样的声透镜原则上可以放置在声束的任何位置，但通常是固定在探头表面。声透镜是利用声学的折射机制来改变声束方向从而使声束聚焦，其作用主要为了在宽度方向上提供聚焦，同时进一步提高探头声阻抗和人体组织声阻抗间的匹配。声透镜层也

提供对人体表皮组织保护。声透镜层需要耐用，无毒，且有耐化学性。

(二) 声束的聚焦

要提高超声探头的灵敏度和分辨率，除了对线阵探头实施多振元组合发射之外，还需将探头发射的超声束在一定的深度范围内汇聚收敛，使波束的穿透力和回波强度增强。超声探头声束聚焦通常分为两类：声学聚焦和电学聚焦。声学聚焦又分为振元声透镜聚焦和平凸形声透镜聚焦。电子聚焦则分为发射电子聚焦和动态电子聚焦，电子聚焦是通过电子延迟线的办法实现的。聚焦方式按不同的应用场合而定，有时需要同时用两种以上的方式。比如线阵探头通常在发射轴垂直，阵元排列方向采用声学聚焦，而在发射轴方向采用电学聚焦。

三、超声波束的分辨率

数字化超声成像技术有三个基本特征，其中空间分辨率是类似于细节的一个特征，也是描述成像系统真实重现微小而高对比度物体的能力。

空间分辨率(spatial resolution)指的是超声系统能分辨两个紧邻的组织界面的最小尺寸能力。

对比分辨率(contrast resolution)指的是超声诊断仪能够显示出的最小声阻抗差值的能力。

噪声既影响超声系统的空间分辨率，更重要的是影响对比分辨率。噪声会破坏对比度低的物体边界。

超声图像来自组织内部边界的反射，这种反射直接影响对比分辨率。二维超声成像时，图像质量主要取决于空间分辨率。医用超声成像中的空间分辨率指的是系统能够在纵轴(即超声发射方向)或横轴方向(与声束方向垂直)上分辨两个紧邻的组织界面的能力。也就是通常所说的纵向分辨率和横向分辨率。

分辨率是衡量超声波诊断仪性能、质量优劣的最重要的参数指标。一台分辨率高的超声波诊断仪图像清晰，能显示器官内组织或病变的细微结构，便于早期发现病变，为临床治疗提供便捷、准确的信息。分辨率指的是辨别两种物体的能力。超声波的分辨率系指在荧光屏图像上能把两点鉴别开来的最小间距。如用标准检测方法，此两点的最小间距的回波恰好在"-6dB"处分离点上。

(一) 纵向分辨率

纵向分辨率(longitudinal resolution)又称轴向分辨率(axial resolution)、距离分辨率或深度分辨率。它指声束穿过介质中辨别位于声束轴线上两

点的最小间距。纵向分辨率与超声波的频率呈正比。对于连续波超声,其波长就是纵向分辨率的最大理论值,两点间相距小于一个波长就不能分辨。如果是反射型超声,其分辨率理论值不大于λ/2。由于人体组织内介质特性差异,实际上达不到理论分辨率的数值,只有2~3个波长。例如3MHz的超声波在人体软组织中的波长为0.5mm,则最大理论分辨率为0.25mm,但由于显示器分辨能力限制,实际纵向分辨率为1.0~1.5mm,是理论分辨率的1/8~1/5倍。纵向分辨率由脉冲长度决定,脉冲长度越小,纵向分辨率越大(同等波数时频率越高,分辨率越高)。纵向分辨率与频率之间的关系见表1-5-1。

表1-5-1 纵向分辨率与频率的关系(反射型)

频率(MHz)	纵向分辨率(mm)		
	2个波长	3个波长	最大理论值
1.0	3.0	4.5	0.75
2.5	1.2	1.8	0.30
5.0	0.6	0.9	0.15
10.0	0.3	0.45	0.075
15.0	0.2	0.30	0.05

从表1-5-1得知,增大超声波发射频率可以提高纵向分辨率,但是,根据式1-2-1,频率高,穿透深度就降低。现在一般的超声诊断仪,其纵向分辨率均可达到1.0~2.0mm。超声波的纵向分辨率实图见图1-5-2。

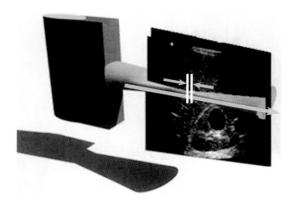

图1-5-2 超声波的纵向分辨率实图

(二)横向分辨率

横向分辨率(transverse resolution)又称侧向分辨率(lateral resolution)、水平分辨率或方位分辨率。指与声束轴线相垂直的直线或平面上,能在荧光屏上被分别显示的两点间的距离,用声束恰好能够加

以分辨的两点间的距离来度量,故认为就等于声束宽度,即与声束的宽窄有关。当声束直径小于两点间的距离时,此两点可以分别显示;当声束直径大于两点间的距离时,则两个点(物体)在荧光屏上显示为一点。通常超声波诊断仪的横向分辨率不如纵向分辨率,凡横向分辨率好的超声波诊断仪,图像就细腻,微小的结构显示清楚;相反,横向分辨率差的超声波诊断仪,图像欠清晰,回声光点呈横向线条状,使单层结构变为多层结构。超声波诊断仪的图像质量主要取决于横向分辨率。横向分辨率由晶片的形状、发射频率、电子聚焦及离探头的距离等因素决定。目前,超声波诊断仪横向分辨率可以达2mm以下。为了提高横向分辨率,可以细化声束,也可在侧向上进行物理聚焦或电子聚焦,1.5维探头可以实现侧向电子聚焦。超声波的横向分辨率实图见图1-5-3。

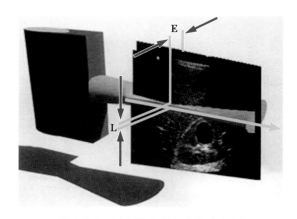

图1-5-3 超声波的横向分辨率实图

(三)分辨率的测量

通常采用生物模块来测量超声波的纵向分辨率和横向分辨率。用于测量分辨率的生物模块见图1-5-4。测量分辨率的实图见图1-5-5。

四、超声波束穿透力

提高频率可以改善图像的纵向分辨率和横向分辨率,分辨率的增加将以穿透力的损失为代价。穿透力(penetration)是指超声在介质中传播能达到的最大深度的能力,它与声衰减系数[dB/(MHz·cm)]有关。由于超声的衰减系数和频率几乎呈正比,所以频率高的超声波在人体中衰减也越大,穿透深度也就越小。人体器官组织都随超声波探头频率增加而图像衰减也增加。假设衰减系数为0.5dB/(MHz·cm),则10MHz探头可达到的最大穿透力,在一个80dB的动态范围大约为50mm;

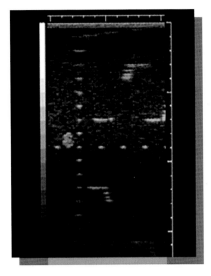

图 1-5-4 测量分辨率的生物模块

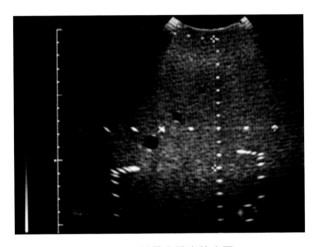

图 1-5-5 测量分辨率的实图

60MHz 探头可达到最大穿透力约 5mm（图 1-5-6）。

由于人体器官组织对超声的吸收衰减系数不

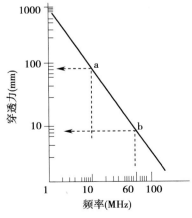

图 1-5-6 穿透力相对频率的关系

同,故在临床诊断中,要根据患者器官组织的特点,对探头频率进行选择。针对不同部位的诊断,可选择不同频率的超声探头。检查心脏时,采用 2～4MHz（相当于波长 0.8～0.4mm,最大穿透深度为 200～100mm）能获取最佳图像;检查腹部时,采用 2～5MHz（波长 0.8～0.3mm,穿透深度 200～50mm）,这样在穿透力与分辨率之间求得较好的平衡;检查眼部时,采用 8～20MHz（波长 0.2～0.1mm,穿透深度 40～20mm）;经颅超声检查时,通常采用 1～2MHz 探头尚可穿透较薄部位颅骨。

五、超声波束的聚集与发散

传统的医学超声成像中主要应用纵波,其质点振动方向与声波传播方向相平行,平行声束通过近圆球形病变,通常情况下,病变内的声速与其周围正常组织声速不等,则在病变后方产生声束的聚集或发散。当近圆球形病变内的声速小于其周围正常组织声速时,则声束经二次折射后聚集;相反,病变内的声速大于其周围正常组织声速时,则声束经二次折射后在病变后方呈发散现象。如病变内的声速与其周围正常组织声速相等时,则通过病变后声束无聚集或发散现象,超声波束继续沿原来的方向传播。

由于矩阵容积探头阵元数为 9216,故有横向和纵向两个方向上的多列阵元列阵,这使探头可以在横向和纵向两个方向上有较好的超声波聚焦,而且近场聚焦及聚焦深度都比传统二维探头更深,在三维空间的分辨率也更好（图 1-5-7、图 1-5-8）。

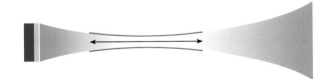

图 1-5-7 传统二维探头聚焦区短,近场效应明显,远场发散大

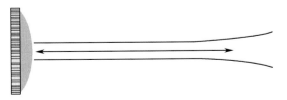

图 1-5-8 矩阵容积探头纵深方向聚焦区长,近场短,远场发散小

（姚克纯）

第六节　未来展望

一、光声成像

用一定能量的光束照射生物组织时,生物组织因受热膨胀而产生超声波,这种现象称为光声效应,由此产生的超声波称为光声信号。光声现象最早在 1880 年被贝尔实验室发现,其发展始于 20 世纪 60 年代现代激光技术和微弱信号监测技术的出现。20 世纪 80 年代,光声效应被引入生物组织成像领域,光声成像(photoacoustic imaging)利用光声效应,通过不同生物组织对光吸收率的不同产生的超声波差异,采用"光吸收-诱导光声信号-超声波检测-图像重建"过程进行成像,可以达到区分生物组织不同组织结构的目的。光声成像结合了光学成像的高对比度特性和超声成像的高穿透深度特性的优点,以超声换能器探测声波替代光学成像中的光子检测,避开了光学散射对成像的影响,可以提供高对比和高分辨率的组织成像。

对于早期肿瘤而言,其声阻抗和周围正常组织的差异不大,图像的组织对比度较低;而光吸收比正常组织高出 2~5 倍,可以得到高对比度的早期肿瘤光声图像。光声成像没有 X 射线方法所带来的放射性损伤,成像深度比光学相干层析(OCT)等纯光学成像方法要深得多,价格比磁共振成像(MRI)便宜且在孕妇、装有心脏起搏器的患者中不受限制,因而被认为是一种很有前途的生物组织无损检测方法,其产业化应用对癌症、心脑血管疾病、脑功能疾病等重大疾病的早期发现和诊断具有重大意义。目前,进入产品化的光声成像设备还较为罕见。

二、人工智能

作为当下最为重要的科技趋势,人工智能已经成为数字医疗产业的热点之一。人工智能拥有以往任何技术所不具备的优势,例如学习、理解、判断及选择的能力。超声影像里包含了大量的诊断信息,即使是经过长时间专业经验积累的资深医师,对超声图像的解读有时也难免出现漏诊的情况。将人工智能运用到超声诊断设备上,赋予这些冰冷仪器以自主学习的能力,帮助它们真正理解超声医师的需求,帮助超声医师从现有数据集中发现规律,从而帮助医师提高检测效率,同时减少人为操作的误判率。

目前,依托包含超声影像、病理数据在内的大样本的数据库,结合深度学习算法,国内人工智能在超声图像病灶识别的研究方面已经有了长足的发展。人工智能在甲状腺病变良恶性判断的准确率可超过超声医师的平均准确率 20 个百分点。在肝脏、乳腺等肿瘤的良恶性判别及颈动脉斑块性质识别等方面超声人工智能技术的研究已取得一定的进展。不久的将来,传统超声仪器单机操作的局限将被打破,海量诊断数据的互通共享将催生新一代的人工智能超声诊断系统,以及相应的教学软件和打图评分软件,将在很大程度上降低超声医师经验对诊断结果的影响。

三、云应用

传统超声诊断设备是单机操作,患者检查结果存在本机,打印出报告给患者。存在的问题:同一患者多次检查前后对比困难,转诊时需重复检查;受制于操作者,难于接受远程指导和会诊;典型病例的积累有困难。

利用现有的云平台,将单机上的检查信息上传到云端,可以实现:患者检查结果可以通过任何智能终端获得,对患者的好处是转诊不需重复检查,而且在基层医院也能获得高水平医师的诊断,提高诊断的准确率。对医师的好处是,有利于典型病例的积累,能获得高水平医师的远程指导和会诊,从而提高业务水平。

目前,基于云应用的超声诊断设备已陆续推出,相信这将是未来的一个发展趋势。

四、无线探头

目前超声系统采用的都是有线的探头,超声探头通过插座与超声主机相连,探头线的长度通常不超过 2 米。探头线的存在限制了医生使用探头的自由度,不利于快速应急检查(如急诊、ICU、救护车、野外救援)和初步筛查(如病房巡诊、胎儿监护、肌骨康复检查、骨折判断),以及麻醉穿刺介入和手术的可视化引导等场合。

近年来,国内外有厂家先后推出无线超声探头,尽管通道数、阵元数等指标受制于无线通讯的带宽而相对较低,但已可满足快速应急检查、初步筛查和手术可视化引导等方面的应用需求。随着无线通讯、电子元器件等相关技术的进步，无线探头将逐步渗透到更多的临床科室，像听诊器一样成为众多医生必备的诊断工具。

五、cMUT 技术

电容式微加工超声换能器（capacitive micromachined ultrasonic transducers，cMUT）是应用大规模集成电路技术制作的，最先由美国斯坦福大学的 B. T. Pierre Khuri-Yakub 教授在 20 世纪 90 年代末提出。cMUT 一经提出就备受关注，经过近二十年的大量研究，目前已有部分高频 cMUT 换能器完成产品化。cMUT 是利用半导体加工技术在硅片上通过纳米级空隙形成许多超微细振动膜，在硅片和振动膜里独立地埋入电极，在两电极间加电压，使空隙内产生静电场，其结构如图 1-6-1。

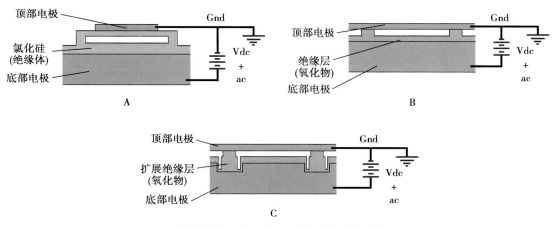

图 1-6-1 三种 cMUT 结构剖面示意图

cMUT 超声换能器的制作工艺与传统的压电陶瓷换能器的制作工艺不同，具有灵敏度高、带宽宽、易于制造、尺寸小、一致性好、工作温度范围宽及易于实现电子集成等优点，明显优于传统压电材料换能器制作工艺，是一个十分值得关注的发展领域。

六、无铅材料

铅是已知毒性最大、累积性极强的重金属之一，对人体健康百害而无一利，各国政府正设法通过立法来减少和限制铅污染。2003 年，欧盟议会和欧盟理事会通过了 2002/95/EC 指令，即"在电子电气设备中限制使用某些有害物质指令，"并已经自 2006～2008 年起逐步实施，铅被列入其中。

以含铅的锆钛酸铅（PZT）系材料为主的传统铁电压电陶瓷，其主要成分是氧化铅（高达 60%～70% 以上），从其材料烧结到最终废弃的过程中不可避免地对环境带来铅污染，危害人类健康。尽管含铅压电陶瓷元器件的替代由于技术难度太大，暂未列入欧盟限制法令，但是毫无疑问，以无铅基的铁电压电陶瓷替代含铅压电陶瓷生产超声换能器，已经迫在眉睫。

无铅压电陶瓷要能够逐步替代传统的含铅压电材料，除了要求材料体系本身不含有对生态环境造成损害的物质，以及在制备、使用及废弃后处理过程中也不对人类及生态环境造成危害外，还需要在压电性能和制备成本上与传统材料相当。然而，与发展成熟的铅基压电陶瓷相比，无铅压电陶瓷的性能还存在着较大差距，再加上制备工艺要求高，目前还未进入产业化阶段，铅基压电陶瓷在实际应用中仍占主导地位。

七、超声显微镜

（一）超声显微镜概况

超声显微镜（ultrasonic microscope）是利用样品物理声学性能的差别，用声成像的方法来生成高反差、高放大倍率的超声图像的装置。目前有吸收式超声显微镜、激光扫描法超声显微镜和布拉格衍射成像法超声显微镜等。超声显微镜用于显示介质材料内部的超微小结构。其能观察材料内部与声学性质差别有关的结构，这是用普通光学显微镜和电子显微镜所不能观察到的。

超声显微镜利用物体声学特性的差异来显示物体。声学特性指的是声阻抗差和声衰减等物理现象，它们与物质的弹性和黏弹性有关。超声显微镜显示的是物体的声学图像或弹性图像。超声显微镜还具有一些引人注目的特点,如被测物体不需透光;对于生物组织切片或样品无需染色,观察及时;对于大规模集成电路,无须损坏样品表面即可直接进行内层观察。超声显微镜与普通光学显微镜和电子显微镜相互补充,为增进对物质性质的了解提供一种新工具。

（二）超声显微镜工作机制

超声显微镜也称超声波扫描显微镜（scanning acoustic microscope,SAM）,由于它的主要工作模式是 C 模式,因此也简称 C-SAM。现在做失效分析的实验室里,这个设备直接被通称为 C-SAM,就像 X 射线透射机被通称为 X-Ray 一样。

超声显微镜有两种工作模式:基于超声波脉冲反射和透射模式工作机制。反射模式是主要的工作模式,它的特点是分辨率高,对待测样品厚度没有限制。透射模式只在半导体企业中用来进行器件筛选。

超声显微镜的核心就是带压电陶瓷的微波链,压电陶瓷在射频信号发生的激励下,产生短的声脉冲,随后这些声脉冲被声透镜聚焦在一起,超声波扫描显微镜的这个带压电陶瓷的部件叫换能器（transducer）或探头,探头频率 100~400MHz。换能器既能把电信号转换成声波信号,又能把从待测样品反射或透射回来的声波信号转换成电信号,送回系统进行处理。

换能器负责将电磁脉冲转换成声脉冲,离开换能器后,声波被声透镜通过耦合介质（一般是去离子水或无水酒精等）聚焦在样品上。耦合介质是为了防止超声波信号快速衰减,因为超声波信号在一些稀疏介质中传播特性是衰减速度快。样品置于耦合介质中,只要声波信号在样品表面或者内部遇到声波阻抗介面（如遇到孔隙、气泡、裂纹等）,就会发生反射、折射、散射等物理现象。

换能器接收到反射等信号后,会将其转换成电脉冲,超声波信号转换成电脉冲后表征为 256 级灰度值。每只换能器都有其特定的超声波频率,可以针对用户的需要特别配置。这个过程就是超声波扫描显微镜反射工作模式的基本过程（图 1-6-2）。

另一种超声显微镜的工作模式叫透射模式。透射扫描时,样品下方要安装另外一只换能器,这只换能器会接收所有完全穿透样品的超声波信号,

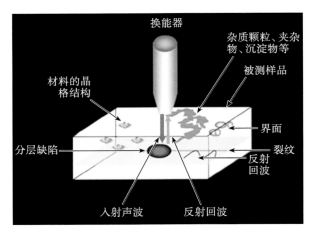

图 1-6-2　超声波扫描显微镜反射工作模式的基本过程

根据接收的信号就能还原出各种超声波 C 扫描图像。

（三）超声显微镜在失效分析中的应用

1. 晶圆面处分层缺陷。

2. 锡球、晶圆或填胶中的开裂。

3. 晶圆的倾斜。

4. 各种可能之孔洞（晶圆接合面、锡球、填胶等）。

（四）超声显微镜在失效分析中的优势

1. 非破坏性、无损检测材料或 IC 芯片内部结构。

2. 可分层扫描、多层扫描。

3. 实施、直观的图像及分析。

4. 缺陷的测量及缺陷面积和数量统计。

5. 可显示材料内部的三维图像。

6. 对人体是没有伤害的。

7. 可检测各种缺陷（裂纹、分层、夹杂物、附着物、空洞、孔洞等）。

（五）超声显微镜的应用领域

1. **半导体电子行业**　半导体晶圆片、封装器件、大功率器件 IGBT、红外器件、光电传感器件、SMT 贴片器件、MEMS 等。

2. **材料行业**　复合材料、镀膜、电镀、注塑、合金、超导材料、陶瓷、金属焊接、摩擦界面等。

3. **生物医学**　活体细胞动态研究,骨骼、血管的研究等。

（杨金耀　姚克纯）

参 考 文 献

1. 唐杰,姜玉新. 超声医学. 北京:人民卫生出版社,

2009.

2. 姜玉新,张运. 超声医学高级教程. 北京:人民军医出版社,2012.

3. 姜玉新,张运. 超声医学. 北京:人民卫生出版社,2016.

4. 胡新珉. 医学物理学. 第 6 版. 北京:人民卫生出版社,2005.

5. 钱蕴秋. 常见病超声诊断参考标准. 北京:人民军医出版社,2007.

6. Betty BT. Ultrasound Scnning:Prnciples and Protocols. 3rd ed. St. Louis:W. B. Saunders Company,2009.

7. Kremkau FW. Sonography Prnciples and Instruments. 8th ed. St. Louis:W. B. Saunders Company,2010.

8. Harald L,Elisabetta B. WHO Manual of Diagnostic Ultrasound. 2nd ed. Malta:Gutenberg Press Ltd,2011.

第二章 超声诊断仪

第一节 B型超声成像仪

一、超声诊断仪成像机制

医学超声波检查的工作机制与声纳有一定的相似性，即将超声波发射到人体内，当它在人体内遇到界面时会发生反射及折射，并且在人体组织中可能被吸收而衰减。人体各种组织的形态与结构是不相同的，因此其反射与折射以及吸收超声波的程度也不同，医学超声工作者正是通过仪器所反映出的波型、曲线或影像的特征来辨别它们。此外再结合解剖学知识、正常与病理组织的改变，便可诊断所检查的器官是否存在病变。

人体组织结构对超声波而言是一个极其复杂的介质，各种器官与组织，包括病理组织有它特定的声阻抗和衰减特性，因而构成声阻抗上的差别和衰减上的差异。超声波入射人体内，由表面到深部，将经过不同声阻抗和不同衰减特性的器官与组织，从而产生不同的反射与衰减。这种不同的反射与衰减是构成超声图像的基础。

人体器官表面有被膜包绕，被膜同其下方组织的声阻抗差大，形成良好界面反射，超声图像上出现完整而清晰的周边回声，从而显出器官的轮廓。根据周边回声能判断器官的形状与大小。

目前使用的超声诊断仪都是建立在回波的基础上，其物理基础便是人体内的声阻抗值是不同的，当声波穿过不同的组织器官时，其回声产生相应的变化，将接收到的回声，根据回声强弱，用明暗不同的光点依次显示在荧光屏上，则可显出人体的切面超声图像，从而可提取各种诊断信息。

超声波经过不同正常器官或病变的内部，其内部回声可以是无回声、低（弱）回声、等回声或不同程度的强回声。

在医学超声诊断中应用最为普遍的是回波法：系统发射脉冲超声波后，超声波由表面到深部透入人体内部，当超声波遇到不同声阻抗和不同衰减特性的器官与组织所构成的界面时，便发生反射和透射；透射入器官与组织内部的超声波，再遇到界面时还会再次发生反射和透射；经过运动界面时还将产生多普勒频移。根据所收到的不同时刻反射波的时间间隔和波的强弱，分离出与人体组织学、病理学和解剖学等有关的信息来，构成超声图像，就能够了解到所检查器官的大小、位置及其内部的病变等信息。

超声诊断仪器通常以影像的方式将患者被检查部位的诊断信息提供给使用者，也叫超声成像系统。超声成像模式包括二维超声扫描成像、彩色多普勒血流成像、谐波成像、造影成像、三维成像、频谱多普勒分析、二同步、三同步等。超声成像由医学超声成像系统产生，其主要由主机系统和探头传感器构成。主机系统主要组成部分包括发射接收控制环节，信号处理环节，后处理/图像处理环节及显示。主机系统的发射接收控制部分（子系统）是用来控制探头工作状态的。

超声成像中超声波在人体中的生成和接收是通过超声传感器（探头）来实现的。超声探头由超声系统端控制定向有序的发射超声脉冲信号，并由系统控制聚焦点/段和发射方向。探头同时也实时接收回波信号。超声系统按设定根据有序的延迟来处理所收到的回波信号，并将接收的信号加以处理并转换为数字数据并形成超声数据线，然后将数据线转换成二维或三维图像。

超声波成像主机系统由图 2-1-1 中的主要数据处理环节构成。其主要环节为发射接收控制、FE-前端信号处理、波束成形、转化、解调、成形、存储、UI 控制、模式控制、图像显示、电源、后处理等。

（一）临床上超声成像系统常见的成像方式按基本机制划分

1. 基于组织声阻抗（或密度）的超声回波幅度成像，如 A 型、B 型和 M 型等成像模式 超声探头向人体发射的超声信号，在通过由不同声阻抗人体组织所组成的界面时，会产生反射，反射回波的幅度与界面两侧组织的声阻抗差呈正比，回波到达超

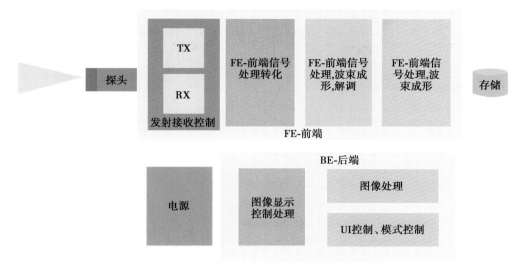

图 2-1-1　超声波成像过程

声探头的时间与声波传播的距离即探测深度呈正比。通过检测到的超声回波幅度，获取人体结构即解剖学信息，以图像的形式表示出来，可作为疾病诊断的依据或参考。超声在组织中传播过程中，遇到组织界面时，有一部分透过组织界面继续向前传播；另一部分在界面产生反射，最终被发射超声的探头所接收。

超声声压的反射系数 r_p 为：

$$r_p = \frac{Z_2\cos\theta_1 - Z_1\cos\theta_2}{Z_2\cos\theta_1 + Z_1\cos\theta_2} \qquad (式\ 2\text{-}1\text{-}1)$$

超声声压的透射系数 t_p 为：

$$t_p = \frac{2Z_2\cos\theta_2}{Z_2\cos\theta_1 + Z_1\cos\theta_2} \qquad (式\ 2\text{-}1\text{-}2)$$

式中 Z_1 和 Z_2 分别为界面两端组织的声阻抗，与组织密度正相关；θ_1 和 θ_2 分别为超声入射角和折射角。从式 2-1-1 和式 2-1-2 可以看出，界面两端组织的声阻抗不同，其回波强度也不同，超声回波强度的差异构成了 A 型、B 型和 M 型等成像模式的基础。

2. 基于组织运动速度的多普勒频移技术，如频谱多普勒分析、彩色多普勒血流成像和多普勒组织成像等模式　根据多普勒机制，以一定的工作频率向人体内部发射超声波，在声波传播的路径上存在运动的组织或血流时，超声回波将产生与反射界面运动速度呈正比的频率改变即多普勒频移。目标组织以相对速度 v 运动时产生的多普勒频移为：

$$\Delta f = \frac{2v\cos\theta}{c}f_0 \qquad (式\ 2\text{-}1\text{-}3)$$

从超声回波中提取出频率偏移量，进而推算出运动对象的速度，将被检测对象的运动状态以伪彩色编码或频谱图的形式表示，被用来判断检查对象是否存在某种疾病。

3. 基于组织硬度的弹性成像，如组织弹性成像、剪切波弹性成像等　对人体组织施加一个内部（包括自身的）或外部的动态或静态/准静态的激励，组织将产生一定的位移、应变或速度，这些物理量的大小与人体组织内部的弹性模量等力学属性相关。

传统的弹性成像方法基于弹性力学的基本机制：

$$E = \sigma / \varepsilon \qquad (式\ 2\text{-}1\text{-}4)$$

即在一定的应力 σ 作用下，组织的弹性模量 E 和应变 ε 呈正比。应力通过的操作者手动按压或运动装置产生，其数值不确定，因而得到的是弹性模量的相对值，也就是相对硬度。

而另一种弹性成像技术-剪切波弹性成像技术，则是通过检测在人体组织中剪切波的传播速度来获得的。依托的是法国朗之万研究所（Institue Langevin）的 Mathias Fink 教授提出的公式：

$$E(kPa) = 3\rho c^2 \qquad (式\ 2\text{-}1\text{-}5)$$

式 2-1-5 中 E 是杨氏模量，国际单位是 kPa（千帕），用来表示传播介质的软硬也就是弹性；ρ 是人体组织的密度；而 c 表示的就是剪切波速度。由于人体组织的密度相对比较确定，因而可以通过检测剪切波速度来获得人体组织弹性模量的绝对值。

利用数字信号处理或数字图像处理技术，根据超声回波估计出组织内部在激励前后的相应变化，间接或直接反映组织内部的弹性模量等力学属性的差异并进行成像即超声弹性成像。对于某些疾病，正常组织与病理性组织之间存在一定的弹性差异，而且这种差异的大小与病变状态有关，采用弹性成像可获得常规超声成像方式无法获得的诊断信息。

（二）根据对诊断信息显示的方式不同，分为 A 型、B 型、M 型

目前，绝大多数的超声诊断设备，都是采用脉冲回波法来检测和提取诊断信息。

1. A 模式　A 型超声诊断仪首先用于工业无损检测，是最早应用于临床的超声设备，其显示方式是直接在仪器上显示回波波形，是一种最基本的显示方式，显示界面回声的幅度，它是对反射波的振幅用示波器进行诊断；即单条声束在传播途径中遇到各个界面所产生的一系列的反射回声，其振幅用示波器的纵轴表示，接收的反射信号弱，表示声阻抗小的界面，强则为声阻抗大的界面。在显示仪器上，横坐标表示声波的传播时间，因为超声诊断仪设定的声速是固定的，在不同的时间上得到不同的反射波就可以根据时间测定距离，即探测深度；纵坐标则表示回波信号的幅度（amplitude，A），故称 A 型（图 2-1-2）。从回波的分布、包络的宽度及幅度的大小，可测量确定病灶在人体组织中的位置、大小和器官的厚度等，在某种程度上可推测病灶的生物性质（囊性，实质性，含气性）。A 型超声显示的是回波波形，它只能反映局部组织的回波信息，在临床诊断上缺少解剖形态学改变，诊断的准确度和医生的临床经验有很大关系。由于 B 型超声诊断仪的出现，A 型超声诊断仪已经面临被淘汰的边缘，目前只在脑中线测量、眼科测量等方面还在应用。

2. B 模式　采用 B 型显示的仪器称为 B 型超声诊断仪或 B 型超声诊断设备，简称 B 超。B 超采用亮度（brightness，B）调制方式来显示回波的强弱，故得名 B 超。B 型超声成像时，探头中的多阵元换能器所发射和接收的超声波方向按一定规则扫查过一个平面，所以显示的图像是一幅二维的切面声像图，因此常把这类仪器称为超声断层成像仪，国外则常称为超声扫描仪（ultrasound scanner，US）。

因为脉冲回波法可获得回波信号的幅度和回波反射源深度的信息，调制后的光点亮度（称为灰阶）与回波幅度间存在确定的关系。在 B 超的接收

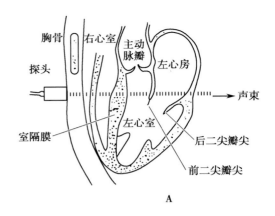

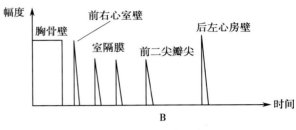

图 2-1-2　A 型超声示意图
A. 心脏切面；B. A 型成像

放大通道中使用对数放大器，因此调制亮度的回波幅度信号已经过对数压缩处理，于是所显示的二维图像具有很大的动态范围，其灰阶代表着反射系数的变化。声阻抗大的组织和结石等物质，其反射系数也大，所以其显示的光点亮度也高。

B 型图像所显示的组织界面及组织内部不均匀性的反射系数的变化范围很大，加之二维切面声像图的解剖学特性，使得 B 型显示图像在临床诊断上有很大的价值，它是医学超声诊断的基础。

3. M 模式　M 型显示用于显示组织的运动（motion，M）特性，故得名 M 型。M 模式能够看到运动状态的反射源随时间的变化，适用于对运动器官的检查。M 型显示也采用亮度调制方式显示回波幅度，这与 B 型相同，但探头中的换能器在固定的位置上发射和接收声波（也即不做扫查），这点又与 A 型类同。

M 型显示的是灰阶图像，其成像过程大致如下：换能器在固定的位置和方向对人体发射和接收超声波，将回波信号幅度对显示器作亮度调制，于是在显示器上形成从上到下的一条亮暗不等的灰度线（扫描线）。扫描线光点亮度将取决于回波信号的强弱，强反射源将在扫描线上形成亮的点，而弱的反射源将对应于较暗的光点。当探头对着运动组织，如心脏某个部位时，随着心脏有节奏地收缩和舒张，心脏各层组织与探头间的距离也随之改

变,于是由各层组织界面的较强反射形成的较亮光点在代表每次超声发射与接收所形成的扫描线上的相对位置也作上下移动。如果显示器上的各条

扫描线依次从左向右缓慢匀速移动,上下移动的亮点便横向展开,由此得到每个心动周期中心脏各层组织的运动曲线(图 2-1-3)。

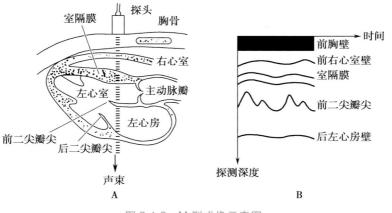

图 2-1-3　M 型成像示意图
A. 心脏切面图;B. M 型成像

用 M 型模式可以清晰地看到心脏瓣膜和室壁的运动回声曲线,并且从时间和运动程度中可以计算出运动速度,其时间分辨率高于二维超声成像法,是心脏诊断中不可缺少的方法。目前 M 型一般不单独使用,与二维图像或多普勒超声组合用于心脏检查。M 型超声虽然不能反映心脏的解剖结构,但有助于定量分析心壁和瓣膜的活动规律,具有重要的临床诊断价值。随着全方位 M 型的出现,其应用也更加广泛。

传统的 M 型超声,其取样线在仪器上仅限于以探头为顶点的 90°扇面内,要求受检心脏室壁的运动方向与声束方向平行。全方位 M 型(anatomical M-mode)可以在 360°范围内任意取样,能精确观察到心脏各室壁的运动及其厚度情况,对射血分数的测量更准确。其技术机制不同于传统 M 型超声,全方位 M 型不是在单一的声束线上获得的,而是利用数字扫描转换器(DSC)中的计算机技术,对数字化二维图像进行后处理,在帧频存储器中每一帧都取一个地址的信号,形成一条特定形状的取样线,最终读取显示出来,地址是扫查深度,信号是灰度信号,形成纵轴;每一帧都有一个时间差,形成横轴。这样就能获得任意形状的 M 型图像(图 2-1-4)。但是如果超声设备档次较低,帧存储器所存帧数密度不够的话,在临床上就得不到连续的 M 型图像。因此全方位 M 型超声的质量取决于二维图像的清晰度。

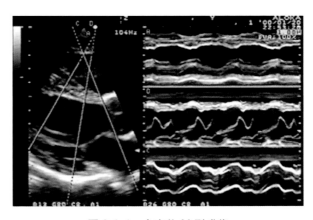

图 2-1-4　全方位 M 型成像

二、回顾与展望

超声波的发现源于 18 世纪意大利传教士兼生物学家斯帕兰扎尼(Lazzaro Spallanzani)对蝙蝠在夜间活动的研究,蝙蝠在夜间确定物体距离的方法是通过发射并接收一种人耳听不到的尖叫声(即超声)来实现的。

迄今为止,用于医学超声诊断的超声波接收与发射,绝大多数依托的是法国的居里兄弟(Jacques and Pierre Curie)于 1880 年在单晶体上发现的压电效应和逆压电效应。第一个具有产业化生产意义的超声换能器来自 1917 年法国物理学家朗之万(Paul Langevin)用天然压电石英制成的夹心式超声换能器,而朗之万型超声换能器仍为当前诊断用超声换能器的主流。

超声用于临床诊断的探索始于 20 世纪 40 年代，1942 年奥地利的 Dussik 率先使用 A 型超声波对颅骨进行探测，从而拉开了超声诊断的序幕；1951 年 JJ. Widl 和 John M. Reid 研制成功手动接触式 B 型扫描仪观察离体组织中肿瘤和活体中的器官；1954 年 Hertz 和 Edle 研制成功用于诊断心脏疾病的 M 型超声心动仪；1972 年 Bom N 研制成电子线性扫描 B 型成像仪，从此进入了超声图像诊断的新阶段；1983 年日本 Alkoa 公司首先将彩色多普勒血流成像技术用于开发心脏疾病的诊断。美国 ATL 公司于 80 年代末期推出了世界上第一台全数字化彩色超声诊断系统 Ultrasound 9 彩超（简称超九或 UM9），标志着超声诊断成像技术已基本成熟。

近 20 年来，超声诊断领域的研究始终十分活跃，以提升超声图像的成像质量或拓展应用范围为主要目的，包括造影成像、三维成像、谐波成像、弹性成像和光声成像等技术，已在临床中得到广泛应用；人工智能、云应用、无线探头、cMUT 技术、无铅材料和超声显微镜等，也得到充分的关注和研究。

（杨金耀　姚克纯）

第二节　B 型扫描仪的工作机制

电子扫描指的是电子控制下的超声波束形成方法，B 型超声波扫查的方法很多，目前最常用的有：①电子线阵线性扫查；②电子凸阵扇形扫查；③相控阵扇形扫查。将多个声学上相互独立的压电晶体相邻排列形成换能器阵列，压电晶体呈直线排列的有线阵、相控阵，压电晶体呈曲线排列的有凸阵、环阵等。用电子开关切换接入发射/接收电路的晶体，使之分时组合轮流工作，每次仅有接入电路的那一组被激励，同时被激励的独立晶体数不大于系统的物理通道数，由此产生合成超声波束发射并接收。通常产生每束超声波束的压电晶体组合各自不同，当接收到的超声波束填满扫查区域时即可处理并形成一帧图像。

一、凸阵扫描方式

电子凸阵扫描与电子线阵扫描的主要差别是换能器晶片均匀分布在曲率半径一定的曲线上，其超声扫查区域为一个扇形（图 2-2-1）。

二、线阵扫描方式

电子线阵扫描形成的波束通常垂直于换能器阵列，其扫查区域是一个宽度与换能器阵列长度相

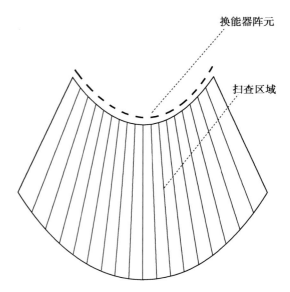

图 2-2-1　电子凸阵扫描示意图

等的矩形或一个上底长度和换能器阵列长度相等的梯形（图 2-2-2）。

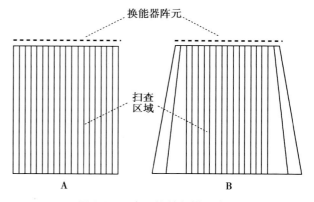

图 2-2-2　电子线性扫描示意图
A. 传统电子线性扫描；B. 电子线性扫描——梯形扫描

三、相控阵扫描方式

相控阵扇形扫描所采用的相控阵探头中的换能器阵列排列方式和电子线阵一样，都是直线等间隔排列的。两者的主要差别，是电子线阵扫描的超声发射波束的方向与阵元排列方向垂直，其超声扫查区域是矩形或梯形区域；相控阵扇形扫描则应用相控技术，对参与超声发射的所有换能器阵元的激励脉冲进行相控制，使每条超声波束与换能器阵列之间存在一定的偏转角度，实现扇形扫描（图 2-2-3）。相控阵探头的尺寸通常较小，但探测的区域较大，声束很容易通过人体胸部肋骨的狭小空隙对整个心脏进行扫查，而线阵、凸阵探头很难做到这一点，因此也常常被称为心脏探头。

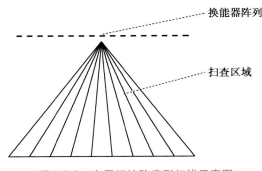

图 2-2-3 电子相控阵扇形扫描示意图

(杨金耀)

第三节 B型超声成像仪的基本结构

B型超声成像仪的基本结构如图 2-3-1。

B型超声成像仪的结构随不同的设计理念而各自不同,主机系统大体上可分为前端、中端、后端和控制器几大模块。传统产品的前端、中端到后端均由硬件电路实现,控制器采用的是单片机或嵌入式计算机,功能较为单一,性能也不高,对整个系统的控制相对较弱。近年来,随着高性能 PC 平台的推出,软件超声应运而生,后端甚至中端的所有功能都交由主控制器以性能强大的主流架构 CPU＋GPU(图形处理器,graphics processing unit,GPU)来承担,其优点是系统构成简单紧凑,升级和维护十分灵活,而且内存管理、显示处理等功能都有现成的资源可以沿用;缺点是对系统的运算处理能力、数据传输能力等有很高的要求,通常功耗很大。

一、主控电路

对于现代超声系统而言,系统的主控电路由一个主控制器和一个前端控制器共同完成。

主控制器实现对整个系统的管理与控制,它是系统的控制平台,其主要作用是:①通过控制面板、触摸屏和鼠标等输入设备接收用户对系统的应用需求,将用户的应用需求转换成对超声系统的发射/接收控制参数下载到前端控制器,由前端控制器控制超声的发射/接收;②控制系统的显示器进行字符、图形的显示,超声图像的后处理和计算、测量,检查报告的生成;③超声图像的传输、存储、打印等。

目前临床使用的 B型超声诊断设备的系统控制平台有三种类型:①基于小型单片机的低档超声控制平台,这些平台比较简单小巧,功耗小、成本低,但是功能单调、扩展性差、不支持现有的通用技术例如网络、USB、大容量存储器等;②基于 PC 计算机的高档超声控制平台,这些平台功能齐全、可扩展性好,支持多种通用技术,在三维成像、弹性成像、网络传输等方面的应用优势明显,但是系统规模大、功耗大、成本高;③基于嵌入式 CPU 的嵌入式计算机系统控制平台,它兼有前两种平

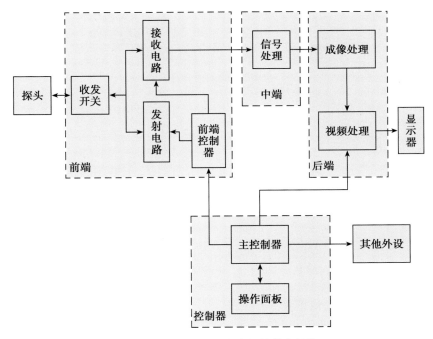

图 2-3-1 B型超声成像仪的基本结构

台的优点,如低功耗、结构紧凑灵活、性能稳定、功能齐全、成本较低,但可用到的现成资源相对 PC 平台要少。

前端控制器用于在每次发射/接收超声波之前或接收的过程中进行参数设置与实时控制。前端控制器通常由一片现场可编程门阵列(field-programmable gate array,FPGA)来实现,主要功能是识别并选择探头,接收系统计算机控制平台送来的控制数据或控制参数,实现对前端各部分电路的实时控制,同时还产生波束属性信号(如帧头或帧结束指示信号、线号等)、定时信号(如线同步信号)、时钟信号等以协调整个系统各部分电路的工作。

二、发射电路

发射电路包含发射波束形成器与发射驱动两部分电路(图 2-3-2)。发射波束形成器产生发射波形并实现发射聚焦与孔径控制,所产生的发射脉冲串能够在较大范围内改变脉冲频率与脉冲长度(周期数),并应能产生连续脉冲波。理想的发射波束

形成器具有送出任意波形脉冲的能力(也即任意脉冲形状、幅值和时间延迟),脉冲形状决定了发射信号包含的频率;阵列上的脉冲幅值变化是为了提供孔径加权(又叫变迹),也可以变化以调整输出的声功率。发射驱动电路输出幅度足够大的发射脉冲激励信号,发射脉冲的峰-峰值通常要求可在±10V 至±100V 范围内变化(对 B 型、M 型成像模式)或可在±10V 至±50V 范围内变化(对 PWD、CWD、CFM、CPA 成像模式)。B 型超声诊断设备的有效发射通道数(指每次发射时有发射脉冲激励信号的通道数量)一般为 16、32、48、64 或 128。由于探头最大阵元数通常大于有效发射通道数,因而必须在发射驱动电路与探头之间接入一个收/发多路选择器,该电路应是一组高压模拟开关(如 4 选 1 开关)。也可以没有收/发多路选择器,但这需要有更多的发射物理通道(通道数和探头最大阵元数相等)。此外,高压开关可配置在探头内,而不是在系统的前端,这种安排的好处是允许探头连接电缆的芯数可以少一些,其代价是每只探头内必须安装一组微型高压开关。

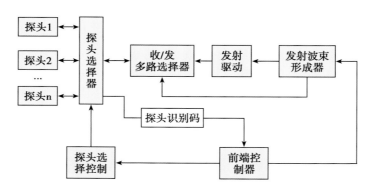

图 2-3-2 超声发射电路框图

三、接收电路

对于具有 CWD 模式的设备,接收通道由两部分组成(图 2-3-3)。一部分是 CWD 的专用通道;另一部分是 B、M、CFM/CPA、PWD 模式下回声信号的公共通道。对于 B、M、CFM/CPA、PWD 模式,接收通道由接收隔离/前置放大器、时间增益补偿(time gain compensation,TGC)放大器、可编程增益放大器(programmable gain amplifier,PGA)、抗混叠滤波器、模/数转换器(ADC)、波束形成器等电路构成。抗混叠滤波器是一个低通滤波器,滤除回声信号频谱外的噪声,同时保证被采样的信号能满足奈奎斯特定理要求。

ADC 将模拟回声信号转换为数字信号。波束形成器完成接收动态聚焦、动态孔径控制、动态变迹控制与信号求和等一系列处理。波束形成器有单波束形成和多波束形成方式,即系统发射一条超声波束后,经接收波束形成器形成一条或多条超声回声波束。波束形成器的核心技术问题是如何实现高精度的数字延时。已知的数字接收波束形成技术有:①基于均匀采样的方案;②基于非均匀采样的方案;③基于 Σ-Δ 采样技术的方案。对于 B、M、CFM/CPA、PWD 模式,波束形成器输出数字射频回声信号 DRF。对于 CWD 模式,根据配置的探头不同,接收通道也有些差别。

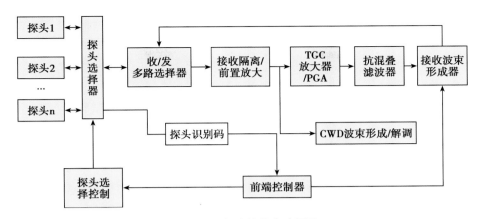

图 2-3-3　超声接收电路框图

（杨金耀）

第四节　超声回波信号的处理

一、超声回波信号的形成

经由探头接收的超声回波信号十分微弱,需放大后才能进行波束形成处理。前置放大器、TGC放大器和PGA已被电子器件专业厂商封装到同一器件中,用于将回波信号放大到适合常规电子器件可以处理的范围,抗混叠滤波器滤除幅度高于超声回波的信号,然后通过A/D转换器将超声回波信号转换成数字信号。

接收波束形成器是超声成像系统中的关键性部件,其性能直接影响图像质量。接收波束形成器完成接收回波信号的聚焦以及接收波束孔径控制与变迹控制。对接收波束形成器的设计有多种不同的技术方法,随着电子技术与信号处理技术的发展,将会出现性能更加优良的波束形成新方法,图2-4-1是基于均匀采样的波束形成器的结构图。该方案的特点是所有ADC采用同一时钟信号,并且用该时钟信号作为实现数字延时的存储器件的写入控制。存储器件通常是双口RAM(双端口随机存储器),也可采用FIFO存储器(先进先出顺序存储器)。该方案的主要问题是要求ADC应具有很高的采样率,即采样时钟的频率必须很高。采样率决定了延时量化误差的大小。延时量化误差会产生离散栅瓣误差,导致图像的动态范围、信噪比和对比分辨率降低。高性能的波束聚焦要求采样频率是发射中心频率的32倍,例如,发射中心频率为7.5MHz,则要求ADC的采样率为240MHz,技术上虽可以实现,但价格昂贵。通常ADC的采样率是30～60MHz,这会造成较大的延时量化误差。为了降低延时量化误差,通常是在数字延时之后加入一个插补电

路。通常把存储器件的延时称为粗延时,而把插补称为细延时。

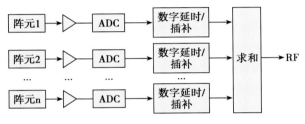

图 2-4-1　波束形成器

二、超声回波电信号的预处理

前端波束形成器形成的信号是射频信号,该信号的包络表征生物组织的结构(解剖)信息,因而需用解调电路来从回声射频信号中检出信号的包络。中端由动态滤波器、对数压缩放大器、解调器与动态范围调节电路等组成(图2-4-2)。动态滤波器是一个中心频率随时间(深度)改变的带通滤波器,使得深部图像和浅部图像质量得到均衡改善。输入到前置放大器的回声信号有很大的动态范围,经TGC放大器后信号动态范围会被压缩至60～80dB,而显示器的动态范围一般只有30dB左右,因而需要对数压缩放大器将信号的动态范围作进一步压缩。解调器对于B型超声诊断设备多采用包络检波器,例如二极管检波器。

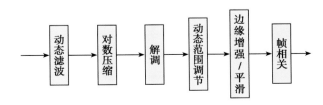

图 2-4-2　超声回波信号的预处理

平滑、边缘增强或两者的结合是在检波信号上进行检波后滤波,通常用于加强对比或空间分辨率。另外数据再采样也可以在这个阶段进行。帧相关的目的在于消除超声图像中的高频随机噪声,通常采用的是一种递归加权算法:

$$y_{ij}^{(n)} = \alpha y_{ij}^{(n-1)} + (1-\alpha) x_{ij}^{(n)} \qquad (式\ 2\text{-}4\text{-}1)$$

$y_{ij}^{(n)}$ 和 $y_{ij}^{(n-1)}$ 分别为第 n 帧图像和前一帧图像在坐标点(i,j)的灰度值,$x_{ij}^{(n)}$ 为第 n 帧图像在坐标点(i,j)实际获得的灰度值,α 为帧相关系数,通常可选择为 0.75、0.5 和 0.25。

三、扫描变换与显示

扫描变换是将已取得的超声格式数据转换成标准显示器所使用的笛卡儿光栅数据格式。例如,一个用扇扫格式取得在极坐标网格点(R,θ)上的图像需要转换成笛卡儿光栅网格点(x,y)用于显示(图2-4-3)。数字扫描变换器(DSC)的主要功能有坐标变换、图像插补、图像局部放大与漫游等。对数字扫描变换器的性能要求主要是实时性和转换精确度。数字扫描变换器功能可由硬件实现,也可由软件实现,数字扫描变换器有各种不同的实现方法。

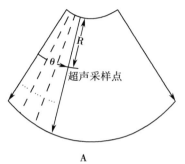
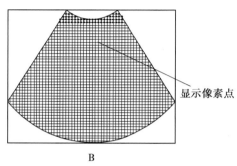

图 2-4-3 数字扫描变换(DSC)
A.声束扫描示意图;B.图像显示区示意图

通常将用扇扫格式取得在极坐标网格点上的图像数据转换成笛卡儿光栅网格点数据以后,已获得数据点的具体位置并不与显示像素点相对应,因此在将该数据写到显示缓冲区以前必须进行转换,这个转换通常用已取得的距离最近的点通过双性插值得到(图2-4-4)。

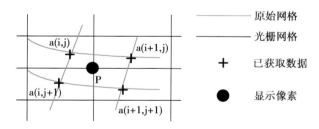

图 2-4-4 双线性插值

令 a(i,j)为在第 i 行和第 j 列取得的原始采样点,如果输出像素 p_{mn}((m,n)点在光栅网格上)落在 a(i,j)、a(i+1,j)、a(i,j+1)和 a(i+1,j+1)之间,那么:

$$p_{mn} = c_{mnij}a(i,j) + c_{mni+1j}a(i+1,j) + \\ c_{mnij+1}a(i,j+1) + c_{mni+1j+1}a(i+1,j+1)$$

$$(式\ 2\text{-}4\text{-}2)$$

其中 c_{mnij} 等是预先确定的插值系数并且是 p_{mn} 和相邻四个点之间距离的函数。

用硬件实现的数字扫描变换过程如图 2-4-5。在现代的超声系统,数字扫描变换从使用特殊功能的硬件以数字的方式来完成过渡到由软件来处理这类大量的复杂计算。

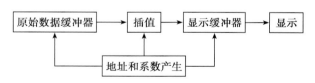

图 2-4-5 用硬件实现的数字扫描变换

四、实时动态扫描成像

二维图像的形成需要一定的时间,其所需时间取决于超声波束在人体组织中的传播速度、探测部位的深度及超声波束穿透一定深度时的扫描速度。

超声在人体软组织中速度为 1540m/s,探测的深度一般在 18~20cm,形成一条扫描线数所需时间为 234~260μs(即超声在人体中往返的时间)。要产生二维图像就需要超声穿过身体扫描。扫描速度将取决于最后的图像会包含多少条超声信息线(超声线密度)。

如每帧图像为 120 入射超声波束线,所需时间为 28.0~31.2ms。帧速度一般在 30~50 帧/秒。

一般可遵循:最大探测深度(D)×每帧最大超声线数(N)×最大帧速度(v)= $\frac{1}{2}c$(声速)。

例如:探测心脏深度 20cm,帧速度 50 帧/秒,声速 1540m/s,那么 $\frac{1}{2}c$ = 77 000cm/s,则最大超声线

$$N = \frac{1}{2}c \times \frac{1}{D} \times \frac{1}{v} = 77\ 000cm/s \times \frac{1}{20cm} \times \frac{1}{50f/s} = 77\ 线。$$

显然,超声信息越多,则图像越平滑,但缓慢地扫描心脏运动的心内结构会引起图像的时间失真。因此必须采用高速扫描以获取实时二维的心脏切面超声回声图像。目前,心脏扫描的帧频在 50 帧/秒左右,这样图像稳定而失真很小。高速扫描采用数字扫描变换器(digital scan converter, DSC),可以避免由于帧频低而出现的闪烁,并可采用插补处理,增加线密度。

五、超声回波像素信号的后处理

(一) 像素后处理

超声回波信号经过数字化处理,以一定位数的整数值来表示。对于 8 位的系统,其数值在 0~255 之间,将其与显示器的灰阶值一一对应进行显示即为基于灰度的超声黑白图像。这种回波信号大小和灰阶值的一一对应关系,会根据不同的应用需求被修正:①γ 校正,源于在获取图像的硬拷贝时,胶片记录系统与输出图像灰度之间的非线性关系;②窗口灰阶变换,源于医生在观察图像时,有时需要人为地将某一段灰阶成分里的信号增强或抑制;③视觉非线性校正,源于人的视觉系统感觉到的主观亮度与进入眼内的客观光亮度之间不是线性关系。通常这些修正以灰阶变换曲线的方式来描述。

(二) 电影回放

现有的绝大多数 B 型超声诊断系统都具备电影回放(cineloop)功能,供医生调出回看前面的图像。电影回放功能通常是在系统中指定一个动态存储空间或计算机的内存空间,每帧图像在屏幕上显示的同时,也被送到该存储空间保存,当该存储空间存满图像时,最先保存的图像会被自动清除,以保证保存的是最新的图像。用户可以选择循环播放或逐帧播放的方式回看,有的系统在电影回放区域保存的是原始图像数据,可以在回放时进行放大、计算、测量等操作。

(三) 斑点噪声柔化

斑点噪声(speckle)是超声图像中固有的,通常认为其产生的主要原因是由于超声回波的干涉效应以及散射回的超声波束之间存在相互干扰,在超声图像中出现颗粒状的噪声。采用帧相关方法,只能在一定程度上消除斑点噪声。采用基于自适应滤波方法进行的斑点柔化,可以使图像更加细腻柔和。斑点柔化的处理流程见图 2-4-6。图像分析的主要任务是分析识别出图像中与结构相关的有用信息,以及需要消除的噪声成分。图像增强根据图像分析的结果滤除噪声,同时保留有用的超声信号。同一部位斑点柔化前后的超声图像对比见图 2-4-7 和图 2-4-8。

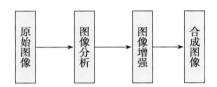

图 2-4-6　斑点柔化的处理流程

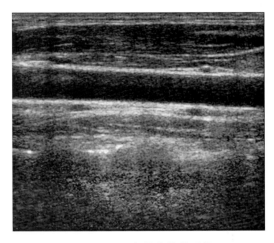

图 2-4-7　斑点柔化前的图像

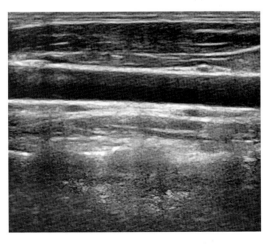

图 2-4-8　斑点柔化后的图像

(杨金耀)

第五节 B 型超声成像仪的附加功能

一、计算/测量

超声图像的像素点之间,存在确定的空间或时间关系,B 型超声成像仪一般都会提供测量和计算工具,给医生提供诊断参考。对于 B 模式图像而言,其横向比例尺可以通过相邻换能器单元之间的间隔、角度和形成波束的方式来计算得出,其纵向像素点之间的比例尺则可依托超声在组织中的传播速度和采样频率等计算得出;对于 M 模式图像,其横向像素之间的距离表示的是不同时刻的信息,其比例尺可以通过每条超声线之间的时间差来获得。因此,可以通过在超声图像中指定感兴趣点,由系统自动计算出距离(长度)、时间、斜率、速度、周长、面积等测量结果。

根据超声中组织的测量结果,套用经验公式可以计算出人体的某些生理指标,如心脏功能、血管功能以及胎儿发育情况等。例如对于胎儿而言,妊娠的前 3 个月,测量胎儿头部至臀部的距离可以计算出胎儿的身高;妊娠 15 周开始通过测量胎儿的头围(HC)或两顶骨间直径(BPD)、腹围(AC)及股骨的长度(FL)来计算胎儿的体重,进而判断胎儿的发育是否正常。

二、诊断报告

超声诊断报告的撰写,对医生而言,是一件费时费力的工作,通常 B 型超声成像仪都会提供诊断报告模板供操作医生生成正式报告,医生还可以根据自身的需要或所在医院的要求自定义报告模板。操作医生只要按照诊断报告的要求计算/测量相应的参数,从系统提供的专业描述中选择描述内容,添加已保存的诊断图像,就可以形成一份完整的诊断报告,并通过打印机打印出来。

三、穿刺引导

穿刺是将不同类型的针扎入人体的指定位置,其目的有药物注射、病理组织取样活检或者置管等。最常见的做法是在超声探头的一侧固定一个穿刺支架,用来固定一个供穿刺针进出的导槽。医生把超声探头放在待穿刺部位的体表,从探头的侧面进针。根据导槽的角度信息,系统可以计算出针的穿刺路径范围,显示在图像上(图 2-5-1)。不管针实际显示如何,医生总是能知道,针一定在图示的虚线范围内移动。在 B 型超声成像系统的显示屏上,组织的结构、针与针尖在组织内所处的位置都可以被清楚地看到。在穿刺引导线的引导下,医生能比较顺利地成功完成穿刺。

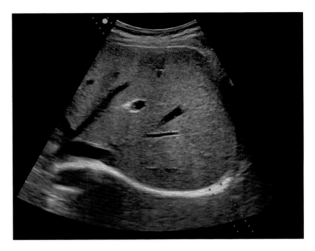

图 2-5-1 穿刺引导线

四、视频打印功能

黑白热感应打印机是最早用于 B 型超声成像仪器视频图像输出的专用设备。视频打印机的输入端接超声成像仪器的视频输出端,通常有 PAL 制和 NTSC 制可选;视频打印机的 Remote 端口与控制面板的打印键连接(图 2-5-2)。用户只要在控制面板上按下打印键,就可以通过视频打印机打印出屏幕上的图像。当前,随着流行的 PC 机操作系统如 Windows、Linux 等逐步作为超声成像系统的控制平台,更多的是用通用的激光、喷墨打印机来打印图像,视频打印机的使用正在逐渐减少。

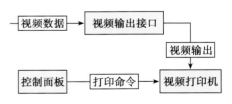

图 2-5-2 视频打印机工作流程

(杨金耀)

第六节 B 型超声成像仪控制面板的操作和调节

一、系统通用控制功能

(一)系统特性

1. 扫描方式 ①电子线阵扫描;②电子凸阵扫描;③电子扇形扫描;④机械扇形扫描;⑤相控阵

扇形扫描;⑥环阵相控扫描。

2. 显示方式　①B型(灰阶二维);②B/M型;③M型;④Doppler型;⑤B/Doppler型;⑥M/Doppler型;⑦CDFI型(彩色二维及彩色M型);⑧三功同步型(三功能显示模式)或四功同步型(四功能显示模式)。

3. 灵敏度控制

(1) 增益(二维、M型、M/Doppler型、彩色血流成像):调节各型图像的接收增益。顺时针旋转控制键可提高增益,逆时针旋转控制键则减低增

益。接收增益(gain)是对探头接收信号的放大,其值越大,图像的相对亮度越大,同时噪音信号也会被同时显示出来。所以要有一个适当的值,通常以放在中间位置为佳。其值的调节要与发射功率以及时间增益补偿TGC的调节联系起来考虑。增益主要针对回波信号的幅度进行调节,通过后处理,用于改变整个图像的亮度,增益过高或过低都会影响对器官及病变的观察,甚至可能会引起误诊或漏诊,在检查过程中可以随时调节(图2-6-1)。

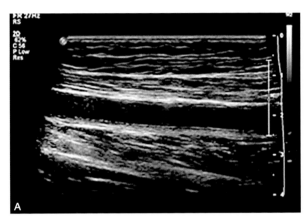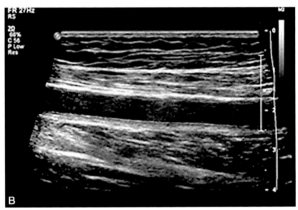

图2-6-1　二维增益调节
A. 股动脉管腔为清晰无回声;B. 提高增益后管腔内出现类似血栓回声

(2) 功率输出:调节超声功率输出,按压此控制键增加或减少声功率输出;可由热力指数和机械指数值的增减反映。发射声功率(acoustic power 或 transmit power)可优化图像并允许用户减少探头发射声束的强度,可调范围从0~100%,通常调节时屏幕同时显示TIS热力指数和MI机械指数;功率越大,穿透力越强,但是图像也会显得较粗。产科检查及眼睛检查值应越低越好。

(3) 时间增益补偿(time gain compensation,TGC):与深度对应,可分段调节,滑动控制,每处滑动控制调节特定深度的二维和M型图像、接收增益。当滑动控制设在中央时,将全部图像指定一均匀的增益默认曲线。屏幕上TGC曲线不对应于TGC滑动控制线位置。彩色多普勒和能量成像不受TGC滑动控制的影响,这些模式假定一平坦的TGC曲线。TGC主要用于补偿因深度造成的声衰减,通过调节使图像亮度均匀,多由8~10个键组成。一般情况下,超声仪器TGC放在中间位置即可。在一些情况下,可以移动一部分键钮,可进行近场抑制、远场抑制、远场增强。

(4) 帧率或帧频(frame rate):又称帧数。在单位时间内成像的幅数,即每秒成像的帧数。按压下标键和此键可改变二维图像帧数,确保系统不在冻结状态。当系统处于冻结状态时,不能改变余辉、动态范围或帧率。帧数越多,图像越稳定而不闪烁,但帧数受到图像线密度、检查器官深度、声速、扫描系统制约。帧频调节可以优化B模式时间分辨率或空间分辨率,以得到更佳的图像。时间分辨率和空间分辨率两者是矛盾的,其一为高,另一值则为低。目前,高档彩色多普勒超声诊断仪要求:电子扇形探头(宽频或变频),85°角,18cm深度时,在最高线密度下,帧率大于50帧/秒;而在彩色血流成像方式下,85°角,18cm深度时,在最高线密度下,帧率大于等于10帧/秒。电子凸阵探头(宽频或变频),全视野,18cm深度时,在最高线密度下,帧率大于等于30帧/秒;而在彩色显示方式下,全视野,18cm深度时,在最高线密度下,帧率大于等于8帧/秒。

4. 动态范围　动态范围(log compression 或 dynamic range)是指最大处理信号幅度(A_1)和最小处

理信号幅度（A_2）比值的对数。

$$信号动态范围 = 20\log\frac{A_1}{A_2}$$

20dB 相当于$\frac{A_1}{A_2}$为 10 倍

40dB 相当于$\frac{A_1}{A_2}$为 100 倍

60dB 相当于$\frac{A_1}{A_2}$为 1000 倍

80dB 相当于$\frac{A_1}{A_2}$为 10 000 倍

100dB 相当于$\frac{A_1}{A_2}$为 100 000 倍

120dB 相当于$\frac{A_1}{A_2}$为 1 000 000 倍

所以，一台超声诊断仪器动态范围为 100dB 就相当大了。显然，动态范围越大，接收强信号和弱信号的能力就越强，这是衡量超声诊断仪器性能优劣的一个重要指标。

由于显示器的亮度动态范围一般只有 30dB 左右，所以接收的回声信息必须经过对数压缩才能与显示器的动态范围相匹配。

改变动态范围设定，确保系统不在冻结状态。动态范围可以从 0～100dB 选择，高档仪器可进行微调或分档调节。一般动态范围设置在 60～80dB 之间可获得较好的图像。

动态范围控制着信号的显示范围，其值越大，显示微弱信号的范围越大，反之则越小。增加动态范围会使图像更加平滑细腻；减小动态范围会增强图像对比度，丢失信息。如要实现静脉血管内红细胞的自发显影，就要把动态范围增到足够大。

5. 灰阶参数 ①二维 B 型 256 级；②M 型 256 级；③多普勒 256 级。

6. 图像处理 ①二维灰阶图形；②三维彩色能量造影及灰阶显示；③彩阶图形；④多普勒灰阶图形；⑤动态范围；⑥彩色图形；⑦动态移动差异。

7. 数字化信号处理 ①选择性动态范围；②自动系统频带宽度调节；③患者最佳化选择性接收频带宽度；④软件控制的频带宽度、滤波和频率调节；⑤并行信号处理及多波束取样。

8. 图像修改 ①实时或冻结二维图像的局部和全景；②多达数倍的二维图像修饰；③高分辨率局部放大；④多达数倍的 M 型局部放大；⑤彩色及二维余辉。

9. 程序化 ①应用方案与探头最优化；②组织特异成像患者最优化；③通过应用方案和探头设定的用户条件快速存储；④在屏幕上程序化内设和外设的硬拷贝设施。

10. 图像显示 ①上/下方位；②左/右方位；③局部放大及位移。

11. 自动显示 自动显示日期、时间、探头频率、帧率、动态范围、体表标志、显示深度、聚焦位置、各种测量数据、多普勒取样深度和角度、灰阶刻度等。

12. 测量与计算功能 测量与计算距离、面积、周长、速度、时间、心率/斜率、容积、流量、心输出量、可选择钝角、可选择的 d∶D 比值、可选择的缩窄直径百分比、可选择的缩窄面积百分比。

13. 设备用途及临床选项 成人心脏、腹部、妇科与产科、儿童/胎儿心脏、外周血管、前列腺、骨关节肌肉、浅表组织与浅表器官、组织谐波成像、经食管心脏、经颅多普勒及脑血管。

（二）监视器模块

视频监视器的控制影响亮度、对比度、背景色彩以及光栅的亮度。按压控制键时，屏幕上显示提供有关亮度、对比度、背景色彩以及光栅的亮度相对水平的消息。这些屏幕显示保留在屏幕上直至暂留时间结束，通常是末次按键后 3 秒。欲恢复监视器的控制设置到系统赋值设定，需同时按压增加和降低控制键。目前，高档彩色多普勒超声仪要求视频监视器大小为 19″以上，具备高分辨率逐行扫描的纯平或液晶彩色显示器。

1. 亮度 调节全部屏幕的光线输出。

2. 对比度 调节屏幕上明亮部分与黑暗部分间光线输出的差别。对比度调节要适当，长期使用对比度会损伤屏幕。

3. 背景色彩 选择屏幕的背景颜色，从中可选择数种彩色背景。

4. 光栅亮度 调节指示控制面板的光栅的亮度。

5. 活动性 高档仪器视频监视器可倾斜、旋转或升降。

二、二维超声成像模式选择及操作概要

超声仪主要的成像控制键均位于控制面板，也有一些成像控制位于 MENU 控制键。

二维成像显示解剖结构的切面。显示在二维成像中组织形态、位置和动态均为实时的。高分辨率、高帧频、差异性线密度设定、多种扇扫宽度，以及多幅成像处理技术的应用有助于优化二维成像。

二维成像也应用于指示探头进行 M 型、多普勒、彩色和能量成像。在 M 型局部放大中,二维成像允许操作者定位欲放大的感兴趣区。在多普勒成像中,二维成像提供取样门宽度、部位、深度以及多普勒角度校正的参照。在彩色和能量成像中,二维成像提供彩色显示的参照。结合使用二维显示,滚动多普勒显示可提供血流方向、速度、性质及时相等信息。对于正常与异常血流动力学和时相的理解,可使超声医师应用多普勒显示进行病理诊断。

(一) 二维图像深度调节

按深度(depth)控制键可增加或减少二维图像显示深度。二维图像、深度标尺、深度指示和帧频将随二维图像深度的变化而变化。深度增大,声束扩散,侧向分辨率降低;深度越大,信号返回探头的时间越长,帧频数就越低。

二维图像深度范围可依所使用探头不同从 2~36cm 变化。

(二) 二维图像增益和 TGC 调节

1. 旋转二维增益控制钮,可改变整体二维图像的总增益,TGC 时间增益补偿曲线移动可反映二维增益的改变。

2. 向左推动 TGC 控制杆,可降低二维图像特点区域 TGC 的总量,该区域 TGC 与控制杆的上下位置相对应。

(三) 聚焦深度和数量调节

聚焦(focus)是运动声学或电子学的方法,在短距离内使声束声场变窄,从而提高侧向分辨率。数字式声束形成器采用连续动态聚焦,可变孔径,A/D≥8~12bit。聚焦深度标尺右侧的三角形符号可知聚焦带位置。使用尺度(zones)可改变聚焦带数目及聚焦带之间的距离或伸展。使用 focus 控制键可在深度标尺上移动聚焦带预定其位置。

按 focus 控制键,可将聚焦区标志沿深度标尺向顶部或向底部移动,直至使用者感兴趣的深度。

按 zones 控制键,增加/减少聚焦带的数量并改变聚焦带之间的距离。

焦点数目和位置:增加发射焦点数目或移动焦点区域可以加强特定观察区域的图像观察;但是焦点数目增加会降低图像帧频;在扫描静止的组织时,焦点数可增多,但扫查动态运动的组织时,焦点数目越少越好,心脏扫查时焦点数目为一点聚焦最佳。

(四) 二维图像局部放大(zoom)的调节

转动轨迹球可纵览与观察感兴趣区。感兴趣区域的放大功能,对相对较小的结构和快速运动的组织的评价有很大价值。

按 zoom 控制键,可放大图像或使放大的图像按比例缩小。

(五) 二维灰阶图像(gray maps)选择与调节

将回声信号的幅度调制光点亮度,以一定的灰阶等级来表示检查结果的显示方式,使图像富有层次。根据仪器的控制灰阶可从 64 级至 256 级不等。高档灰阶标尺模式定位显示在图像的右侧,描绘灰阶分布;它对应于 2D/M 型菜单(menu)中选择色度(chroma)或用下标键加 2D maps 键,可获得五种灰阶图形,并依选择的临床选项不同有别。选择灰阶图像有利于临床选项的二维图像优化。

(六) 彩阶图形选择

彩阶是将回声信号的灰度调制(灰阶等级)以彩色编码(color coding)的方式显示,使图像富有层次。

(七) 选择余辉水平

余辉(persistence)是一种帧平均功能,可消除二维图像的斑点。余辉设置越高,被平均用来形成图像的帧数越多,应用 2D/M 型 menu 或下标键加 2DP 可获得低、中、高三种余辉设置。改变余辉必须确保图像是实时动态。叠加或余辉是在目前显示图像上叠加以前图像的信息,分时间叠加和空间叠加。在高叠加的情况下,图像平滑细腻,但如果患者或探头移动将会导致图像模糊。心脏叠加值为低或无最佳。

(八) 二维图像扇扫宽度和倾斜度

按宽度(width)键,扩大扇扫宽度或缩小扇扫宽度,帧频也随之改变。

用轨迹球来调节扇扫倾斜角。对于某些特殊探头,图像顶端会出现一个扇扫宽度的显示符号,该符号表示操作者使用了多大的宽度所形成的图像。

(九) 双幅显示

1. 获取二维图像后,按双幅(dual)键,二维图像便缩小并移至荧光屏的一侧。

2. 按更新(update)键显示第二个二维图像并轮换更新图像。图像方向标志闪烁,表明该幅图像是实时动态。

3. 彩阶、灰阶图和余辉水平控制可用来改变双幅显示的两幅图像。

4. 冻结及其他二维控制可用来改变活动的图像。

5. 可以同时跨越两幅图像来进行测量,但要求两幅图像使用相同的放大比例、扇扫宽度和图像标尺。

（十）二维电影回放系列

1. 二维检查过程中按冻结(freeze)键。此时帧频数显示即变为帧计数,它表示电影回放系列当前显示帧的序列数。

2. 向左或向右转动轨迹球,可移动电影回放的序列数。

（十一）组织谐波成像

根据所选患者情况,尤其是在显像困难的患者中,利用优化(optimize)控制键调整图像质量。心脏探头状态下按 THI 键,可对图像进行常规和组织谐波两种状态优选,而腹部探头则有多种谐波状态可选,系统将自动改变系统内参数设置。①选择相控阵、凸阵或线阵探头;②确定心脏对比特异成像或腹部对比特异成像;③利用优化功能键来调整基波或二次谐波状态;④如退出谐波状态,按探头转换键即可转换至其他临床状态下;⑤如选择能量谐波,进一步按 PWR 键,即可进行能量谐波状态下的各项功能。

采用滤波技术去除基波而利用组织谐波进行成像,使用此功能会消除基波的噪声和干扰及旁瓣产生的混响,同时消除近场的伪像干扰和近场混响,改善信噪比,提高图像的质量和对病灶的检测能力。对传统基波成像困难的患者,可以改善心内膜和心肌的显示、腹腔深部血管、病变边界的显示、血栓的轮廓、脂肪肝背景下肝脏病变的显示等(图 2-6-2、图 2-6-3)。

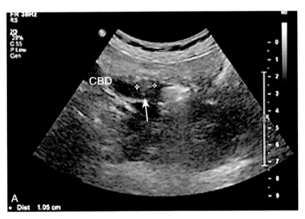
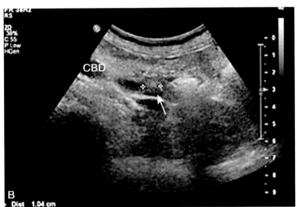

图 2-6-2 胆总管下段结石声像图
A. 基波成像,CBD:胆总管,箭头示结石,轮廓不清晰;B. 谐波成像,结石轮廓较清晰,回声增

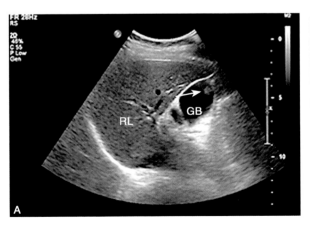
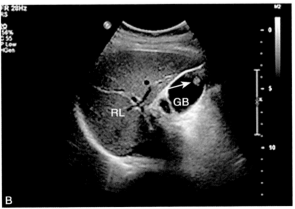

图 2-6-3 胆囊息肉声像图
A. 基波成像,GB:胆囊,箭头示息肉,轮廓不清晰;B. 谐波成像,息肉轮廓较清晰,回声增高

（十二）　边缘增强（edge enhancement 或 preprocessing）

超声系统对接收信号进行高通滤波，从而使接收波形"尖锐化"，提高了边缘的对比分辨率。其值越高，图像对比度分辨率越高，其值越低，图像越平滑。

（十三）　灰阶曲线（gray maps 或 post prosessing）

重新安排不同的灰阶对应不同的图像信号幅度，使图像美观，但不能增加真实信息。

（十四）　变频键

上下调节可以改变频率大小以改善图像的穿透力或分辨率。

（十五）　线密度（line density）

与帧频调节相近，调节可以优化二维图像。

（姚克纯　刘荣桂）

参 考 文 献

1. Rumack CM，Wilson SR，Charboneall JW. Diagnostic Ultrasound. 2nd ed. London：Moshy-Year Book. Inc，1978.
2. Martin ST，John S. Textbook of Adult and Pediatric Echocardiography and Dopper. USA：Blackwell Scientific Publications. Inc，1989.
3. 冯若. 超声诊断设备原理与设计. 北京：中国医药科技出版社，1993.

第三章　超声血流多普勒频谱技术

第一节　超声多普勒机制

超声多普勒频谱技术能够定量检测血管内部血流的存在、速度、方向以及时间上的变化等特性，是医学超声技术相对于其他医学影像技术方法的一大特色。

一、多普勒效应

多普勒效应(Doppler effect)是自然界普遍存在的一种现象，它是由奥地利科学家 Christan Doppler 于

1842 年最先发现的，他注意到在地球上观察星星，能看到不同的颜色。这是因为观星者和星星相对移动，光的波长产生改变，即频率发生改变，物理学上称为多普勒效应。多普勒效应是指当声源和声波接收点之间发生相对运动，导致接收点接收的声波和声源发射的声波发生相对的频率偏移现象。多普勒效应在日常生活当中很常见，比如当一列火车拉着汽笛(汽笛声音频率固定)(图 3-1-1)从远处飞速靠近的时候，你听到的汽笛声音变得尖细(即频率变高，波长变短)；而当火车从你身边飞速远去的时候，你听到的汽笛声音则变得低沉(即频率变高，波长变短)。

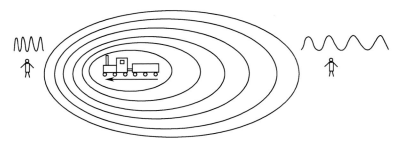

图 3-1-1　火车靠近和远离时，声音发生多普勒频移效果示意图

从本质上讲，多普勒效应的假设是声波在介质中传播的速度相对于声波发射源是恒定的，在时间和空间上不随着声源和接收点的运动状态而改变。声音的发出源头和声音的接收者收到的声音的频率差异的大小，也就是多普勒频移的大小，决定于声源和接收者运动速度相对于声音的传播速度的大小。比如在声音传播速度固定的情况下，声源和接收者相对运动速度越大，多普勒频移越明显；而在同样的声源和接收者相对运动速度的条件下，声音在介质中的传播速度越慢，多普勒效应也越发明显。

声源和声波接收点发生的相对运动，可以是声源发生运动，接收点静止；也可以是声源静止，接收点发生运动；还可以是声源和接收点都发生了运动。因此对于多普勒频移的产生过程可以是声波发射的时候，也可以是接收的时候，也可以是发射

时和接收时的多普勒效应综合的结果。

（一）假定收听者(listener)静止，即 $v_L = 0$；声源(source)静止，即 $v_S = 0$；则有

$$f_L = \frac{c}{\lambda} = f_S \quad f_L = f_S \qquad （式 3-1-1）$$

式 3-1-1 中 f_L 表示接收的频率，f_S 表示声源的频率。

（二）假定收听者以 v_L 的速度运动；声源静止，即 $v_S = 0$

1. 趋近波源，相当于波速 $c + v_L$

$$f_L = \frac{c + v_L}{\lambda} \qquad \because \lambda = \frac{c}{f}$$

$$\therefore f_L = \frac{(c + v_L)f_S}{c} = \left(1 + \frac{v_L}{c}\right)f_S$$

$$\therefore f_L > f_S \qquad （式 3-1-2）$$

式 3-1-2 中说明频率变高了。

2. 远离波源,相当于波速 c−v_L

$$f_L = \frac{c-v_L}{\lambda} = \left(1 - \frac{v_L}{c}\right)f_s$$

$$\therefore \quad f_L < f_s \qquad (式\ 3\text{-}1\text{-}3)$$

式 3-1-3 中说明频率变低了。

(三) 假定收听者静止,即 $v_L = 0$;波源以 v_s 速度运动

1. 声源趋近收听者,相当于波长变短了(λ')

$$\lambda' = \lambda - v_s t$$

$$f_L = \frac{c}{\lambda'} = \frac{c}{\lambda - v_s t} \quad \because \lambda = c \cdot t$$

$$\therefore \quad f_L = \frac{c}{ct - v_s t} = \frac{c}{c - v_s} \times \frac{1}{t} = \frac{c}{c - v_s}f_s$$

$$\therefore \quad f_L > f_s \qquad (式\ 3\text{-}1\text{-}4)$$

式 3-1-4 中说明频率变高了。

2. 波源远离收听者,相当于波长变长了(λ')

$$\lambda' = \lambda + v_s t$$

$$f_L = \frac{c}{\lambda'} = \frac{c}{\lambda + v_s t} = \frac{c}{ct + v_s t} = \frac{c}{c + v_s} \times \frac{1}{t} = \frac{c}{c + v_s}f_s$$

$$\therefore \quad f_L < f_s \qquad (式\ 3\text{-}1\text{-}5)$$

式 3-1-5 中说明频率变低了。

(四) 假定收听者以 v_L 速度运动,波源以 v_s 速度运动

1. 相互趋近时,波速 c+v_L,波 $\lambda' = \lambda - v_s t$

$$f_L = \frac{c+v_L}{\lambda'} = \frac{c+v_L}{\lambda - v_s t} = \frac{c+v_L}{ct - v_s t} = \frac{c+v_L}{c - v_s} \times \frac{1}{t} = \frac{c+v_L}{c - v_s}f_s$$

$$\therefore \quad f_L > f_s \qquad (式\ 3\text{-}1\text{-}6)$$

式 3-1-6 中说明频率变高了。

2. 相互远离时,波速 c−v_L,波长 $\lambda' = \lambda + v_s t$

$$f_L = \frac{c-v_L}{\lambda'} = \frac{c-v_L}{\lambda + v_s t} = \frac{c-v_L}{ct + v_s t} = \frac{c-v_L}{c + v_s} \times \frac{1}{t} = \frac{c-v_L}{c + v_s}f_s$$

$$\therefore \quad f_L < f_s \qquad (式\ 3\text{-}1\text{-}7)$$

式 3-1-7 中说明频率变低了。

不论是收听者运动、声源运动或两者同时运动,只要是趋近时,频率就变高;远离时,频率就变低。

二、超声与运动血流的相互作用

对于超声多普勒来说,超声波和运动血流作用产生的多普勒效应,既发生在运动的血细胞或者说血流中运动的超声散射子接收到超声波的过程,也发生在血细胞接收到超声波后,发生反射的过程。图 3-1-2 和图 3-1-3 所示为运动血细胞接收超声波和反射超声波过程中发生的多普勒频移现象。

对于接收超声波的过程,假设发射波形的中心频率为 f_c,超声波传播的速度为 c,血流在沿着血管方向的速度为 V,血流方向和波束方向的夹角为 θ,那么在血细胞接收到超声波的过程中,由于血细胞的运动,产生的多普勒频移为:

$$f_{Rd} = \frac{V \times \cos(\theta) \times f_c}{c} \qquad (式\ 3\text{-}1\text{-}8)$$

同理在血细胞发射超声波的过程中,血细胞等效作为声源,在运动中向四周发射超声波,那么产

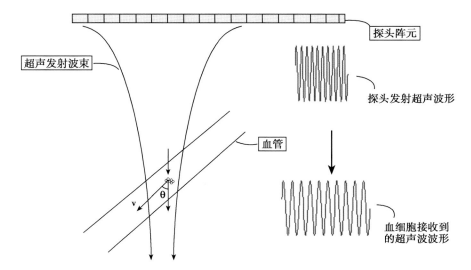

图 3-1-2　运动血细胞接收超声波过程中发生的多普勒频移

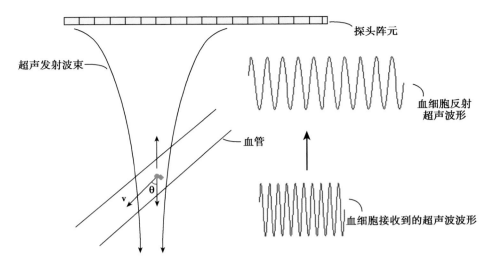

图 3-1-3　运动血细胞反射过程中发生的多普勒频移

生的多普勒频移为：

$$f_{rfd} = \frac{V \times \cos(\theta) \times (f_c - f_{Rd})}{c} \qquad (式\ 3\text{-}1\text{-}9)$$

那么对于探头接收回波的总的多普勒频移为：

$$f_D \approx \frac{2 \times V \times \cos(\theta) \times f_c}{c} \qquad (式\ 3\text{-}1\text{-}10)$$

式 3-1-10 代表着超声波和运动血流相互作用后最终产生的总的多普勒频移结果。可以看到血流运动造成的多普勒频移大小由血流速度 V、声束和血流运动方向的夹角 θ，探头发射超声波中心频率 f_c 和超声波在组织中传播的声速 c 决定，其中 θ 角就是我们常说的机器上"Doppler angle"。需要注意的是，这里假设血细胞或者组织运动的速度要比超声波传播速度小很多，即 $V \ll c$，这样式 3-1-9 中的 $f_c - f_{Rd}$，就可以近似等于 f_c，也就是式 3-1-10 成立。在常规的血流速度测量中，血流速度一般在 10m/s 以下，软组织声速一般在 1540m/s 左右，所以是符合 $V \ll c$ 的条件的。

从式 3-1-10 可以总结出多普勒频移的大小和其他参数的关系：①血流或者组织运动速度越大，对应的多普勒频移越大；②声速和血流或者组织运动方向夹角越小，多普勒频移越大；③超声波波束中心频率越高，对应的多普勒频移越大；④超声波在组织或者血流中的传播速度越小，对应的多普勒频移越大。多普勒频移大，也就意味着多普勒频移信号越明显，也就意味着多普勒检测灵敏度的提高。

将公式 3-1-10 做一下调整，即可得到：

$$V = \frac{c \times f_D}{2 \times \cos(\theta) \times f_c} \qquad (式\ 3\text{-}1\text{-}11)$$

式 3-1-11 即为多普勒检测血流或者组织运动速度的公式。在实际的超声多普勒血流速度测量中，公式中超声波速度 c、探头发射超声波脉冲中心频率 f_c 和多普勒角度（Doppler angle）是已知的，只有多普勒频移 f_D 是需要通过信号处理，从超声波回波信号中提取和计算出来的。因此如何准确真实地检测和计算 f_D，是超声多普勒检测系统最主要的目标。在常用的超声仪器中，检测和计算超声波多普勒频移的方式主要有两种，其中包括连续多普勒血流测量和脉冲多普勒血流测量。

三、连续波多普勒血流测量

连续波（continuous wave，CW）超声多普勒由于其机制简单，电路容易实现，因此最早被用于血流检测。这种方法使用两个独立探头或者孔径分别连续发射和接收超声波，发射波束和接收波束在取样区域重叠（图 3-1-4）。由于整个声场远场回声声波和近场回声声波叠加在一起，就造成接收探头接收到的信号有非常大的动态范围，因此需要有超大的动态范围的接收和采集电路，才能接收和采集到叠加到近场强发射信号上的远场弱回波信号。该方式不需要使用宽带换能器，因为宽频带的发射信号会让同一个散射子产生多个不同的多普勒频移信号，从而造成多普勒频移检测计算的精度和准确度的损失。

取样区域与收发波束的朝向有关。发射和接收路径间有一个小夹角且应当有一定的重叠。在

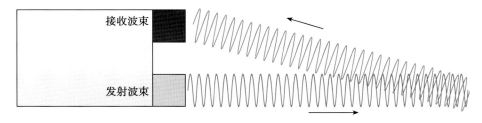

图 3-1-4 连续多普勒发射波束和接收波束示意图

目前的彩色多普勒超声仪上,在 CW 模式下会有一个取样线和取样门,实际上这个取样门,很多时候就是代表着 CW 模式下发射波束和接收波束的交汇位置(图 3-1-5),是理论上血流信号检测最灵敏的位置。

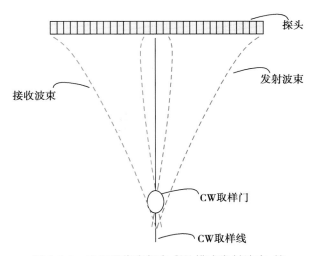

图 3-1-5 实际现代彩超中 CW 模式发射波束、接收波束和取样门位置示意图

超声波束同时受静止和运动界面的影响,部分声波在各个界面上发生反射。如果反射界面是静止的,回波不存在多普勒频移。如果反射界面是运动的,反射界面最开始作为接收点,频率的变化视反射界面相对声源的运动方向而定。尽管接收探头或者接收孔径是静止的,但是反射界面在回波过程中作为声源,其相对接收晶振有相对移动,因此反射过程中同样会发生多普勒频移,前后的两次多

普勒频移共同影响观察回波的频移。

多普勒频移的测量基于波的干涉机制。某个运动界面(血细胞和组织等)的反射波一般会有较小的频移。不同频率的反射波叠加产生新的频率,这个频率称为拍频(beat frequency),这个频率与多普勒频移是相同的。图 3-1-6A 是固定频率的发射声波(25cycle),图 3-1-6B 是反射波(20cycle),图 3-1-6C 是两者相叠加后的混合波形,拍频即图 3-1-6C 中虚线(5cycle),是混合波形的包络,这个混合波形的包络也就是多普勒频移信号。

典型连续波多普勒测量处理流程是多普勒频移的基本流程(图 3-1-7)。振荡器用于生成固定频率的发射声波,回波经过接收换能器转化为射频信号并经射频放大器放大。解调的过程是振荡器产生的参考信号与接收信号叠加后,滤除拍频外的其他频率,拍频的频率即多普勒频移。如果反射面以稳定且唯一的速度运动,会产生唯一的拍频。而红细胞在血管中会以不同的速度流动,不同的流速对应不同的拍频,不同流速产生的拍频共同组成了多普勒频移信号。

多普勒频移信号一般或者绝大部分都在人的听觉范围(20~20 000Hz)内经音频放大器放大,输入到扬声器之后,能够被人听到。音频输出的音调与回波信号的多普勒频移是一致的,通过音调可判断血液在血管中的流速,音调越高,流速越快;音调越低,流速越慢。同时增益一定的情况下,声音越响,多普勒信号强度越强。

在连续多普勒测量时,系统经常会采集到一些非常强的低速多普勒回波频移信号,这种信号被称

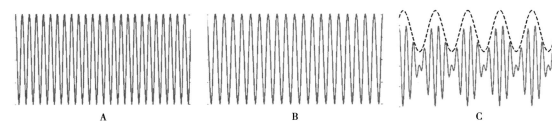

图 3-1-6 拍频示意图

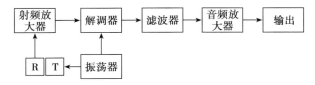

图 3-1-7　典型连续波多普勒测量处理流程

为"wall thump"。这种信号一般与目标信号无关，且强度很强，非常容易覆盖感兴趣的信号，它是由于探头相对于组织或血管壁的运动产生的，一般频率会低于血流的多普勒频移信号，因此需要通过高通滤波器滤除。一般这类高通滤波器被称之为"wall filter"，中文称之为"壁滤波"。壁滤波是能滤除低于某个门限频率信号的滤波器，频率高于门限的信号全部通过。通常这个门限设置为 100Hz，有时也会将截止频率设为 10～1000Hz 可调。经壁滤波后的信号会损失低速运动的红细胞产生的多普勒频移信号（图 3-1-8）。因此滤波器的截止频率应当在保证滤除 wall thump 的前提下尽可能得低，以尽量保证血流信号不损失且不失真。有些场景下也会在信号处理流程上加上一个低通滤波器用于滤除高频噪声，但是这会导致速度测量的上限受到影响，所以在实际的系统中一般会将这个低通滤波器截止频率放在最大速度测量量程对应的多普勒频率之上。

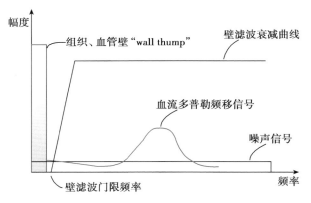

图 3-1-8　血流多普勒频移检测中的不同类型信号分布

　　连续多普勒脉冲测量，因为其连续发射和接收，理论上其采样率是无限的，所以其理论上的流速测量范围是无限大的。也应为采样的连续性和高速性，会让其能够对多普勒频移信号进行长时间连续采样，所以非常小、非常慢的多普勒频移信号也能够被准确采集和检测（图 3-1-9）。蓝色的实线波形表示参考发射波形信号，而红色的虚线波形则表示发生轻微多普勒频移的回波信号，可以看出在

一两个周期内很难看出回波信号因为多普勒频移发生的频率变化，但是随着信号周期数的增多，就可以明显地看出回波信号同发射参考信号频率的差异。因此连续波多普勒测量仪具有灵敏度高、频谱速度分辨率强以及能测量超高速血流的优点（图 3-1-10），且测量深度不受限制，所以主要应用在心脏高速血流的测量，定量分析血管的狭窄、分流和反流性病变诊断和测量上。

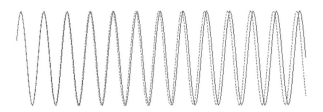

图 3-1-9　CW 检测较小较慢的多普勒频移信号示意图

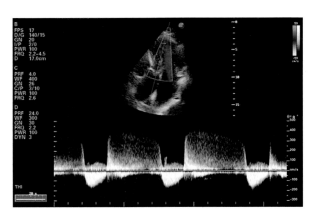

图 3-1-10　连续多普勒频谱效果图

　　连续波多普勒测量能以较低的功率连续工作，因为无法估计回波信号对应的发射时刻，无法进行时间增益补偿（time gain compensation，TGC）。正因为如此，连续多普勒频谱测量的动态变化范围非常大，一旦其动态范围超过系统采集的动态范围，就会使一些流速难以准确估计。同时因为系统无法判定回波的传播到达时间，所以也就无法确定回波产生的深度和位置信息，也就是说连续多普勒测量得到的多普勒频移信号是整个声束路径上所有移动界面多普勒频移的加权混合（图 3-1-11），因此回波信号的多普勒信号可能非常复杂，并不会局限于取样门内的信号，但是取样门附近的信号在总的多普勒信号频谱中的权重会大一些。如果取样容积内有多个血管，叠加在一起的多普勒频移会使得测量某一单一血管的血流多普勒频移信号变得异常困难。如果要精度测量某一特定深度的血管流速信息，就需要用到下一小节中用到的脉冲多普勒

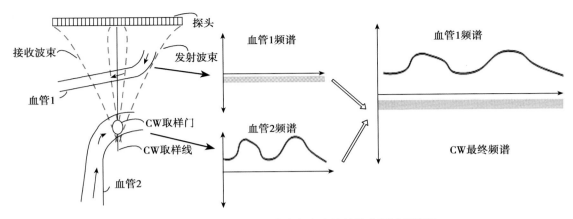

图 3-1-11　CW 频谱时深度上多个血流的综合频谱示意图

测量。

四、脉冲波多普勒血流测量

脉冲波（pulsed wave，PW）多普勒测量可以解决连续波多普勒系统无法定位测量血流信息的缺点，能够准确测量某一位置或者区间血流或者组织的运动速度和方向（图 3-1-12）。脉冲波多普勒测量是利用回波测距机制定量测量多普勒频移的深度信息，它使用一个探头在时间上交替发射与接收超声波。发射机发射一个短脉冲超声波信号后，在发射下个脉冲前，等待接收回波信号。相比于 B 模式成像系统，拍频需要更长的发射脉冲持续时间（最少 4 个周期，图 3-1-13）。增加脉冲持续时间是为了测量较慢的血流，这是因为这些较慢血流的回波信号频率与发射信号非常接近，增加脉冲持续时长能够更加准确地测量多普勒频移信号造成的回波相移。

虽然 PW 的发射脉冲持续时间相对于 B 较长，但是单次发射和接收对于准确检测和计算血流来说还是不行的。比如站在高速公路边上，对着路上

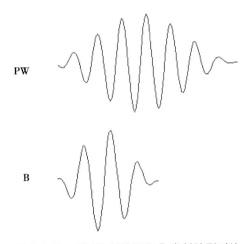

图 3-1-13　PW 发射波形和 B 发射波形对比

飞驰的汽车拍照，仅凭一张照片是非常难确定和计算汽车的速度的。只有间隔固定时间快速地拍多张照片，然后分别确定汽车在这些照片中的运动距离和时间，就可以准确得到汽车的运动速度。PW 也是如此，只有通过一系列的脉冲发射和回波才能确定待测组织和血流的准确的多普勒频移大小，从而计算处理得到准确的运动速度。

用户根据采样目标的深度设定采样的取样容积（sample volume，SV），系统会根据当前模式下设定的声速和取样容积的深度，计算取样容积所对应的回波接收时间窗，接收时间窗的开始时间取决于取样容积的轴向起始深度，窗的持续时间决定了取样容积的长度（图 3-1-14）。窗的参数是用户可调的，用户可以根据待测目标的大小来控制取样容积的深度和长度，取样长度通常为 1~15mm。

典型的脉冲波多普勒血流诊断仪的机制见图 3-1-15。时钟起到了同步系统的作用以保证定时准确，其主要用于脉冲重复频率（pulse repetition fre-

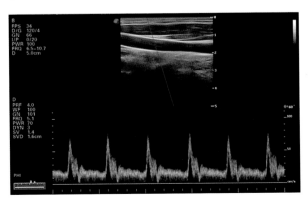

图 3-1-12　脉冲多普勒频谱测量效果图

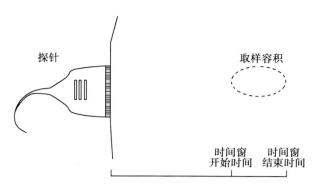

图 3-1-14　取样容积位置对应取样时间窗示意图

quency, PRF)和选通窗的同步。PRF 通常是可手动调节或自动适配的。每个深度选通门对应一个取样深度,在声束传播方向上可选取不同的深度选通

延时产生多个并行接收通道,多普勒频移可同时由这些取样容积分别计算。

可通过对比回波信号和参考信号的相位偏移判断目标是否移动。如果两个声波的最大值、最小值和零点位置相同,那么就可以认为它们同相位。对于静止的反射面,其回波信号与参考信号是同相的,反之,回波信号会出现相位偏移。回波信号与参考信号相位频移示意见图 3-1-16。图中有两个不同时刻接收的回波信号。参考信号与发射脉冲波信号具有相同的频率和相位,但参考信号是持续产生的。虚线表示回波信号和参考信号同时刻观测。时刻 1 的回波信号与参考信号同相位,这表明对应反射面是静止的;而时刻 2 的回波信号有相移,即其反射面是移动的。

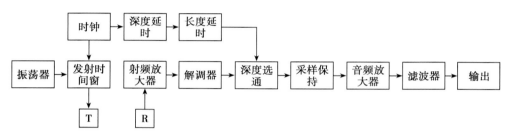

图 3-1-15　典型脉冲波多普勒血流成像系统机制图

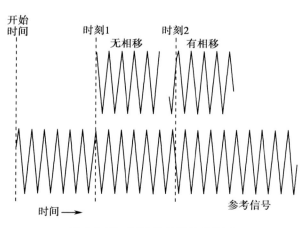

图 3-1-16　回波信号相移示意图

对于取样容积内的每个以恒定速度运动的反射面,在采样保持周期内包含多个发射脉冲,每个脉冲可计算一个瞬时多普勒频移值。采样保持周期内的所有不同发射脉冲计算的测量值构成了拍频。实际上,PRF 决定了拍频的采样频率。每个回波信号与参考信号相混频,结果的幅值构成了每个采样保持数据的一个点,相位相差越大,其幅值越小。连续的回波脉冲可组成拍频图,脉冲波多普勒

的拍频图相当于连续波多普勒的离散采样,通过增加 PRF 可使拍频图更加清晰(图 3-1-17)。取样容积内各种速度不同的反射面会使多普勒频移变得复杂,形成各种不同的拍频。

对于脉冲多普勒而言,式 3-1-12 中 f_D 的最大正确范围是脉冲重复频率 PRF 的一半,即

$$f_D(max) = \frac{PRF}{2} \qquad (式 3-1-12)$$

因此对于脉冲多普勒测量而言,式 3-1-12 就变为:

$$V(max) = \frac{c \times PRF}{4 \times \cos(\theta) \times f_c} \qquad (式 3-1-13)$$

式 3-1-6 表示在特定 PRF 档位下,PW 的速度测量量程,可以看到速度量程和各个参数的关系如下:①PRF 越高,速度量程范围越大;②多普勒角度 θ 越小,量程越大(测量误差增大,后面会描述);③探头发射中心频率越低,量程越大;④超声波速度 c 越大,速度量程越大。

但是在实际的脉冲多普勒测量中,往往是取样容积的深度 d 固定,由于超声波传播速度的限制,

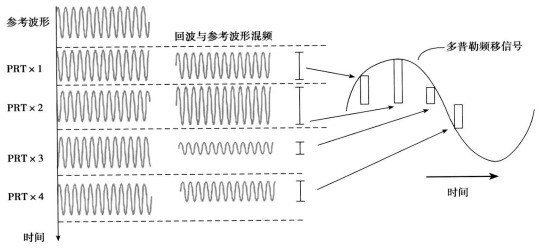

图 3-1-17　脉冲多普勒频移信号测量检出示意图

发射超声波到达取样容积内,到达探头的时间就成了脉冲重复时间的最小限制值,也就是限制了脉冲重复频率的最大值。

$$PRF(max) = \frac{c}{2 \times d} \qquad (\text{式 3-1-14})$$

将式 3-1-14 代入到式 3-1-13 中,即得到取样容积深度 d 下的最大 PW 测量流速:

$$V(max) = \frac{c^2}{8 \times d \times \cos(\theta) \times f_c} \qquad (\text{式 3-1-15})$$

从式 3-1-8 可以总结出一些结论:①深度越深,PW(非高脉冲重复频率)能够测量的最大流速越小;②发射波形中心频率越低,同样深度下,PW(非高脉冲重复频率)能够测量的最大流速越大;③超声波传播速度越快,同样深度下,PW(非高脉冲重复频率)能够测量的最大流速越大。

脉冲波多普勒系统产生的并不是单一频率的声波,因为超声波波束只持续一段时间,每个声波脉冲都包含带宽内的一系列频率分量。短脉冲会产生宽的频谱分布。多个频率分量会导致不同的多普勒频移和信噪比的降低。通过增加脉冲持续时间来减少带宽,可提高对慢速血流的探测能力和速度分辨率,而增加脉冲持续时间会同时降低多普勒信号检测空间分辨率,因此脉冲的持续时间至少需要 4 个周期,但是又不能太长。频谱分布存在两个问题:一是声波在组织传播的过程中,高频信号衰减更快引起频谱失真,会导致多普勒频移估计误差;二是对于深度较深时,由于超声波传播时间的限制,PRF 不能做到很高,也就是流速量程会受到限制(式 3-1-15),这种问题就需要下一节的高脉冲

重复频率来解决。

五、高脉冲重复频率多普勒血流测量

脉冲多普勒能测量的多普勒频移信号的范围 F_{dMAX} 为 PRF 的二分之一。F_{dMAX} 称为最大多普勒频移检测频率,大于这个频率的多普勒频移信号,在 PW 频谱结果上会出现波形折返现象,即表现为混叠(图 3-1-18)。假设蓝色的正弦波为多普勒频移信号,黑色的圆点表示 PW 发射脉冲采样,可以看到 A 中 PRF 采样频率较高时($PRF/2 > f_D$),能够非常好地采样描绘多普勒频移信号;当图 B 中 PRF 采样频率的一半刚好等于多普勒频移时($PRF/2 = f_D$),也能够勉强将多普勒频移信号描绘出来;而在图 C 中 $PRF/2 < f_D$ 的情况时,PRF 采样采集到的多普勒频移就变成一个远低于实际频率的信号了,这时就发生了采样混叠失真。

对于多普勒频移信号,实际上在脉冲多普勒模式下,相当于是以 PRF 为采样频率去采集真实的多普勒频移信号,那么根据采样定理,大于二分之一采样率的信号,采样之后都会被折返到正负二分之一采样率之内。对于 PW 脉冲多普勒频移采样来说(图 3-1-19),真实多普勒频移信号经过 PW 脉冲采样之后,大于 $PRF/2$ 或者小于 $-PRF/2$ 的多普勒频移都会被映射折返到 $-PRF/2 \sim PRF/2$ 之内。

假设 PRF 为 6kHz,入射角为 60°,发射声波频率为 5MHz,根据式 3-1-10 和式 3-1-11 可得:

$$V = \frac{f_D \times c}{2f \times \cos\theta}$$

$$V = 92.4cm/s$$

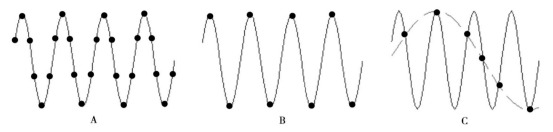

图 3-1-18　不同 PRF 下多普勒信号采样结果

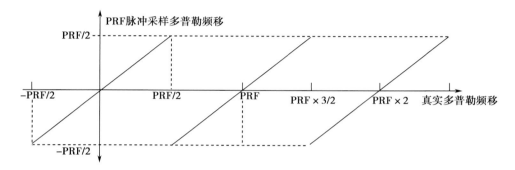

图 3-1-19　脉冲多普勒采样的多普勒频移的映射关系

如果发射声波频率为 2.5MHz,则 V = 184.8cm/s;如果入射角为 0°,则 V = 46.2cm/s。

若想提高可检测最大速度,在角度和发射声波频率给定的情况下,需提高 PRF(过低的发射频率会使时间分辨率降低,同时增大频谱噪声),而提高 PRF 会减少最大采样深度,在 PRF 为 6KHz 情况下,D_{MAX} 为 12.8cm。按照常规方法,对于较深处组织,无法通过增加 PRF 来提高最大可探测速度。

基于上述原因,高脉冲重复频率(high pulse repetition frequency, HPRF)多普勒测量方法被提出。这种方法的基本思想是在回波脉冲到达之前再次发射脉冲波以提高 PRF,从而提高了最大可探测速度。这种方式发射时序见图 3-1-20,对于较深部的组织探测,声波需要在 T_0(第一次)时刻发出,而在 t_1 时刻收回;在 T_1(第二次)时刻发射的声波,在一个较浅的组织反射后也在 t_1 收回,这里($t_1 >$ T_1)。所以以 t_1 时刻的回波实际上是 T_0 发射的超声波经过 Delay0 时间后返回到探头的回波,和 T_1 时刻发射的超声波经过 Delay1 时间后返回到探头的回波的叠加。其中 T_1 到 t_1 的时间段(Delay0)内超声波传播的距离,即为虚拟取样门到探头表面的距离。而 T_0 到 t_1 的时间段(Delay1)内超声波传播的距离,即为实际取样门到探头表面的距离。

实际取样门第一次发射的回波信号在虚拟取样门的位置和第二次发射的回波信号重合,因此以每次脉冲发射之后虚拟取样门位置作为回波信号接收时间窗接收数据,会将虚拟取样门的回波数据和实际取样门数据糅合在一起(图 3-1-21)。这样回波信号实际上是两个不同取样容积回波信号的叠加,最后利用回波检测出的多普勒频移也是这两个取样门多普勒频谱信号的综合结果。但是观测目标实际上是较深位置的血流信号,所以应该尽量

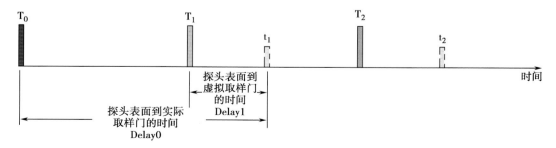

图 3-1-20　脉冲多普勒 HPRF 模式下发射和接收时序示意图

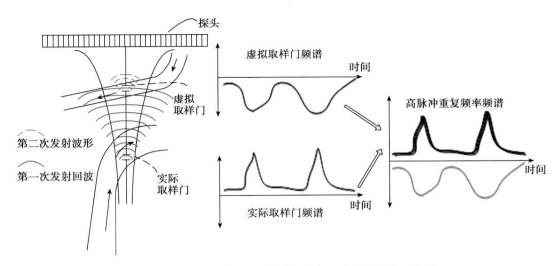

图 3-1-21 HPRF 虚拟取样门和实际取样门频谱糅合示意图

将较浅位置的虚拟取样采样容积放置在一个波动较小、比较平稳的组织上。虚拟取样处的回波越平稳(没有运动组织和血流),最终得到的频谱越能代表较深处采样容积的血流频谱。

六、回顾与展望

20 世纪 50~60 年代连续波超声多普勒技术成功应用于临床。连续波多普勒技术具有较高信噪比与速度分辨率,能有效检测高速血流的速度,在心功能检测方面有较大的价值,但是由于接收回波是沿超声束不同深度血流和组织的回波叠加,在最终的多普勒频移频谱图像上并不能对它们进行区分,因此不能进行深度定位测量,这限制了它的使用。

脉冲多普勒系统是为克服连续波多普勒系统的缺点而发展起来的,其将多普勒技术与脉冲回波技术结合在一起,可以得到选定距离内的多普勒信息。脉冲多普勒可检测心脏或大血管内的流动信号,并消除附近其他血管或运动结构的掩蔽效应。该方法受奈奎斯特采样定理限制,其最大可测深度与最大可测速度互相制约,测量的深度越深,可测的血液速度范围越小,所以主要用于相对低速血流的准确定位测量。为了测得高速血流,工程师引入了高脉冲重复频率多普勒技术。高脉冲重复频率多普勒技术虽然能够突破探测深度和量程的矛盾,但是其实际频谱图像是虚拟取样容积的多普勒频移信号和实际取样容积的多普勒频移信号叠加糅合在一起的结果,所以应用会受一些限制。

为提高多普勒测量的实时性、可靠性、稳定性,更多的新技术被应用到多普勒测量中:极速多普勒技术能在数秒内完成快速定位最高峰值流速区域,支持一幅图像同时在不同位置放置多个取样容积,然后对所有取样容积内的多普勒频移信号进行检测、计算和显示;同时也支持在仪器中缓存的多普勒血流图像中放置取样容积,然后在回放过程中观察任意一点的多普勒频谱图像,这就极大地减轻了医生对于患者检测时憋气的要求,能够快速地对待诊断部位进行多普勒定量分析和诊断。随着电子技术、计算机技术、生物技术以及临床医学日新月异的发展,将会有更多新技术应用到超声多普勒测量中。

(冯乃章)

第二节 超声多普勒血流频谱分析

红细胞在血管中流动,速度是以从血管中心开始沿半径方向逐渐变化的,导致回波信号产生一段连续的多普勒频移。分析复杂多普勒信号中各个独立多普勒频移和信号间相对关系的过程称为频谱分析。快速的频谱分析可计算血管中血流的运动特性。

常规多普勒信号处理主要有两个方面的输出结果:一个是频谱显示输出,另外一个是音频输出。其中频谱输出部分主要分为频谱分析(快速傅里叶变换)、动态范围变换及频谱后处理和频谱 DSC 显示(图 3-2-1)。

一、频谱与频谱分析

傅里叶变换将信号从时域变换到频域,是数字信号处理方法中最常用的一种方法,用于分析信号

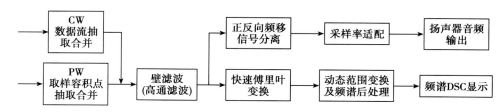

图 3-2-1 常规超声多普勒信号处理流程

所包含的各频率分量及不同频率对应的幅值。离散傅里叶变换(discrete fourier transform, DFT)实现离散时域信号到离散频域信号的转换,可对有限时间内的采样点进行频谱分析。然而由于运算量巨大,通常使用快速傅里叶变换(fast fourier transform, FFT)替换离散傅里叶变换。

在一个较短的时间间隔内,可以把超声多普勒信号看成一个近似的平稳信号。因此,短时傅里叶变换可以用于超声多普勒信号的频谱分析。其基本思想是:把信号划分成许多小的时间间隔,对于每个时间间隔,用傅里叶变换进行分析,即用窗函数对信号进行截断,然后进行快速傅里叶变换,并取模的平方作为信号的频谱密度。设为多普勒信号,为窗函数,则加窗的多普勒信号为:

$$x_w(t) = x_d(t) \times w_n(t) \qquad (式\ 3\text{-}2\text{-}1)$$

信号经过短时傅立叶变换得到的频谱功率为:

$$S_d(f, t) = \left| \int w(\tau) x_d(\tau - t) e^{-j2\pi f t} \right|$$

(式 3-2-2)

窗函数沿着时间轴不断移动(图 3-2-2),每次频谱分析得到的数据对应于频谱图上一条线的数据,用灰度来表示数据幅度的大小,数据在频率轴(也称速度方向)的位置代表其对应的频率大小。每一个频谱分析窗数据计算完便按照同样的方法继续计算下一个频谱分析窗的数据,最终得到经过谱分析后的多条谱线结果,便形成动态频谱图(图3-2-3)。谱线的分辨率与 FFT 点数有关,每次采用的点数少则频率分辨率比较低,而采用的点数太多则时间分辨率比较低,通常这个值取 64、128 或 256。

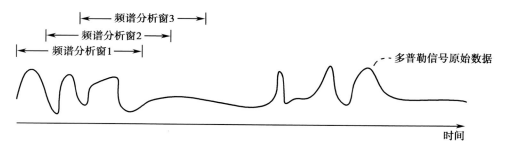

图 3-2-2 多普勒频谱原始数据逐段进行频谱分析过程示意图

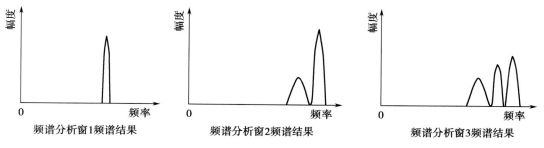

图 3-2-3 不同频谱分析窗对应频谱分析处理结果在频谱图上显示示意图

二、频谱信号的处理

在频谱分析上,通常可用频谱谱线幅值来显示

不同频率分量的大小。频谱是一个十分常用的谱分析工具,它能直接通过显示不同多普勒频移分量来显示流速信息,其各非零点表示回波信号包含对

应的速度分量。而谱线的幅值与对应运动速度的红细胞数量相关,如果流经每个观测区域的红细胞数量是相同的,那么每个频率分量显示的高度也是相同的,而如果区域 A 的红细胞数量是区域 B 的 2 倍,那么,区域 A 对应的拍频幅度就是区域 B 拍频

幅度的 2 倍。图 3-2-4 血管模型图所示为慢流速血流占主导地位的血管流速分布的横、纵切面示意图,可以看到贴近血管壁的血流部分流速最慢(区域 A);中间流速稍快一些;血管中央流速最快,但是占比最少。

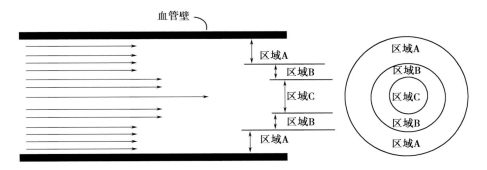

图 3-2-4 血管模型中横、纵切面的不同流速分布示意图

通常可用栓流(plug flow)来观测频率与速度之间的关系。栓流是以单一速度运动的血流。假设血管中所有红细胞以恒定的速度慢速流动,那么频谱在低频处会有一个单独的峰值,若流速变快,那么这个峰值会移动到高频处。实际情况是,血液的流速并非由各离散的速度组成,而是包含一段连续变化的速度。图 3-2-5 为图 3-2-4 中血管血流模型对应的各个区域的

多普勒信号频率和幅度图,频谱各谱线频率表示红细胞的运动速度,而谱线幅值表示对应流速的红细胞数量。频率值和幅值是血流运动速度和红细胞数量的线性映射。比如图 3-2-4 中区域 A 的面积最大但流速最慢,其对应图 3-2-5 频谱图上频率最低但能量最高的部分;图 3-2-4 中区域 C 面积最小但是流速最快,对应的图 3-2-5 频谱图上频率最高但能量最小。

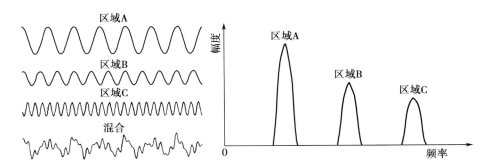

图 3-2-5 层流血管内部不同区域拍频幅值时域和频移示意图

图 3-2-6、图 3-2-7 和图 3-2-8 表示不同血流流速分布模型的血管的多普勒信号,经过频谱分析处理之后的频谱图。频谱图上的形状直接取决于不同流速的血流能量占比。

取样门相对血管的位置也直接影响多普勒信号频谱的分布。对同一血管来说,由于血管中间和血管边缘的血流速度会出现分层变化,一般来说血管中间的流速会比较高,血管边缘的流速会相对低一些;这样一来当取样门相对于血管的大小就直接决定了频谱的形状。图 3-2-9 为同一血管,在不同

取样容积下能检测到的血流频谱成分图,可以看到取样容积越小,频谱成分越单一,且取样容积越集中在血管中央处,高流速频谱成分越多。

三、频谱显示

超声多普勒血流动态谱通常为灰度显示,表示的是多普勒频移随时间变化的情况。将傅里叶变换后的频谱图的能量轴转换为灰度等级,将频率转换为距离基线(baseline)的距离,然后再根据显示区的大小做横纵的拉伸映射,即得到彩色多普勒超

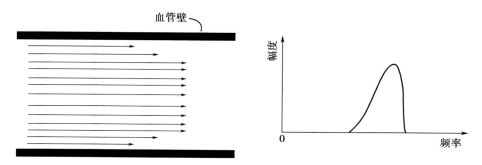

图 3-2-6 高速血流占主导的血管血流频谱

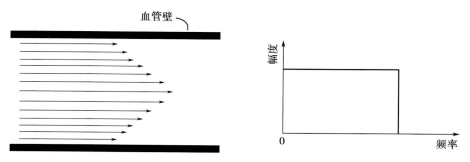

图 3-2-7 各种流速均衡的(层流模型,静脉)血管的血流频谱

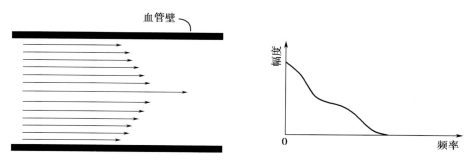

图 3-2-8 低速血流占主导的血管的血流频谱

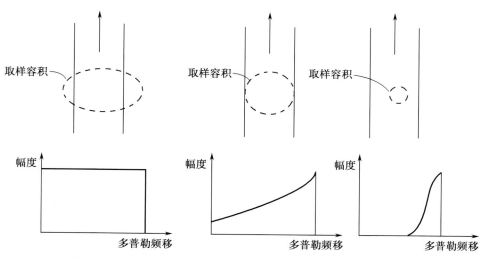

图 3-2-9 对同一血管(层流模型)不用取样容积下频谱成分变化

声上的多普勒频谱图。

一段多普勒信号经过频谱分析处理(傅里叶变换)后频谱转为彩超图像中频谱图像的一条纵向的频谱图区域示意图。其中将各个频率成分的能量转化为亮度,频率大小映射为速度。区域 A 的频谱幅度最高、能量最强,映射多普勒频谱图像中亮度最亮,但是由于其频率最低,所以最靠近基线(图 3-2-10)。

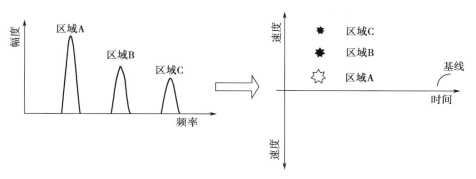

图 3-2-10 频谱分析的频谱图转换为多普勒频谱图像上的谱线示意图

频谱分析窗 1 流速较单一,频谱范围较小,所以多普勒频谱图像上非常窄;而频谱分析窗 2 中流速最高,频谱范围相对宽一些,所以频谱图像上流速最高;频谱分析窗 3 流速相对降低一些,但是频谱范围最宽,所以频谱图像上高度方向的区域也最大(图 3-2-11)。

复变化,对应于心脏的周期运动(图 3-2-12)。多普勒频谱图中中间白色的横线为多普勒频谱的基线,也就是表征速度为 0 的位置。实时显示时,当前的多普勒频谱测量结果显示在谱图的最左边,故每测量一个新值,最右边会消失一个旧值。从视觉效果上看,谱图是从左至右刷新显示的。

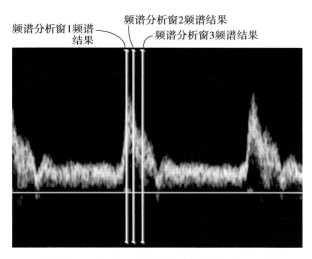

图 3-2-11 不同频谱分析窗的频谱(图 3-2-3)映射到多普勒频谱图像的范围示意图

总的来说,从频谱到多普勒频谱图像,血流多普勒信号特性得到完整保留,只是换了一种表现方式,且能够将频谱的变化在时间轴上表现出来,从而实现动态观察血流流速变化的目的。

典型的多普勒血流动态频谱,纵坐标表示多普勒频移,不同频率分量对应不同血流速度,像素亮度表示频谱幅值大小或者频谱的能量,对应于红细胞数量;横坐标表示时间,谱图表现为周期性的重

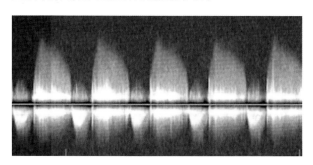

图 3-2-12 多普勒血流动态频谱图

(冯乃章)

第三节 超声多普勒检查方法

一、超声多普勒测量的参数调节

在前两节中,由式 3-1-10 我们了解到在对同一流速的血流进行探测时,发射中心频率越高,多普勒信号越明显。而且对于血液来说,其中反射超声波的散射子主要是红细胞,而红细胞的直径为 $7\mu m$ 左右,远远要小于常规彩色多普勒超声的超声波波长(约为 $0.2 \sim 0.5 mm$),所以超声波从红细胞上产生的回波主要是通过散射进行的。根据文献散射回波的强度与入射超声波频率的四次方呈正比。

因此要想在血液里产生强的回波,同时产生更加明显的多普勒频移,就应当使用更高频率的超声波发射波形。但是超声波在组织中的衰减和吸收也是和频率呈正比的,也就是说超声波频率越高,随着深度增加,衰减越明显,到达深部血管的超声波能量越弱。因此这两方面就存在一定程度的矛盾,必须根据深度不同做一些发射频率上的选择。根据文献研究记载,对于特定深度 d 的多普勒血流检测,其最近发射频率(单位 MHz)为:

$$f_c = \frac{6.5}{d \times \alpha} \qquad \text{(式 3-3-1)}$$

其中 α 为组织的超声波衰减系数,软组织中一般取 $0.5 \sim 1.0$ [单位 dB/(cm·MHz)]。

常规情况下,操作时需要经常调节的参数主要有以下几个:

(1) 发射频率:发射频率的调节应参照式 3-3-1,如果对于特定的探头不能调节到复合公式的状态,则尽量接近。

(2) 脉冲重复频率(pulse repetition frequency,PRF):对于快速的动脉血流或者心脏血流,血流流速较高,已经出现混叠时,则应当增加 PRF;当探测微小血流时,应当降低 PRF,以增加不同 PRF 时间的多普勒频移相差,从而增加多普勒信号检测的信噪比。

(3) 壁滤波:壁滤波的主要目的是滤除静止或者缓慢运动的血管壁或者其他组织信息,对于较慢速且周围没有运动组织的血管,应当尽量降低壁滤波的档位;对于流速较快且周围有运动组织的血流,应当增加壁滤波档位。

(4) 波束偏转:应当尽量降低超声波波束(取样线)和血流流向的夹角,以减少多普勒信号测量

误差。

(5) 多普勒角度(Doppler angle):应当将多普勒角度指示线调节到和血流运动方向(或者血管走向)平行。

(6) 扫描速度(sweep speed):扫描速度是指频谱在显示器上的刷新速度,过快的刷新速度在 PRF 较低时会导致频谱时间分辨率下降;因此扫描速度应当和 PRF 有一定的正向对应关系,扫描速度快,PRF 也应当在稍微高的档位上。

二、不同血流狭窄程度的动脉血管频谱表征

由频谱信号的处理可以知道,对于不同的血流运动模型的多普勒频移信号,它们的频谱会有明显不同的特征。出现狭窄病变的动脉血管,其血流动力学模型也会有明显的差异,所以反映到多普勒频谱图像上也有明显的表征。

从不同血管血流模型下的多普勒频谱图(图 3-3-1)中可以看到,在正常无狭窄血管中(图 3-3-1A),血流是层流模型,血流频谱较单一,频谱"空窗"感明显,峰值流速较低;当血管有狭窄时(图 3-3-1B),血流就会有稍许的湍流出现,频谱"空窗"感减弱,且峰值流速加快,血流频谱成分相对增加;当血管狭窄部分比较严重时(图 3-3-1C),血流的湍流非常严重,峰值流速很高,就导致频谱出现峰值流速急剧升高,频谱成分非常丰富,频谱"空窗"几乎消失。

三、混叠时的参数调节

混叠是由于最大速度超过了奈奎斯特频率,造成了频谱包络落到基准线以下的现象(图 3-3-2),

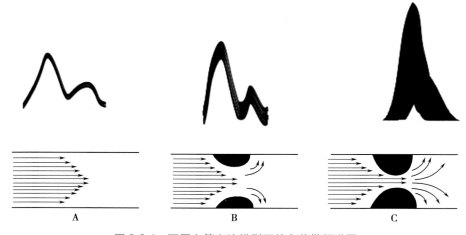

图 3-3-1 不同血管血流模型下的多普勒频谱图

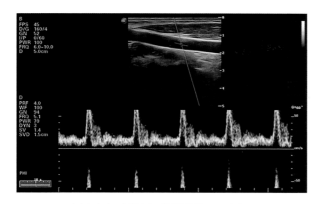

图 3-3-2 PW 频谱混叠效果示例图

这种现象称为混叠折返。

消除混叠的参数调节以下几种：①可通过增加测量速度量程档位；②调节基线（图 3-3-3）；③调节波束偏转角（steer angle）；④降低发射频率；⑤如果 PRF 无法继续增大或者发射频率无法继续降低，尝试能否将取样容积深度减小的情况下达到多普勒测量的目的；⑥切换到 HPRF 模式。

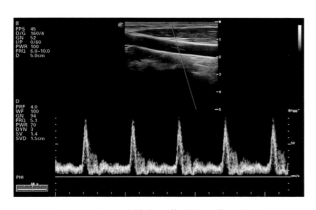

图 3-3-3 通过基线调节消除混叠示例图

四、多普勒角度和速度测量误差的关系

多普勒测量时，应当让多普勒角度指示线和血管走向平行，这样才能得到真正准确的多普勒角度。多普勒角度实际上是表征超声波声束和血管走向或者血流方向之间的夹角。

加大声束与血流的夹角可使最大可测量速度增大，但是这会使测量误差变大（图 3-3-4），若发生 5°的角度测量误差，随着角度测量角的增加，误差明显变大，因此仅在声束与血流的夹角较小的时候可通过这种方法增大最大可测量速度。

另一个频谱测量的错误是镜像，它可能是由于对弱信号进行了高增益的放大处理产生的，也可能是由于波束栅瓣引起。这使得频谱失去运动方向

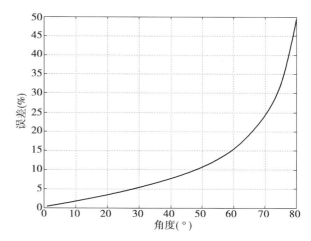

图 3-3-4 多普勒角度和速度测量误差的关系

辨别能力。一般可通过降低增益或者减少波束偏转角度等方法消除镜像频谱。

（冯乃章）

第四节 超声多普勒血流定量测定

通过实时变化的频谱图能够计算某些指数（图 3-4-1）。搏动指数（pulsatility index，PI）通常用来量化表示流阻抗，其表达式为：

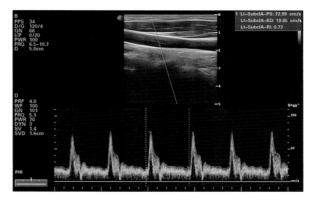

图 3-4-1 颈动脉血流频谱测量示意图

$$PI = \frac{V_{max} - V_{min}}{V_{mean}} \qquad （式 3-4-1）$$

其中，V_{max} 表示最大流速，V_{min} 表示最小流速，V_{mean} 表示平均流速。有时也用心脏收缩速度 S 和心脏舒张速度 D 代替最大流速和最小流速：

$$PI = \frac{S - D}{V_{mean}} \qquad （式 3-4-2）$$

大部分超声多普勒设备能自动计算平均速度，

用户可用光标指示最大速度和最小速度点。如果 PI 值过大,一般是由于血液流经狭窄处阻力过大产生的。搏动指数的计算不依赖血管大小和角度,其值通常是固定的,能灵敏地指示异常血流,能发现太窄和太宽的血管。

另一个常用量是阻力指数(resistive index, RI)和收缩-舒张率(systolic/diastolic ratio):

$$RI = \frac{v_{max} - v_{min}}{v_{max}} \qquad (式 3-4-3)$$

$$systolic/diastolic\ ratio = \frac{S}{D} \qquad (式 3-4-4)$$

因为不需要计算平均速度,这两个公式计算相对简单。收缩-舒张率通常用于产科脐带和胎盘的检查。子宫内的阻碍可通过测量胎盘的阻抗评估。压力梯度通常用最大速度的波形峰值估计,同时梯度值可用来计算加速度。若想得到较为精确的加速度值,傅里叶变换的时间窗要尽量短。若频谱展宽,则以最大速度归一化的平均速度或中值速度将减小。

流量是指单位时间内流经血管的血液总量,通过测量流速分布和血管截面积计算 A。流速分布可计算平均血流速度。流量表达式为:

$$Q\left(\frac{cm^3}{s}\right) = v_{mean}(cm/s) \times A(cm^2) \qquad (式 3-4-5)$$

若要精确计算流量,所有幅度分量均要用于计算平均速度。

(冯乃章)

第五节　彩色多普勒血流成像仪的工作机制

彩色超声多普勒血流成像即俗称的"彩超"是20 世纪 80 年代后期心血管超声多普勒诊断领域中的最新科技成果,其仪器构成与图 2-3-1 所示的全数字超声诊断系统相似。它将脉冲多普勒技术与二维(B 型)实时超声成像和 M 型超声心动图结合起来,在直观的二维切面实时影像上,同时显现血流方向和相对速度,提供心血管系统在时间和空间上的信息。彩色多普勒血流成像的超声数据获取处理与 B 模式相似,不同之处在于从当前波束移动到另一条波束上之前超声脉冲需要在同一方向上连续发射多次。频谱多普勒通过固定的方向(CWD)或在单一的多普勒门(PWD)来提供血流信息,彩色多普勒血流成像则是在每条超声波束上有许多多普勒门(与 PWD 门类似)并对每个门的血流剖面进行估计,检测到的血流信息被编码成彩色并叠加到二维 B 模式图像上。

因为需要在一个超声波束上进行多次发射以估计血流,为了达到足够的帧频以便进行血流动力学成像,彩色多普勒的处理通常被限制在一个小的感兴趣区域。为了达到足够实时成像的帧频,用于血流估计的典型采样数(即发射次数)限制在 5~15 之间。和通常进行 32~128 点 FFT 的频谱多普勒相比,这种血流估计的精度是有限的,因此更多的是作为血流估计的定性工具。

彩色多普勒处理流程的简图见图 3-5-1。将其进行高通滤波的目的是滤掉不动和慢速移动组织的壁滤波。由于是频率信号,就可以利用滤波器对速度进行筛选成像。滤波器有高通滤波器、带通滤波器、低通滤波器。高通滤波器主要用于显示高速运动的靶标,如心腔内的血流运动速度可以显示出来,而心肌的运动速度却不显示。低通滤波器却相反,显示低速的心肌组织运动,而不显示心腔内的血流运动信息,这就是我们常说的组织多普勒成像技术。

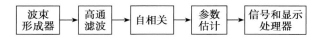

图 3-5-1　彩色多普勒处理流程

一、自相关技术

自相关算法简单说就是利用运动信号与非运动相互独立的特点,得到血流或运动组织频移信号的技术,最初是 1985 年日本电子与通讯工程研究所(Institute of Electronics and Communication Engineers of Japan)的 Chihiro Kasai 等提出来并用于实现实时彩色血流图像的。在实际应用中,首先需要估算出离散自相关函数,因为每条声束的发射次数有限,自相关函数可以通过有限求和的方式得到。

自相关技术检测的是两个信号的相位差,多普勒频移可以简化为连续发射的两个测量点之间的相位变化除以间隔时间,进而获得血流的运动速度。血流方向由相位差的符号决定,正号表示血流朝探头方向流动,负号表示血流背向探头流动。

彩色血流模式下,空间某一点的多普勒信息一般需要 6～16 个样本数据才能计算出来。也就是说,为了得到空间某一点的多普勒信息,需要先在相同扫描位置上重复发射 6～16 次超声波,而在发射结束后,通过在不同延迟时间采集得到的一组(6～16 个)样本数据就可以计算出对应空间位置的多普勒信息。如果要得到一帧图像的多普勒信息,就需要在不同扫描线位置上重复发射并接收回波信号,因此彩色血流的处理通常被限制在一个比较小的区域,而且帧频明显低于 B 模式成像。

彩色多普勒血流图需要处理的信息量远远大于多普勒频谱图。每帧图像要处理一万以上个像素。在实时显示时,要在 30 毫秒内处理分析如此多采样点的频谱十分困难,因此必须采用一种快速频谱分析的方法来代替 FFT,即自相关技术。

从电车的照片来看(图 3-5-2),电车是静止的还是运动的? 仅凭一张照片是无法确定的;如果连续拍两张照片,就可知道电车变得小了处于运动状态。如上所示同等状态下对两个以上的信息比较,不仅知道电车的静止和运动,还能知道电车运动的方向,这就叫做自相关;彩色多普勒血流成像血流信号的检出正是用这一方法。

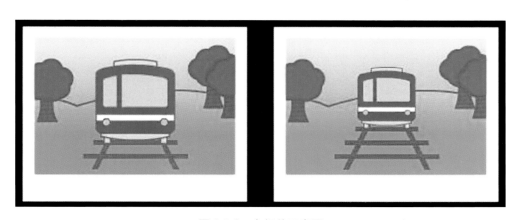

图 3-5-2 自相关示意图

同一机制,超声反复发射接收信号时,相同深度的信号变化正好对应多普勒频率的相位变化。通过这个变化就可获得速度信息(图 3-5-3)。

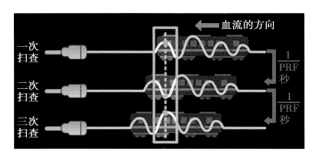

图 3-5-3 超声获取速度信息示意图

不难理解,用自相关技术获取的是平均速度。

在同一方向上,利用二次以上的发收信号,可以求得不同深度血流的平均速度;在相同方向上,发收信号的次数越多,所测流速越精确。每条线检查出的速度信息相互连接形成图像,就是彩色多普勒血流图;在同一条扫描线上要有数十次发射接收信号,才能形成一条彩色多普勒成像信息线,所以彩色多普勒成像的帧频要远小于二维灰阶成像。

二、彩色多普勒血流显示

彩色多普勒血流成像的彩色血流信息是同时叠加在 B 型黑白图像上的,这种显示方式的取样信息必须完全重合,同一个电子扫描探头用于实现彩色、黑白超声成像的声波发射和信号探测接收。

系统在接收到反射回来的超声回波信号后,在进行一系列的初步放大、去噪等处理后,分别进行黑白成像(B、M)和彩色血流处理。彩色血流处理的关键是将前后脉冲产生回波信号的时间差换算成相位差,再根据相位差与目标运动状态的关系处理成血流方向和速度结果。目前彩色多普勒血流成像系统多数采用国际照明委员会规定的由红、绿、蓝三种基本颜色构成的彩色图,其他颜色都是由这三种颜色混合而成。规定血流的方向用红和蓝表示,朝向探头的运动血流用红色,远离探头运动的血流颜色用蓝色,而湍流用绿色。正向湍流的颜色由于红、绿两种颜色的混合接近黄色,而反向湍流的颜色由于蓝、绿两种颜色的混合接近深青色。此外还规定血流的速度与红蓝两种颜色的亮度呈正比,正向速度越高,红色的亮度越亮;反向速度越高,蓝色的亮度越亮。这样,用上述规则显示了血流的方向、速度及湍流程度,为临床提供实时血流分析参考。

彩色多普勒血流成像与 PWD 都是以多普勒机制和脉冲回声技术为基础的,但它们的信号处理和显示技术各自不同。彩色多普勒血流成像直观地显示血流,对于辨别血流的湍流、了解血流在血管内分布等方面强于 PWD。但是,对血流的定量测定来说,PWD 与 CWD 却是非常有效的工具。

彩色多普勒的血流成像采用了彩色编码的方式,将通过自相关技术处理的多普勒频移信号经频率-色彩编码器转换成彩色,实时地叠加在二维的黑白图像上。彩色多普勒血流成像仪采用国际照明委员会规定的彩色图。

用红色表示正向血流,用蓝色表示反向血流,并用红色和蓝色的亮度分别表示正向流速和反向流速的大小,此外用绿色及其亮度表示血流出现湍流或发生紊乱的程度。彩色多普勒血流成像有三种输出方式。

(一) 速度方式

速度方式用于显示血流速度的大小和方向。血流速度在二维超声中表现为与扫描声线平行和垂直两个分量。在平行方向上的血流速度分量朝探头流动,用红色表示,背向探头的流动用蓝色表示,与扫描线垂直的血流速度分量无色彩显示。血流速度大小以颜色的亮度来显示,流速越快,色彩越亮;流速越慢则色彩越暗;无流动则不显色。

(二) 方差方式

在血液流动过程中,当速度超过所规定的显示范围或血流方向发生紊乱时,彩色血流图像中会出现绿色斑点,这是利用了方差显示的结果。

在彩色血流成像中,方差大小表示血流紊乱或湍流的程度,即混乱度,用绿色色调表示。湍流的速度方差值越大,绿色的亮度就越大;速度方差值越小,绿色亮度越小。

彩色多普勒血流成像利用三原色和二次色

表示血流速度的方向和湍流。如果朝向探头方向运动的红色血流出现湍流,则表现为红色为主、红黄相间的血流频谱。如果湍流速度很快,会出现色彩逆转,图面显示为以红色为主、五彩镶嵌状的血流图像。背离探头方向的蓝色血流在流速、方向改变后也会出现以蓝色为主的五彩镶嵌状图像。

(三) 功率方式

功率方式表示的是多普勒频移功率的大小,即对多普勒信号频率曲线下的面积(功率)进行彩色编码。血流速度大小及方向的色彩表达与速度方式一致,色彩亮度则表示功率的大小,功率越大,色彩亮度越大;功率越小,亮度越暗。

三、彩色多普勒能量图

彩色多普勒能量图(color Doppler energy,CDE)是一种高灵敏度的彩色超声成像模式,它是以多普勒能量积分为基础的超声成像技术,彩色信号的色彩和亮度代表着多普勒信号能量的大小,与红细胞的数量、血流速度等因素有关。

CDE 以能量作为显示参数,使得信号中的随机噪声被作为单一背景被显示,提高了对血流的灵敏度和信噪比,一般认为其动态范围相比 CDFI 可以提升 $10 \sim 15$ dB;在 CDFI 中,当被测血流信号的频偏大于 1/2 PRF 时 CDFI 就会发生信号混叠,当显示的频率超过奈奎斯特(Nyquist)极限时,图像的色彩会发生倒转。CDE 是能量积分,不会发生信号混叠;对探测角度的依赖也较小,特别是对平均速度为零的血流也能成像。在含有丰富小血管的高灌注组织区域中,其中的血细胞运动朝向四周方向平均速度测量可能为零,传统的 CFDI 就没有血流信号显示;但是这种区域内的多普勒能量一定不是零,可以通过 CDE 显示器官组织血流灌注的彩色成像。当然,不能显示血流方向也是其不足的地方。

四、方向能量图

方向能量图又叫彩色多普勒速度能量图(convergent color Doppler,CCD),是 CDFI 和 CDE 两者优点的结合,既拥有 CDE 对低速血流的灵敏度,又兼顾了 CDFI 的血流方向性。

在彩色多普勒超声成像系统中,多普勒信号是以综合的方式获得的,根据提取信息的不同产生不同的显示模式,CDFI 提取的是平均速度信息,CDE 提取的是能量信息,CCD 则同时提取多普勒信号中能量和平均速度的信息,两种数据同时被采集,然后进行处理和显示。在信号较弱时,CCD 显示的主要是能量信息,当信号逐步增强时,在具有能量信息的同时,开始彩色编码平均流速的信息。CCD 具有三种可选的彩色后处理图谱显示血流,每一种均具有不同的含义:①方向性能量图:使用彩色束编码能量的信息,朝向探头和背离探头的多普勒能量信息以不同的颜色进行编码;②栅栏图:提供一个边界或栅栏,在此标准线以下是能量的信息被编码,在栅栏以上则将方向的信息和平均流速的信息进行彩色编码;③轮廓图:开始为低水平的多普勒信号编码成能量的信息,继而当信号逐步增强时,则逐渐过渡到能量和平均速度的彩色编码。在这个后处理图谱中,最亮的彩色是高平均流速和高能量联合,彩色色度的增加与血流量的增加呈正比。

五、彩色组织多普勒成像

组织多普勒成像(tissue Doppler imaging,TDI)显示的是组织运动的彩色图像,如心肌组织在心脏跳动过程中的周期性运动,其成像机制和处理过程与 CDFI 几乎相同。其主要的不同之处在于血流的速度通常较大,从每秒数十厘米到每秒数米;组织运动的速度较低,如正常心肌收缩的速度为 6 ~ 24cm/s。在具体的信号处理过程中,CDFI 是采用高通滤波器将运动速度较低的组织信息滤掉,保留血流信息;TDI 则相反,采用低通滤波器将运动速度较高的血流信息滤掉,保留较低的运动速度,再按彩色多普勒血流成像相同的彩色编码规则进行彩色显示。

(杨金耀 姚克纯)

第六节 多普勒超声仪控制面板的操作和调节

一、频谱多普勒

(一)脉冲多普勒显示

1. 按 Doppler 控制键,显示屏上出现多普勒显示方式。

2. 用轨迹球移动取样线和取样门至二维图像上所要求获得多普勒信号的位置。

3. 按更新(update)控制键,即可在二维和多普勒两种显示模式之间选择。

(二)静态连续多普勒显示

1. 确定仪器装有连续波形探头。

2. 按探头扫描(scanhead)键,用轨迹球选定笔式探头。选定探头和组织特征预置后,仪器将自动开始静态连续多普勒显示。

3. 欲退出静态连续多普勒显示,选择另外一个探头即可。

(三)多普勒频谱调节

1. **脉冲多普勒取样门深度** 在多普勒成像过程中,可根据需要用轨迹球移动取样门深度标记和取样线。取样门标记随深度改变而改变,移动取样门标记时,多普勒显示停止更新。完成取样门定位后多普勒图像将自动更新显示。

2. **多普勒增益** 旋转 DPGAIN 钮即可改变多普勒总增益。

3. **脉冲多普勒取样门大小** 在脉冲多普勒中,沿超声束有一特定宽度或长度被取样,称为取样门(sample volume 或 gate size)。取样门控制显示速度所在的位置,取样门越小,所测速度越准确。取样门位于超声束取样门深度上,其值以厘米表示显示在图像注释区的右侧。操作者可改变取样门宽的位置和大小,用轨迹球改变取样门位置。SV SIZE 控制键改变取样门大小,当取样门标记移至血管腔外时不能获得多普勒数据。

4. **壁滤波** 用于多普勒、彩色和能量成像中消除血管壁或心脏壁运动的低频而高强度的噪音。能消除心脏壁活动可闻及的巨大噪音,又能敏感保留基线附近的灰阶信息的壁滤波(filter)是最理想的。filter 控制键用于改变壁滤波值,设置分为低、中、高。最大滤波设置在彩色和能量成像中可获得。提取多普勒信号,滤除血管移动等引起的额外噪声,提高信噪比。滤波设置为 125Hz 适用于血管、250Hz 适用于大血管、500 ~ 1000Hz 适用于心脏。

按 filter 键,增加或减少壁滤波。显示屏上壁滤波值也随之改变。

5. **多普勒显示的标尺单位选择及标尺调节** 按 SCALE 控制键,增加或降低多普勒显示比例。

6. **选择多普勒显示的灰阶图像** 多普勒灰阶图可通过 Doppler gray maps 子菜单或通过"下标

键"加"Dop Maps"改变。灰阶图的选择取决于个人的偏好。在每一种应用中,所选择的多普勒灰阶图将优化显示多普勒数据,一般仪器有五种灰阶图可供选择。

在多普勒灰阶图子 MENU 上,用轨迹球把光标移至要选择的灰阶图上:map1～maps5。

map1 将产生一种色泽鲜艳的、明暗差别强烈的流速曲线图。应在低信噪比流速曲线显示或通过降低背景回声增强低弱信号的流速曲线显示中使用,应用于心脏或外周血管研究中低弱信号状态。

maps2 广泛使用于外周血管、腹部多普勒、心脏及其他涡流。此图产生一种具有亮白色和少许背景回声的黑色背景。

maps3 相对于 maps2 增加了背景灰阶影。流速曲线以一种较长标尺对比度和较宽的灰阶图范围显示更柔和。此图适用于外周血管或腹部。

maps4 相对于 maps3 和 maps5 降低了背景灰阶。

maps5 提供较宽的灰阶标尺范围和对比度。特别适用于心脏或速度/频率差异较大的湍流信号显示。

7. 调节多普勒功率输出　多普勒实时动态时,按 output 控制键可增加或减少仪器多普勒功率输出。

8. 多普勒扫描速度调节　扫描速度(sweep speed):控制多普勒频谱速度在屏幕上的显示时间。按 select 键改变扫描速度,共有三种扫描速度供选择:慢、中、快。连续按 select 键选定一种扫描速度。

9. 多普勒反转调节　按反转(invert)键,即可使多普勒显示反转,同时多普勒显示比例也将改变。超声医师应该熟悉这些变化并要了解其对多普勒的值,多普勒显示的正或负所产生的影响。再按 invert 键,多普勒显示恢复正常。

10. 多普勒基线的调节　按 baseline 键,基线上移或下移。基线调节是多普勒速度为零的一条直线。通常,基线以上信号为朝向探头,基线以下信号为背向探头,按 invert 翻转键,可进行翻转,如果有混叠现象,调节基线或标尺。

11. 多普勒显示格式的选择　①按 menu 中的 Doppler 键;②用轨迹球将光标移至 Doppler menu 上显示(display)处;③按 select,直至所要选择的显示格式出现于 menu 中,共有三种选择,即小、中、大;④操作者选择的显示格式将用于多普勒图像的显示;⑤用轨迹球将光标移至 close 关闭。

12. 倾斜角度的调节　仅限于线阵探头。其多普勒彩色和能量成像与其他探头有所不同,超声束的指向对于获得很有意义的图像是非常必要的。为适应这种情况,多普勒声束的方向可进行调节。倾斜(steer)控制键允许在探头依赖性的多种可能设置中调节指定声束角度。线阵探头的超声束与倾斜角度校正控制无关。按住 steer 键可改变线阵多普勒成像的倾斜角度。

13. 取样门角度校正的调节　角度校正(angle)调节多普勒标尺计算余弦角(多普勒角度)。当多普勒标记活动时的任何时候这种控制均可被激活,其范围是−70°～+70°,间距2°。通过选择不同的成像窗口可建立血流方向和检查声束间可接收的夹角。角度校正可校正取样线和血流方向不平行所导致的误差。不同的患者或用不同的仪器来进行检查,一定要用相同的角度校正设置值。使用 ang cor 控制键进行多普勒角度校正。

14. 多普勒回放　①多普勒成像过程中,按 freeze 冻结键;②用轨迹球回放多普勒序列:向左旋转轨迹球,频谱右移,显示以前的多普勒信息,向右转轨迹球,频谱左移,显示新近的多普勒信息;③在双功模式中欲选择回放二维与多普勒图像时,按 select 键,显示轨迹球 menu。用轨迹球选定其功能:二维电影回放和多普勒回放。再分别按二维回放和多普勒回放方法进行显示。

15. 速度量程(velocity scale、PRF 或 velocity range)　其实它是在调节脉冲重复频率,以确定最大显示血流速度 PRF/2。此键针对所检查器官的血流速度范围做相应调整,保证血流的最佳充盈状态。增加标尺以探测高速血流,避免产生混叠,降低标尺以探测低速血流,易于分析。

16. 伪彩的运用　在多普勒信号微弱时,如增加增益,噪音信号背景较强,不利于观察血流信息,这时可打开较亮的伪彩,降低增益,抑制噪音背景。这时微弱血流信号清晰可见。

二、彩色血流成像及彩色能量成像

在彩色血流成像中,彩色与速度和方向有关,而能量成像中,彩色与血细胞固有的动力和能量有关,此信息被用于在二维灰阶显示上叠加彩色图像。彩色血流成像提供有关血流方向、速度、性质和时相等信息,有助于定位紊乱的血流,还有助于放置脉冲多普勒频谱分析的取样门。能量成像在比多普勒和彩色脉冲重复频率低的范围内生效,因此对于血细胞运动更敏感。彩色能量成像可用于显示一定组织血管床的类血流灌注。

（一）二维彩色图像及彩色能量图的获取

1. 按彩色或能量控制键,键旁的指示灯亮,随之彩色或能量取样框出现在二维图像上。

2. 用轨迹球和 select 键来移动取样框的位置和调节其大小。

3. 再按一次彩色和能量图键,关闭彩色或能量图像。

（二）二维彩色图像及彩色能量图的调节

1. 二维彩色及能量取样框的位置与大小的调节 取样框大小表示显示的彩色血流成像范围。按 select 键选择彩色或能量图取样框位置和大小。

用轨迹球建立所需要的彩色和能量图取样框位置与大小,取样框的高度和宽度均可以用轨迹球来调节。调节时,尽量使之和采样组织或血管大小接近（太大降低彩色帧频）,以取得满意的血流显示效果。

2. 彩色及能量图声能输出调节 按 output 控制键增加或减少声能输出。

3. 二维彩色及能量增益调节 旋转 col gain 钮即可改变二维彩色或能量图取样框的总增益（TGC 控制钮不直接影响二维彩色图像增益）。用于改变彩色多普勒信号输出的幅度,主要表现为彩色图像总体显示亮度的变化。增益大小会明显影响血流显示,增益过高时会出现彩色多普勒血流外溢和彩色干扰（图 3-6-1）。彩色增益设置过低,则彩色血流信号显示困难。正确的调节方法是先将增益调大,再慢慢减低,直至血管内彩色充填完整而无溢出。

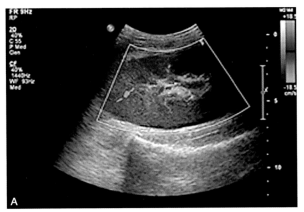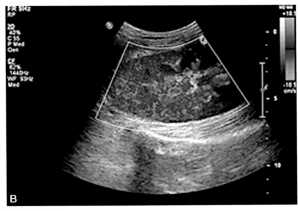

图 3-6-1 彩色多普勒增益调节

A. 彩色增益 40%,肾实质见稀疏血流信号;B. 增大彩色增益至 62%,血流信号增多外溢

4. 彩色及能量图的反转调节 按 invert 控制键,即可在代表血流方向是否朝向探头的两种主色彩间进行转换或控制能量图色标。图像右侧的彩色标尺反映彩色编码的变化。彩色反转是将彩阶的红色和蓝色相对于基线进行上下反转,此时朝向探头方向的血流显示为蓝色,而远离探头的血流信号显示为红色（图 3-6-2）。应当指出的是,此时仅是将血管内血流颜色发生变化,并不代表血流方向发生了变化。

5. 二维彩色及能量图壁滤波的调节 按 filter 键,增加或减少壁滤波,显示屏上壁滤波值也随之改变。共有低、中、高三种设定。彩色血流显示时

壁滤波的作用是抑制低频率、高振幅的噪声信号,但也可将低速的血流信号滤掉,因此显示低速血流信号时,应将壁滤波设置在较低水平。通常设定壁滤波的频率为 50~100Hz。如果壁滤波设置过低,彩色会出现外溢。壁滤波设置过高,则速度范围调整过大,则会造成彩色血流显示不良。为了显示低速血流必须适当减小速度范围,使其符合被检测血流速度,这样彩色血流可显示最佳。

6. 二维彩色及能量标尺调节 按 scale 键,加大或减少彩色或能量显示标尺范围。nyquist 值、帧频和脉冲重复频率将随二维彩色速度范围或能量的变化而变化。

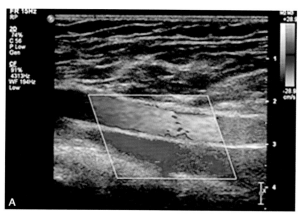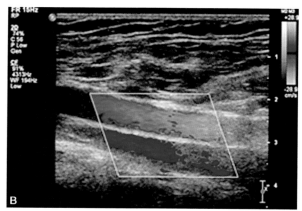

图 3-6-2 彩色反转声像图

A.股动脉蓝色血流,股总静脉红色血流;B.彩色反转后,股动脉红色血流,股总静脉蓝色血流

7. 彩色及能量优先阈值的调节 彩色优先权(priority):二维图像与彩色多普勒图像均衡方案的调节。增加 priority,彩色多普勒信息增多,二维信息减少;减小 priority,彩色多普勒信息减少,二维信息增多。在彩色不充盈时,可增加 priority。显示微小血流时,此设置值要高。

在彩色或能量成像中,灰阶标尺上彩色对黑白回声优先显示,阈值决定了在其上二维回声幅度将被系统显示为灰阶阴影。如果图像中特定的回声密度没有超过此阈值,则将指定此点为彩色值或彩色能量值;升高比例将在明亮的回声部分显示彩色。此阈值有助于控制二维图像上不需要的彩色,并有助于确定血管壁内的颜色。

按 priority 键,可提高或降低回声幅度阈值,优先选择标志将随之改变显示彩色或能量/灰阶标尺阈值。

8. 二维彩色及能量图灵敏度的调节 ①按 MENU 中彩色键或能量键;②用轨迹球移光标至 sensitive 处;③按 select 键,改变灵敏度设定:低、中、高和最高;④连续按 select 键,直至所需的灵敏度设定出现;⑤轨迹球移光标至 close 处关闭。

9. 动态活动分辨的调节 动态活动分辨(DMD)是彩色和能量成像中的一种活动伪像抑制特性,与壁滤波接近。壁滤波仅被设置为滤过特定频率范围内伴有组织壁运动信息的速度信号。DMD 在进行任何滤过之前先测量进入信号,然后适应性滤过反射组织壁运动的频率信号使血流得到良好显示。

其调节方法为①按 MENU 中彩色或能量键;②用轨迹球移光标至 DMD 处;③按 select 键,直至所需的设定出现,共有两种设定:开或闭。

10. 彩色或能量图余辉(persistence)水平的调节 余辉能平均彩色或能量帧频,使高速血流或高速能量维持在二维图像上。余辉能更好地探测短暂性射流,为判断有无血流提供良好基础,并能产生更鲜明的血管轮廓。

按 select 键,显示彩色或能量余辉子 MENU。用轨迹球选择彩色或能量余辉水平,即用于对彩色或能量取样框内某一稳定点进行彩色或能量数据分析,并获得其峰值速度所需的时间。共设关闭、低、中、高和最高。

11. 彩色标尺基线的调节 按 baseline 键,升高或降低彩色标尺上的基线位置,并改变基线上下的彩色值。彩色多普勒基线位于彩阶的红蓝之间,一般位于中间。上下移动彩色多普勒的基线,上下两侧红蓝色彩长度会发生变化。基线调节是为了增加单侧血流显示的最高流速值,借以消除或减轻色彩倒错,使彩色多普勒更准确地反映血流状态。

12. 能量标尺的调节 按 scale 键,加大或降低能量显示范围。帧频和 PRF 将随之而变化。

13. 二维彩色及能量图像的线密度调节 利用彩色或能量 MENU 中的线密度,可调节二维/彩色或二维/能量的线密度比值。共有四种设置具有探头依赖性:①设置 A:即低的二维线密度和低的彩色或能量线密度;②设置 B:即高的二维线密度和低的彩色或能量线密度;③设置 C:即低的二维线密度和高的彩色或能量线密度;④设置 D:即高的二维线密度和高的彩色或能量线密度。选择线密度设置时,应综合考虑彩色叠加范围、二维扇扫宽度以及帧频率。

14. 二维彩色显示模式的选择 ①按 MENU 中彩色或能量键;②用轨迹球移光标至 mode 处;③按 select 键,直至显示需要的模式,通常有单纯速度模式、速度方差模式、加速度模式及能量模式等;④用轨迹球移光标至 close 处;⑤按 select 键,关闭彩色 menu。

15. 彩色标尺单位的选择 ①按 MENU 中彩色键;②用轨迹球移光标至 units 处;③按 select 键来循环显示彩色标尺单位,通常有速度和频率两种设置;④选定一种单位后,有轨迹球移光标至 close 处;⑤按 select 键,关闭彩色 menu。

16. 彩色图形及能量图形的选择 彩色标尺模式位于图像的一侧,用彩色描绘血流速度图形。在彩色标尺的每一端均有速度或频率单位的数据,该数据指示 Nyquist 极限。scale 控制键用于改变彩色重复频率及所差速度或频率的显示范围。在彩色 MENU 中 units 选择切换显示速度和频率单位,此外,要注意由黑区或基线分割的彩色标尺。基线代表被壁滤波滤过的速度范围并且随着彩色壁滤波设定的改变而变化:基线以上的彩色通常代表朝向探头的血流,而基线以下的彩色代表背离探头的血流。

能量成像彩色标尺用色彩描绘能量图形,色彩可通过选择不同图形而改变,其彩色标尺从顶端到底端是连续的。能量成像注重血流的能量而不是方向。

17. 使用三同步功能显示模式 ①二维成像时按彩色控制键,彩色成像开始;②按频谱控制键,多普勒显示;③按 Doppler MENU 控制键,出现 Doppler MENU;④用轨迹球按亮二维 update;⑤按 select 控制键;⑥按亮 simul;⑦再按 select 键;⑧选择 close 或按 Doppler MENU 键移除 MENU,三同步功能显示模式开始。

18. 能量图背景的选择 背景能关闭能量叠加中的彩色背景,由此可观察能量叠加中的灰阶信息。对于每一像素,要么显示灰阶信息,要么显示能量信息,这种显示状态可能产生边缘伪像或闪烁伪像。混合(blend)设置可在能量信息和灰阶信息之间产生平滑过渡,从而降低边缘或闪烁伪像。当选择 blend 为背景时,灰阶和色度将联合产生像素。能量数据的显示有赖于优先权(priority)控制设置,其显示结果是血管边缘混合到灰阶组织周围,这种

混合增强了灰阶彩色过渡图像的视觉稳定性。blend 可在特定临床应用中增强小血管的空间分辨率,可改善图像质量并有助于解剖定位。

19. 能量图显示模式的调节 从能量 MENU 键中可获得显示条目,能通过特殊滤波选择提供边缘增强功能。通常有正常(Nrm)、地势图(Topo)和高分辨率(Res)三种设置。Nrm 设置产生一种能和背景特征一起应用的能量显示:混合(blend)、浅色(tint)和单色(solid)。Topo 设置产生一种能增强小血管视图和能量显示,尤其适合观察器官小血管,如肾脏;对能量图上呈垂直方位的血管效果尤佳;当选择 Topo 时,能量背景将关闭。Res 设置产生一种增强小血管分辨率的能量显示,类似于 Topo。

20. 彩色叠加 彩色叠加(color persistence)是把一段时间内的彩色多普勒信息叠加到现有帧上显示更多的信息。高设置会使血流较为充盈,将其关掉,可显示真实信息,尤其在心脏的扫查中,此设置要低。

21. 彩色血流编码图 选择不同的彩色标尺图,以取得不同流速下满意的血流显示效果。

22. 多普勒工作频率 低频通常可得到更好的多普勒和彩色充盈度,并会产生更少的彩色多普勒伪像。

23. 影响彩色灵敏度的调节因素 彩色增益(color gain)、输出功率(output)、脉冲重复频率(PRF)、聚焦(focus)。

24. 提高彩色多普勒对慢速血流成像的能力 降低彩色速度范围(PRF)(1500Hz 或更少)、降低彩色壁滤波(50Hz 或更少)、提高彩色灵敏度(线密度)、提高彩色优先权。

25. 提高彩色多普勒帧频的方法 减小扫描深度、减小彩色取样框、降低彩色灵敏度(扫描线密度)、增加 PRF、应用高帧频彩色处理、应用可变 2D 帧频。

26. 消除混叠的方法 减小深度、PRF 增加、增大 scale 标尺、改变基线位置、降低探头频率、连续多普勒(CW)。

(姚克纯 刘荣桂)

参 考 文 献

1. 冯诺,姚锦钟. 超声手册. 南京:南京大学出版社, 1999.

2. Hedrick WR，Hykes DL，Starchman DE. Ultrasound Physics and Instrumentation. 4th ed. St. Louis，MO：Elsevier Mosby，2005.

3. 万明习，宗瑜瑾. 生物医学超声学. 北京：科学出版社，2010.

4. 伍于添. 医学超声设备原理·设计·应用. 北京：科学技术文献出版社，2012.

5. 曹铁生，段云友. 多普勒超声诊断学. 北京：人民卫生出版社，2004.

6. Jetfrey RB，Ralls PW. Doppler and Power Doppler Sonography：A Teaching File. Philadelphia：Lippincott Raven，1998.

7. Weyman E. Principles and Practice of Echocardiography. 2nd ed. Philadelphia：Lea and Febiger，1994.

8. Otto CM. Textbook of Clinical Echocardiography. 2nd ed. Philadelphia：W. B. Saunders Company，2000.

9. McGahan JP，Goldberg BB. Diognostic Ultrasound. Philadelphia：Lippincott Raven，1998.

第四章　超声探头

第一节　医学超声探头的结构和工作机制

医学超声探头(probe)是医学超声波诊断设备的关键部件之一,它和波束形成器、后处理和显示系统一起构成超声波诊断系统的主要部分。医学超声探头的作用是在系统的激励下产生超声波,超声波在进入人体以后,因人体组织声阻抗的不同而产生反射超声波,这些带有人体信息的反射波被探头接收,转化成电信号传给系统,用于后处理和显示。可见,超声探头是超声波的发生和接收器件,也就是电-声转换和声-电转换器件,它的核心部分是压电超声换能器(transducer)。换能器把一种能量形式转化成另一种能量形式,超声换能器把电能转化成超声能,反之亦然:即,加在换能器上的电压,产生超声波,这是超声波的发射过程;反过来,超声波传播至换能器产生电压,这是超声波的接收过程。这和电喇叭把电信号转化成可听声,麦克风把可听声转化成电信号类似。

一、超声探头工作的基本机制

压电材料及压电效应

压电现象是居里兄弟(Jean-Jacques Curie)100多年前研究石英时发现的。研究发现,材料物质中电荷和所受到的机械压有成比例的积累(极化),并能通过电压的形式表现。不久之后其反向效应也得到了证实。

超声探头的工作机制以压电材料(piezoelectric material)为基础,超声主机系统控制探头将高频电能转换为超声机械能向外辐射,并接收超声回波将声能转换为电能。这种声电可逆转换器件为压电元件。常用的压电元件是压电陶瓷片。其他压电材料包括复合材料和单晶材料。压电材料的种类通常包括有:①普通压电材料:如锆钛酸铅(lead zirconate titanate,PZT)、铌镁-锆-钛酸铅,钛酸钡、偏铌酸铅等;②高分子聚合压电材料:如聚偏二氟乙烯;③复合压电材料:如聚偏二氟乙烯+锆钛酸铅复合(PVDF+PZT);④单晶压电材料:如石英、磷酸二氢铵、酒石酸钾钠、铌酸钾等。其中PZT是使用最广泛的压电陶瓷材料之一。

由受力变形而产生电的效应,称为压电效应(piezoelectric effect);由电产生变形的效应称为逆压电效应(converse piezoelectric effect)。

利用逆压电效应,在压电元件上加电信号,压电元件随着电信号极性的变化,不断压缩膨胀,这种振动产生声波,其频率取决于电信号频率,如果在超声频段,即产生超声波。发射超声波利用了逆压电效应。

利用压电效应,超声波传播至压电元件,压电元件不断地被压缩和膨胀,就产生不断变化的电信号,这就是超声波的接收。接收超声波利用了压电效应。

医学超声探头的压电元件广泛采用的是多晶陶瓷材料,压电陶瓷较脆,因此探头保养中包括避免磕碰、跌落。压电多晶陶瓷的压电性不是天然的,是在高温条件下加强电场极化,然后慢慢冷却而成的,它在某个特定的温度以上,压电性能会消失,这个温度称为该压电材料的居里温度。正常情况下,压电陶瓷也会随着温度等条件的变化、时间的推移,其压电性能逐渐减弱,这就是探头的老化现象。因此,探头保养中也包括避免高温,在扫查患者的间隙让超声诊断系统处于冻结状态,此时,探头不工作,可延缓其老化过程。

在医学探头压电材料中,应用最广泛的是压电陶瓷PZT,除此之外,还有钛酸钡($BaTiO_3$)等压电多晶陶瓷、石英(SiO_2)等压电单晶材料、聚偏二氟乙烯(PVDF)等压电高分子聚合物,近年来,复合压电材料的应用也逐渐增多。

压电材料的特性为压电效应:当压电材料被施加机械振动压力时产生响应电压变化,反之当压电材料被施加电压时产生响应机械变形(振动)。此物理现象称为压电效应响应。压电材料是正、逆向压电效应可逆。超声发射和接收情况下的压电效应响应见图4-1-1。

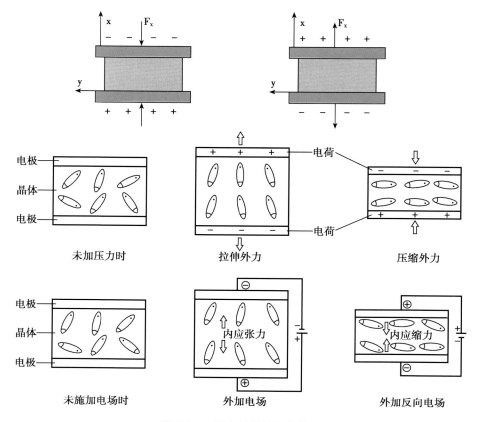

图 4-1-1 压电材料的压电效应

在接收时为正向压电效应,压电材料在机械振动压力下产生响应电压场。在压电材料受到的机械振动压力→两电极产生电场(极化)即压力→形变→晶格电偶极矩变化→电荷积累→电场。具体可以描述为当压电材料受到 z 方向的压力 F_z 作用,压电材料将产生厚度变形,并发生极化现象。在压电材料的线性弹性范围内,在 z 方向所产生的电荷 Q_z 与作用力 F_z 呈正比:

$$Q_z = \zeta \times F_z \qquad (式 4\text{-}1\text{-}1)$$

其中 F_z 为沿 z 方向压电材料受到的机械作用力,ζ 为压电系数,Q_z 为垂直于 z 方向平面上的电荷。压电系数取决于作用力和变形。从中看到电荷 Q_z 与机械作用力 F_z 呈正比,并随振动方向改变极性。在压电材料两端的电压 V_z 可以表示为:

$$V_z = \frac{Q_z}{C_z} = \frac{\zeta F_z}{C_z} \qquad (式 4\text{-}1\text{-}2)$$

其中 C_z 为压电材料的电容系数。

超声发射时的压电效应为逆向压电效应,压电材料在电压场内产生机械变形。其过程为压电材料两端加电压→材料产生形变;电压→电场→晶格电偶极受力→机械应力→机械形变。在发射的情况下由脉冲电压在压电材料上响应机械振动。在接收时的响应电场(电位移)可以描述为:

$$E_D = \kappa \times S \qquad (式 4\text{-}1\text{-}3)$$

其中 κ 为机械压系数,S 为机械压。

压电材料的压电效应也可用等效电路来描述(图4-1-2)。

动态电路的串联元件:表示压电材料自身力阻的等效动态电阻 Rd,表示发射阻抗的等效动态电阻 Rm,动态电感 Ld 和动态电容 Cd。动态电阻为:

$$R1 = Rd + Rm \qquad (式 4\text{-}1\text{-}4)$$

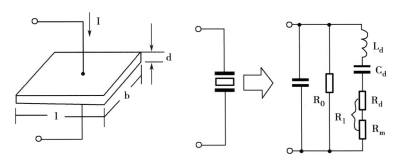

图 4-1-2　压电效应的等效电路

根据电路机制其串联等效电路的基频为：

$$f_{0s} = \frac{1}{2\pi\sqrt{C_dL_d}}$$　　（式 4-1-5）

此时的等效阻抗最小，对发射效率最有利。而并联等效电路的基频则为：

$$f_{0s} = \frac{1}{2\pi\sqrt{C_dC_0/(C_d+C_0)}}$$　　（式 4-1-6）

而此时的等效阻抗最大，对接收效率最有利。因此超声频率应选择在压电材料的串联谐振和并联谐振之间。考虑超声探头在发射时的情况，当声阻抗最小时发射出去的超声能量为最大。在超声探头接收时则希望探头灵敏度高。而当声阻抗最大时，才有最大的灵敏度。所以实际探头设计时要综合平衡考虑，兼顾发射和接收的情况。

压电材料的主要特性参数为：

压电系数（piezoelectric constant）$d33$：压电系数是指压电体把机械能转变为电能或把电能转变为机械能的转换系数，衡量材料压电效应强弱，与压电输出灵敏度有关。

介电常数（dielectric constant）$\sum$：介电常数和电介质束缚电荷的能力，也即材料的绝缘性能有关。对于一定形状尺寸的压电元件，其固有电容与介电常数有关；而固有电容又影响着压电传感器的频率下限。类似于平板电容器，介电常数可以表达为：

$$\varepsilon = \frac{C_0 \times D}{0.884 \times A}$$　　（式 4-1-7）

其中压电材料的标准电容为 C_0，材料表面积为 A，标准电容为 C_0，材料厚度为 D。

弹性常数（杨氏模量/Young modulus，N/m²）：为压电材料的弹性常数，刚度决定着压电元件的固有频率和动态特性。

机械耦合系数（coupling constant）κ：在压电效应中，转换输出能量与输入能量之比的平方根，是衡量压电材料机械能电能转换效率的一个重要参数。其数值也与压电材料的形状和振动模式有关。

电阻抗：压电材料的绝缘电阻将减少电荷泄漏，从而改善压电传感器的低频特性。

居里温度（curie temperature）T_c：是指压电材料丧失压电特性的温度。压电材料的居里温度衡量其温度效应。居里温度表达当材料本身的温度超过某一临界数值时，其内部的电偶极子可在材料晶体内迁移，使该晶体不再具有压电效应。不同压电材料的居里温度不同，与制造工艺相关 PZT 的居里温度可达 328～385℃。

1. 压电陶瓷 PZT 的压电特性　PZT 压电材料的特性是通过极化产生的压电效应（图 4-1-3）。从

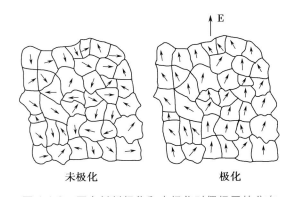

图 4-1-3　压电材料极化和未极化时偶极子的分布

晶粒偶极子层面看极化是偶极子沿电场方向的有向、有规则的排列方式。多晶压电陶瓷具有对称性的压电效应和热释电效应。在无外界电场作用时，偶极子电极在晶体中杂乱分布，其极化效应相互抵消，压电陶瓷内总极化强度为零。因此无外界电场的压电陶瓷呈中性，不具有压电性质。有外电场时，偶极子的极化方向趋向于按外电场方向的排列，从而使材料得到极化。外电场愈强，有更多的偶极子转向外电场方向。当外电场强度大到使材料极化达到饱和，即所有极子极化方向都与外电场

方向一致时,即使外电场去掉,材料的极化方向仍基本不变,此时的材料即具有稳定的压电特性。

压电陶瓷 PZT 的电滞回线见图 4-1-4 所示。

主要的压电陶瓷 PZT 性能小结如下:①压电陶瓷是人造多晶压电材料,比石英晶体的压电灵敏度高,而制造成本低。压电陶瓷(PZT)平均晶粒大小为 $3\sim5\mu m$,并有良好的机械压缩性能。②孔隙率小,易充分黏结。③压电陶瓷 PZT 的电介质电绝缘性能好,电极黏附性能好。④热温特性为居里温度点不低,其热膨胀性能参数为 $\alpha=3.5\times10^{-6}/℃$,导热性能参数为 $k_d=1.45W/m^2-°K$,热容量参数为 $k_p=420J/kg-℃$。具有代表性的压电材料及其性能见表 4-1-1。

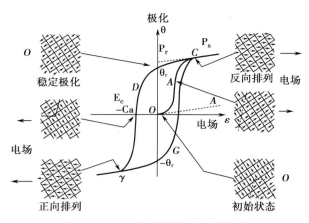

图 4-1-4 压电陶瓷 PZT 的电滞回线

表 4-1-1 压电材料及其性能参数

性能参数	参数度量单位	压电陶瓷 3203HD/CTS	铌镁酸铅-钛酸铅 (PZN-PT)	铁电单晶 PMN-PT
声阻抗	MRayls	32	20	27
介电常数/电容率		3800	7000	5500
介电损耗		2.4	<2	<1
声速	m/s	4100	2440	3370
$\kappa33$		0.75	0.94	0.92
d33	pC/N	650	2400	1800
Tc	C°	240	170	140

2. 其他压电材料及其性质

(1)复合压电材料及其性质:常见的复合压电材料为压电陶瓷锆钛酸铅(PZT)和高分子聚合物复合而成。通常的复合结构形式有 1×3 和 2×2 的方式(图 4-1-5)。

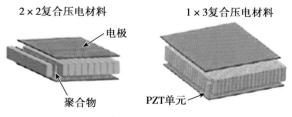

图 4-1-5 复合压电材料

复合压电材料的主要特性为:①复合压电材料的声阻抗低于非复合压电陶瓷(PZT)的声阻抗;②高机电耦合常数 κ_{33};③其低介电常数有利于电匹配;④以复合压电材料制作的探头可以比压电陶瓷探头有 >15% 的频带宽增长;⑤复合压电

材料的机械可靠性更好,复合压电材料声阻抗为 20MRayls 左右,而压电陶瓷声阻抗为 33MRayls 左右。与其对比,人体的声阻抗在 1.5MRayls 以下。

(2)单晶压电材料及其性质:压电陶瓷 PZT 在显微镜下可以观察到其晶粒排列是不整齐、无规则随机取向晶硅组合(图 4-1-6)。对比之下,单晶压电材料则有完美的原子水平排列:均匀,无晶界。

对比压电陶瓷 PZT 材料在非极化和极化的情形下晶体振子的电极排列很大程度上无规则,压电陶瓷则有不完整的晶格结构,多种结晶,随机排列的晶粒,其最大偶极子极化排列为 70% 左右。同时压电陶瓷 PZT 的晶体不易聚集,晶体形态不规则或缺失,其压电效应的反应也较差。单晶材料晶体振子的晶体电极极化排列非常有规则。它有很好的晶格结构,其极向性能比传统的 PZT 陶瓷效率提高 85% 以上(图 4-1-7)。

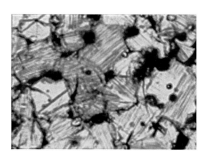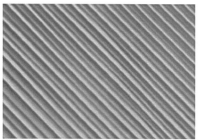

图 4-1-6 压电陶瓷 PZT 材料(左)和单晶材料(右)

数。图 4-1-8 为单维单振元超声传感器的结构例子,其压电材料厚度 L_0 大约为波长的一半,其谐振频率为:

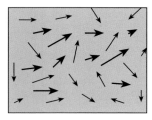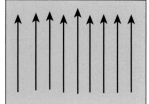

图 4-1-7 压电陶瓷 PZT(左)和单晶(右)压电极化效率

单晶材料的压电效率由此比普通压电陶瓷及复合材料要更好。其材料特性见表 4-1-1。

二、医用超声探头的结构

医用超声探头超声波产生的过程为超声主机控制产生频率脉冲电压给探头,脉冲电压在探头的压电体产生超声振动而发射超声波。超声波在人体组织内纵向传播并产生回波。回波在探头的压电体产生压电效应并生成高频电信号。超声主机通过处理接收到的电信号及成像处理产生超声扫描图像。

超声波在探头内产生的过程中一般在压电体内前后表面总有部分超声被反射,传向对面。因为前后表面振动反相,当压电体内传播长度为半波长时,$d = \lambda/2$,在压电体内的传播时间为:

$$t = \frac{d}{c} = T/2 \qquad (式 4-1-8)$$

这时到达对面的波与对面振动有 180° 相位移的叠加。当达到同频同相叠加时发射超声波为最强,即产生谐振,其频率为:

$$f = \frac{c}{\lambda} = c/2d \qquad (式 4-1-9)$$

称之为基本谐振频率或基频。探头的压电材料晶体的厚度对其发射频率而言是很关键的参

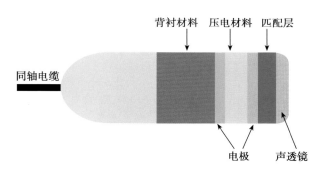

图 4-1-8 超声探头的基本构造

$$f_0 = \frac{c_p}{2L_0} \qquad (式 4-1-10)$$

其中 L_0、c_p 为压电材料厚度和波在此材料中的传播速度。对于 PZT,$c_p = 4000 \text{m/s}$。

在实际应用中医学超声探头为多振元探头。振元数可达 64、128、192、256 等(图 4-1-9)。

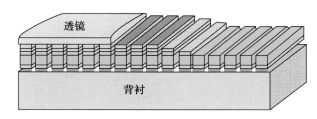

图 4-1-9 多振元超声探头的基本构造

超声探头在超声扫描、发射并接收的过程见图 4-1-10。超声系统主机控制并发射电脉冲信号波给探头,探头发射相应的超声波,超声波在人体内传播、衰减、折射、散射。传导波在目标界面产生反射回波,回波超声波在人体内反方向传播、衰减、折射、散射并由探头接收。系统主机处理反射回波成像。

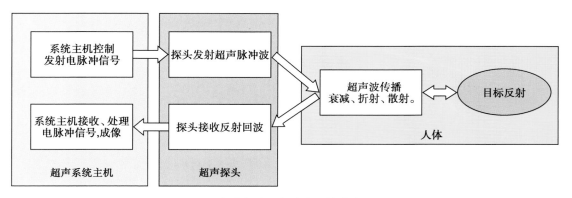

图 4-1-10 超声探头和超声主机的成像工作过程

探头主要结构

探头主要组成部件为多元压电材料层、阻尼背衬层、匹配层、声透镜、电极连接及电缆组件（图 4-1-11）。

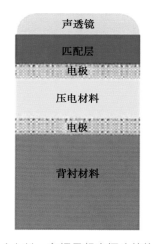

图 4-1-11 多振元超声探头的构成

由于人体组织结构是一个极其复杂的介质，各种器官与组织，包括病理组织有其特定的声阻抗和衰减特性，构成声阻抗上的差别和衰减上的差异。超声波在体内传导，由表面到深部，将经过不同声阻抗和不同衰减特性的器官与组织，从而产生不同的反射与衰减。这种不同的反射与衰减是构成超声图像的基础。

早期的超声诊断仪仅有 A 型超声，其探头的换能器为单元式，它的压电元件为压电薄圆片，它产生一束超声波，接收其反射波。后来，为了产生超声的二维图像，即 B 型超声，人们在超声探头中装机械微型马达，带动上述压电薄圆片绕垂直于超声波的传播方向旋转一个角度，从而让超声波扫过一个扇形区域，这种探头称为机械扇扫探头。它实现了二维扫查，加工也不复杂，缺点是机械定位精度不高，机械部分的稳定性差，也无法动态聚焦，图像质量的提高受限。

少数特殊的探头，为了获得特定的声场分布，其压电元件还采用球壳圆片形、圆筒形、圆环形等。

现在，医学超声诊断设备的探头普遍采用阵列式，其压电元件为矩形压电薄片的一维阵列，通过电子的方式控制这个阵列各个矩形压电薄片的发射与接收，实现超声的二维扫描，同时控制波束的聚焦等行为，图像质量不断提高。现在，二维阵列探头也在不断发展中，它可实现超声的三维扫描，从而显示人体的三维图像。

在一维阵列式探头中，有电子线阵（linear array）、电子凸阵（convex linear array）和相控阵（phased array）等几种形式。

无论是单元式探头，还是机械扇扫探头、阵列式探头，它们的换能器的基本结构都大致相同，都主要由多元压电材料层、阻尼背衬层、匹配层、声透镜、电极连接及电缆组件等部分组成。

这里需要明确几个概念，我们把切割成一定几何形状的压电材料称为压电元件，把压电元件与其他辅助功能材料及电极引线组成的较完整的具有压电换能功能的器件，称为超声换能器，简称换能器，也称声头，把换能器、电缆、调谐电路与系统接口的接插件共同组成的超声诊断系统的一个完整部件，称为超声探头，图 4-1-12 为线阵探头的典型结构。

1. 压电元件 压电元件是超声换能器的核心部件，它完成声-电和电-声的能量转换，实现超声波的发射和接收，因此，它的性能决定了换能器的性能，如它的厚度决定了换能器的频率等。压电元件普遍采用锆钛酸铅（PZT）类压电陶瓷多晶体 PZT 制成，也被称为晶片。

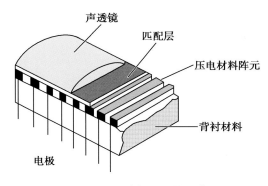

图 4-1-12 线阵探头结构示意图

从制作上来说，压电陶瓷首先经一个较复杂的过程被烧制出来，然后经过高温高压极化，使其具有压电效应，之后，根据应用频率的需要，切割成一定厚度的薄片，再在薄片的上下两表面镀金或涂银，作为压电元件的电极。然后，根据换能器的设计，切割成长方形薄片，最后，再沿着长方形的长度方向切割成若干等份，就成了阵列式换能器。

从线阵探头结构示意图可以看出，每一等份称为一个阵元（element），阵元的上表面为公共电极，可以合并引出，下表面为信号电极，每一阵元都单独引出，使每一阵元都可以单独控制其发射和接收。阵元的上表面为发射接收面，贴有一层或多层匹配层。阵元的下表面贴有背衬层。

如果把一个阵元拿出来单独看，它是一个长方体，其长度方向和阵列的排列方向垂直，一般为 6～13mm，这个尺寸的谐振频率很低，远超过我们感兴趣的范围，不会对我们应用的超声波产生影响，因此，这个方向尺寸的确定主要是根据设计灵敏度的需要和波束在这个方向聚焦的需要。如前所述，厚度方向的尺寸确定超声波的频率。宽度方向，阵元的宽度和切割缝的宽度的和是阵元与阵元的间距（pitch），这个尺寸的确定是根据超声诊断系统波束形成的需要，因为这个方向的尺寸和厚度方向可以比拟，其谐振波会对厚度方向的振动产生影响，为了得到振动模式比较单一的超声波，通常需要在这个方向上再等份切割，使其成为相同的几份，每一份称为微元（sub element），每一阵元的两个或多个微元的电极是并联在一起的，它们同时发射，同时接收，不能单独控制。

2. 背衬层 探头的阻尼背衬材料是用来抑制压电材料产生的振荡。其另一作用是增加频带宽度或使正向能量传输最大化。背衬（backing）为低声阻抗和高声阻抗对应产生的影响（图 4-1-13）。

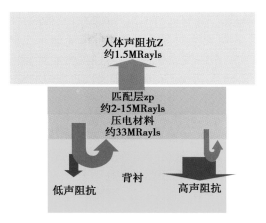

图 4-1-13 超声探头阻尼背衬层的作用

为了提高超声图像的分辨率，需要发射短脉冲超声波，而为了得到较强的超声波发射和接收，压电元件工作在厚度谐振状态，振动后不易停下来（图 4-1-14）。

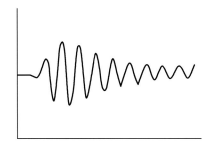

图 4-1-14 厚度谐振状态示意图

为了让其尽快停下来，需要在压电元件的背面贴上背衬层，加大阻尼，从而得到短的脉冲（图 4-1-15）。

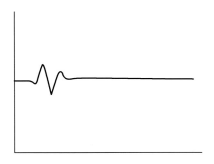

图 4-1-15 短脉冲示意图

另一方面，压电元件产生超声波以后向前后两个方向传播，向前传播的超声波正是所需要的，向后传播的超声波应尽快衰减掉，以减少反射的杂波的影响，为此，背衬层的另一作用是尽快地衰减掉向后方向的超声波。

如果背衬材料的声阻抗和压电元件的声阻抗相同，压电元件和背衬之间的界面无超声反射，向后方向的超声波完全进入背衬层，然后被衰减掉，这会得到纯净的短脉冲，但因为向后方向的超声波能量完全被衰减，换能器的灵敏度较低。如果背衬材料的声阻抗和压电元件的声阻抗相差太大，大部分向后的超声波被反射回去，少量进入背衬被衰减，换能器的灵敏度就会提高，但脉冲会被加长。所以，实际应用时，根据需要找一个折中。

3. 匹配层 为了使超声能量得以最大化在人体中传播，在探头压电材料层前面通常有匹配层（matching）来匹配压电材料和人体的声阻抗。不同的组织有不同的声阻抗。有匹配层和无匹配对声波及其能量穿透情况见图4-1-16。在没有声阻抗匹配的情况下，声波的很大一部分会在组织表面被反射，由此可用于产生超声成像的声能减少。

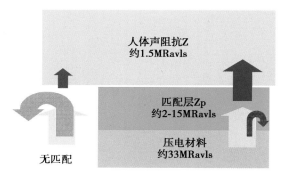

人体声阻抗Z
约1.5MRavls

匹配层Zp
约2-15MRavls

压电材料
约33MRavls

无匹配

图4-1-16 超声探头匹配层的作用

其中声阻抗单位是 Rayls = 1kg/（m² · s）。匹配层的声阻抗 Z_p 可以表示为：

$$Z_p = \sqrt{Z_L \cdot Z} \qquad （式4-1-11）$$

其中 Z_L 为压电材料声阻抗，Z 为人体声阻抗。

压电陶瓷 PZT 的声阻抗较高，约为33MRayls，而人体软组织的声阻抗在1.5MRayls左右，若把压电陶瓷直接贴在人体上，巨大的声阻抗差异将使得压电陶瓷产生的超声波大部分被反射回去，很少一部分进入人体，超声成像无法进行。理论分析表明，应在压电陶瓷和人体负载之间加入一层或多层合适的匹配层，使超声波有效地进入人体，实现对人体组织的检查。

合适的匹配层要求有三个方面：一是超声衰减系数要低，尽量减少能量损失；二是厚度为四分之一波长的奇数倍，一般为减少衰减，厚度采用四分之一波长，称为四分之一波长匹配；三是特定的声

阻抗。对于单层匹配层来说，其声阻抗应为：

$$Z = \sqrt{Z_0 Z_L} \qquad （式4-1-12）$$

对于双层匹配来说，第一匹配层的声阻抗为：

$$Z_1 = \sqrt[4]{Z_0^3 Z_L} \qquad （式4-1-13）$$

第二匹配层的声阻抗为：

$$Z_2 = \sqrt[4]{Z_0 Z_L^3} \qquad （式4-1-14）$$

匹配层层数越多，制作难度越大，因此，一般采用双层匹配结构。

超声波的频率越高，波长越短，那么匹配层就越薄。假定某种匹配层的超声波传播速度为2000m/s，对于2MHz的超声波，四分之一波长为0.25mm，对于10MHz的超声波来说，四分之一波长为0.05mm，对于50MHz的超声波来说，四分之一波长为0.01mm。这里可以看出随着换能器频率的提高，制作难度越来越大。

4. 声透镜 医用超声探头通常在最前端采用一层声透镜层（lens）。其作用主要是为了在宽度方向上提供聚焦，同时进一步提高探头声阻抗和人体组织声阻抗间的匹配。声透镜层也提供对人体表皮组织保护。声透镜层需要耐用、无毒且有耐化学性。

阵列探头的阵元发出或接收超声波，在阵列排列的方向上是通过电子聚焦的方式收敛波束的，也就是控制一组阵元的发射或接收时机，使它们的超声波在空间合成叠加成收敛的波束，提高图像的侧向分辨率。在与此平面垂直的方向上，波束的收敛是靠声透镜聚焦实现的，它的原理是超声波在经过声速不同的介质界面时发生折射，让折射的波束收敛汇聚。一般选用声速小于人体声速的材料作声透镜材料，此时声透镜是凸的柱面，探头设计时，通过简单的计算可以得到一定聚焦深度对应的凸面曲率半径。可见对于某一探头来说，这个聚焦深度是固定的。如腹部凸阵探头的聚焦深度一般为70mm。

也有的探头，其压电元件被做成曲面的（凹面的），其发出和接收超声波在这个方向上是聚焦的，无需声透镜，可以看出其声窗表面是平的。

声透镜是探头的最外层，是接触人体的部分，因此需选用对人体安全的材料，耐磨性要好。因为声透镜材料通常为高分子材料，探头保养中应包括用湿软布及时清理透镜表面的耦合剂等。

5. 电极引线 每个阵元的信号电极都单独引

出,公共电极合并引出。所有阵元的引线阻抗尽可能相同。

凸阵探头和相控阵探头的结构和线阵探头的类似。其中,凸阵探头的阵元不是排列在一条直线上,而是排列在一个圆弧上(图4-1-17),这样,其扫描的图像是一个扇形,显著增加了视场范围。

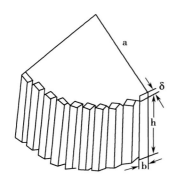

图 4-1-17　凸阵探头示意图

a 表示探头的曲率半径;δ 表示压电晶片的厚度;h 表示压电晶片的高度;b 表示压电晶片的阵元间距

相控阵探头的阵元做得更窄,为二分之一波长,整个探头接近方形,其发出的超声波可以透过肋骨间隙,用于心脏检查。相控阵的电子扫查方式不同于线阵和凸阵,线阵和凸阵的阵元发射和接收的时间延迟仅根据波束聚焦确定,而相控阵在此基础上增加了波束方向控制延迟,使扫描线在一个角度内旋转,得到扇形图像。这增加了系统的复杂程度,对探头的制作精度也要求更高。

三、超声探头的工作频率

医学超声探头,一般采用压电材料的厚度振动模式。当它工作时,超声波沿厚度方向传播,到达表面时,除非与其接触的介质的声阻抗与其完全相同,否则就会有反射波被反射回来,反射波与入射波相互叠加,根据声波的叠加原理,当两个波的相位相同时,其合成波振幅最大,振动加强,当两个相位相反时,其合成振幅最小,振动减弱。因此,当压电元件的厚度恰好等于半个波长时,或者说波长等于厚度两倍的超声波,两个方向的超声波同相,振动加强,这叫谐振,该波长对应的频率,叫基本谐振频率;厚度为半波长的奇数倍,也发生谐振,称为高次谐振,对应的频率称为高次谐振频率(三次谐振频率、五次谐振频率等);其他波长对应的两个方向的超声波不同相,尤其是当压电元件的厚度为半波长的偶数倍时,两个方向的波反相,相互抵消,振动最弱。

若压电元件的声波纵波(沿波的传播方向振动的波)传播速度为 c,压电元件的厚度为 L,则当

$$L = \frac{\lambda}{2} 、 \frac{3\lambda}{2} 、 \frac{5\lambda}{2} 、 \cdots \cdots 、 \frac{(2n-1)\lambda}{2} \quad n=1,2,3,\cdots$$

（式 4-1-15）

或者

$$\lambda = \frac{2L}{2n-1} \quad n=1,2,3,\cdots \quad （式 4-1-16）$$

时发生谐振,相应的频率为:

$$f = \frac{c}{\lambda} = \frac{(2n-1)c}{2L} \quad （式 4-1-17）$$

对于基频,$n=1$,$f = \frac{c}{2L}$ $n=1,2,3,\cdots$

$$fL = \frac{c}{2} \quad （式 4-1-18）$$

可见,对于一种压电材料来说,其基频和厚度的乘积是常数,称为频率常数。不同材料,频率常数不同。

医学超声换能器为了产生较强的超声波,有更好的接收灵敏度,通常让其工作在基波频率。也就是合理选择压电元件的厚度,得到符合应用需要的工作频率,频率越高,厚度越薄。厚度的减小,加工制作的难度急剧增加。

在医学超声成像中,超声波的频率越高,分辨率就越高,但衰减也越快,人体软组织的声衰减大概为 0.3dB/(cm·MHz),因此,高频的超声波衰减快,穿透深度浅。所以,根据不同的应用,选择不同频率的超声波,医学超声诊断的常用频率范围为 1~12MHz。现在,随着技术的进步,60MHz 的探头已经出现并用于实验研究。

四、探头的主要性能参数和规格

(一) 探头的主要性能参数

1. 探头的工作频率常数　和谐振频率探头与主机系统连接工作时实际发射的超声波脉冲频率为工作频率 f_c。探头的频率常数之间关系可表达为:

$$f_c = D \times f_x \quad （式 4-1-19）$$

其中压电陶瓷片的谐振频率 f_x 和其厚度 D 的乘积是一个常数,即为探头的频率常数 f_c。

不同压电材料都有一个特定的频率常数,谐振频率 f_x 由材料厚度决定。即材料厚度和谐振频率 f_x 呈反比。因此高频探头的晶片需要很薄,但由于

机械强度小,脆性大,加工过程中易碎,因此成本高。

2. 频带宽度　探头的工作频率响应(幅度)的频率范围见图 4-1-18。

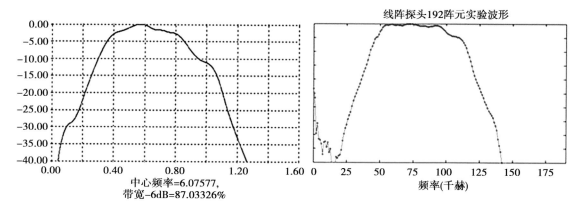

中心频率=6.07577,
带宽-6dB=87.03326%

线阵探头192阵元实验波形

频率(千赫)

图 4-1-18　探头频率响应的频率带宽

频带是换能器响应的频率范围,频带宽度表明它的宽度,简称带宽,有绝对值和百分比两种表示方法。它是这样计算的:在换能器的频谱曲线中,最大幅值对应的频率记为 f_{max},比最大幅值低 6dB 对应的两个频率记为 f_h 和 f_l,则换能器的中心频率(central frequency)记为 f_c:

$$f_c = \frac{f_l + f_h}{2} \qquad (式 4\text{-}1\text{-}20)$$

绝对频带宽度为 $f_h - f_l$,相对频带宽度为:

$$\frac{(f_h - f_l)}{f_{max}} \times 100\% \qquad (式 4\text{-}1\text{-}21)$$

这也称为-6dB 带宽,常用的还有-20dB 带宽,计算方法类似。

3. 灵敏度　即探头与超声诊断主机使用时,在其最大探测深度可发现最小病灶的性能指标。

灵敏度是反映超声换能器电-声和声-电转换效率的重要性能参数,可以通过它的测量方法来理解它的含义。它的测量方法是这样的:首先,测量阻值与电源内阻相同的负载两端的峰峰值电压 V_{pp_0},然后用该电源激励换能器,将换能器放入水中,使其声束垂直入射于一全反射面,用该换能器接收反射信号,测量该反射信号的峰峰值电压 V_{pp},忽略水的声衰减及其他损耗,可以认为反射信号 V_{pp} 是换能器电-声和声-电两次转换得到的。则换能器的灵敏度 S:

$$S = 20 \lg \frac{V_{pp}}{V_{pp_0}} \qquad (式 4\text{-}1\text{-}22)$$

S 的单位是分贝,如某个换能器的灵敏度是-50dB 等。

4. 分辨率　分辨率广义指超声诊断系统辨别和显示两种物体、两种组织或两个目标的能力。分辨率主要有纵向分辨率和横向分辨率。纵向分辨率为超声系统在波传播(深度)方向能区分的最小不同介质物体界面距离。横向分辨率为超声系统在垂直于波传播(深度)方向能区分的最小不同介质物体界面距离。

(1)纵向分辨率:如仅从超声波的角度看纵向分辨率 R_z,

$$R_z = \frac{\lambda}{2} \qquad (式 4\text{-}1\text{-}23)$$

λ 为波长,z 为传播深度方向。

如考虑其他因素,实际纵向分辨率可能大于半波长。实际中如探头的频率响应好,则纵向分辨率高。另外如果探头的层间匹配得不好,也直接影响分辨率。当层间匹配不佳时,超声波在超声探头中来回折反射,形成回波叠加,从而使纵向分辨率下降。

(2)横向分辨率:探头中发射时如果发射波束窄,则声束截面尺寸小。此情形中波束扩散角小,指向性好,声束能量集中,声波旁瓣小,则横向分辨率则高;同时如果近场区干扰小,横向分辨率也好。如果探头的辐射面积大,则声束的扩散角小,这将有利于横向分辨率提高。

5. 超声脉冲重复频率　指超声探头由超声系统控制每秒钟重复发射超声脉冲的次数,即探头重复发射激励脉冲信号的频率,如式 4-1-24。脉冲重复频率数值决定于设计所需探测的最大深度及扫描的回扫时间。重复频率值的设定需避免多重界面的重复反射和互相干扰以确保回波图形清晰。理论上脉冲重复频率是脉冲在媒介中在最大深度

距离传播一个来回所需时间的倒数。即

$$f_R = \frac{1}{T_{max}} = \frac{1}{2L_{max}/v} \qquad （式 4-1-24）$$

其中 T_{max} 为脉冲在媒介中在最大深度距离传播一个来回所需时间，L_{max} 为脉冲在媒介中在最大深度距离，v 为超声在媒介中传播的速度。

6. 余响　超声图像的轴向分辨率是换能器发出的脉冲的长度决定的，脉冲的长度越短越好（当然极限是一个周期，再短就只有提高频率），衡量脉冲长度的性能参数就是余响。

7. 互耦　阵列式换能器的各个阵元是独立控制的，当一个阵元受激励振动发射超声波时，与其邻近的阵元虽未受激励，但也从受激励振动阵元耦合获得一定的能量作微小振动，发射超声波，这就是互耦。互耦对图像是不利的，尤其对相控阵来说，需要控制在一定范围之内。

8. 一致性　阵列式换能器希望所有阵元的性能一致，其中最重要的是各阵元灵敏度的变化范围和阵列位置偏离。好的换能器希望阵元灵敏度的差异在 2dB 之内，阵列位置偏离在 20μm 左右（取决于频率）。

（二）超声探头主要声学特性

1. 频率特性　探头阻抗频率特性是指探头阻抗随频率而变化的特性。发射频率特性指探头发射状态的频率特性。

2. 动态特性　指探头的脉冲响应的动态特性。

3. 发射系数　探头的发射声波声场在空间的分布状态，主要衡量指标为其方向性和声束宽窄大小。材料发射系数大则发射效率高，有利于超声波的发射效率。

4. 吸收系数　材料的接收系数大则接收效率高，有利于探头回波接收效率。

（三）超声探头的主要规格

1. 类型　如电子凸阵、电子线阵、电子相控阵，详见本章探头的分类。

2. 半径（凸阵）　指凸阵探头的所有阵元排列所在的圆弧的曲率半径，如 10mm 的腔内探头；20mm 的心脏微凸探头；40mm、50mm 或 60mm 的腹部探头等。

3. 阵元数　指所有能独立控制的阵元数目，如低档探头的 80 阵元，中档探头的 128 阵元，高档探头的 192 阵元、256 阵元等。

4. 标称频率　指探头设计的中心工作频率，如 3.5MHz 的凸阵探头、7.5MHz 的线阵探头、6.5MHz 的腔内探头等。

5. 阵元间距　指阵元与阵元的距离，一般为 0.1~0.6mm。

6. 视场　对于凸阵或相控阵探头来说，视场是扇形图像的张角（扫查线扫过的张角），如 70°等；对于线阵来说，视场是图像的宽度（扫查线扫过的宽度），如 38mm 等。

7. 聚焦深度　指声透镜的聚焦距离，如 70mm 等。

（Larry Liu　姚克纯）

第二节　超声探头的分类及其临床应用

展望未来，医学超声会继续得益于新技术的发明和创新，持续地在图像质量、信息处理方面发展和进步，并将因人工智能的发展而变得更智能化，同时更大数据量的实时超声图像分析和处理技术也会有快速的发展。

随着微电子、高分子聚合物及单晶体材料的迅速发展，超声探头技术、材料性能、制作工艺都有了很大改进和提高，可以获得了高质量的实时超声成像。

一、超声探头传感器

传感器（探头）是超声系统中关键性的重要组件（图 4-2-1）。形成超声图像的超声波在人体中的产生和回波接收是通过超声探头来实现的。超声探头的主要特性功能是通过压电材料实现电能和声能之间的能量转换。

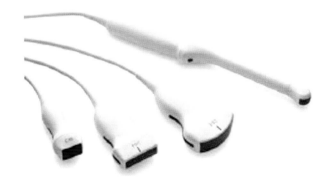

图 4-2-1　常用探头（线阵扫描，凸阵扫描，相控阵，腔内探头）

二、医学超声探头的分类

医学超声探头可以按不同方式分类（图 4-2-2），如按成像模式分类为线性探头、凸形（曲面/弧形）探头、相控阵探头、腔内探头、机械三维探头、矩阵三维探头等。其中每种形状的探头又可按临床应用分成不同的尺寸大小和不同的工作频率等。这些探头按应用可分类为腹部、心脏、小器官、妇产科、儿科探头等。如按探头中换能器所用振元数目分则有单元探头和多元探头。

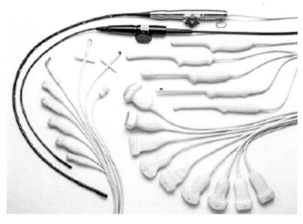

图 4-2-2　用于不同临床应用的超声探头

（一）根据扫描方式

1. 机械式（机械扇扫）探头　探头前端将阵子像摇篮一样摇动，形成扇状扫描；构造简单设备便宜，但使用寿命短。

2. 机械式（环阵扫描）探头　将探头阵子放到马达上，使之旋转，呈放射状扫描；尿道、直肠等腔内使用。

机械扫描方式探头的特点：

优点：构造简单，设备便宜，易于做成高频探头。

缺点：B/M 模式表示和多普勒表示很难，焦点可变性差。

3. 手动扫描方式探头　利用手来进行超声扫描线位置的变化。

4. 电子扫描方式探头　电子扫描方式中，探头前端阵列通过电子开关和延迟电路来控制发射和接收，控制方式的不同形成不同的扫描方式，大体分以下三种：线扫、扇扫、凸型扩展扫描。与其相对应的探头分别为线阵探头、扇扫探头或相控阵探头、凸阵探头。

电子扫描方式的特点：

优点：声束方向和聚焦易于控制；B/M、Doppler

模式较易成像。

缺点：设备复杂，价格高。

（二）根据成像模式波束控制

1. 电子相控阵探头；

2. 电子凸阵探头；

3. 电子线阵探头；

4. 机械扇形或三维探头；

5. 频谱多普勒探头；

6. 导管探头；

7. 显微镜探头；

8. 矩阵探头。

（三）根据探头发出脉冲长度

1. 单频探头　即单一频率，发射时标称频率的振幅最强，即声强最强。接收回声信号的频率也是标称频率。采用长脉冲。

2. 变频探头　同一探头可变换 2~5 种频率，如 2.0MHz、2.5MHz、3.0MHz、3.5MHz、4.0MHz。采用长脉冲。

3. 宽频探头　采用短脉冲，发射的频带很宽。

（四）根据探头阵元的空间排列和数目

1. 1 维阵元探头　包括 1 维相控阵、1 维凸阵、1 维线阵。常规探头阵元数有：80 阵元、96 阵元、128 阵元。256 阵元、512 阵元高密度探头也属于 1 维阵元探头。

2. 1.5 维阵元探头　128×8 阵元，即 1024 阵元，主要用于腹部检查。

3. 2 维阵元探头（矩阵探头）　50×60 阵元（3000 阵元），用于实时心脏三维成像。

（五）根据探头制作的材料

1. 压力陶瓷探头；

2. 压力薄膜探头；

3. 压力厚膜探头；

4. 压力单晶体探头；

5. 复合材料探头；

6. 微机械加工的电容式探头；

7. 微机械加工的压力式探头。

（六）根据临床用途

1. 体表探头（用于经体表皮肤探查）；

2. 经颅脑探头；

3. 儿童探头；

4. 眼科探头；

5. 腔内探头（经体腔探查，如食管探头、直肠探头、阴道探头、尿道探头、内镜探头、腹腔镜探头、鼻腔探头）；

6. 血管内探头；

7. 心内探头；

8. 术中探头；

9. 穿刺探头 目前探头均配有穿刺导向装置，原在探头中央有圆形或楔形孔的穿刺探头已不生产使用了。

三、超声探头的临床应用

（一）经颅超声检查

选用电子相控阵或机械扇形扫描探头，频率≤2.0MHz；宽频探头应具有自然组织谐波成像及造影谐波成像技术。

（二）眼超声检查

选用电子线阵探头，频率 5.0～12.0MHz 或 6.0～18.0MHz，具有自然组织谐波成像及造影谐波成像技术。

（三）颈部超声检查

选用电子线阵探头，频率 5.0～12.0MHz，具有自然组织谐波成像及造影谐波成像技术。

（四）心脏超声检查

选用电子相控阵或机械扇形扫描探头，频率 1.0～5.0MHz，具有自然组织谐波成像及造影谐波成像技术。选用矩阵探头（2维阵元探头）用于实时心脏三维成像，探头频率 1.0～5.0MHz，具有造影谐波成像技术。

（五）腹部超声检查

选用电子凸阵探头，频率 1.0～6.0MHz，具有自然组织谐波成像及造影谐波成像技术。选用1.5维阵元探头，频率 3.0～5.0MHz，具有自然组织谐波成像及造影谐波成像技术。

（六）妇产科及盆腔超声检查

选用电子凸阵探头，频率 1.0～6.0MHz，具有自然组织谐波成像及造影谐波成像技术。选用容积凸阵探头，频率 1.0～5.0MHz，具有自然组织谐波成像及造影谐波成像技术。选用小半径电子凸阵探头，频率 5.0～9.0MHz，具有自然组织谐波成像及造影谐波成像技术

（七）外周血管超声检查

选用电子线阵探头，频率 5.0～12.0MHz，具有自然组织谐波成像及造影谐波成像技术。

（八）浅表组织及器官超声检查

选用电子线阵探头，频率 5.0～12.0MHz 或 6.0～18.0MHz，具有自然组织谐波成像及造影谐波成像技术。

（九）腔内超声检查

选用专用腔内超声探头（小半径电子凸阵），频率5.0～9.0MHz 或 6.0～18.0MHz，具有自然组织谐波成像及造影谐波成像技术。

（十）血管内超声检查

选用电子相控阵或机械扇形扫描探头，频率20.0～40.0MHz。

（十一）心腔内超声检查

选用电子相控阵或机械扇形扫描探头，频率5.0～10.0MHz。

（十二）术中超声检查

选用电子"T"线阵或"I"微凸阵探头，频率5.0～9.0MHz。

（姚克纯）

第三节　超声探头成像机制

超声探头工作机制是根据压电机制，由施加在探头压电体上的脉冲电压产生机械振动而产生发射超声波。超声波在人体组织内纵向传播并产生回波。回波在探头的压电体由于压电效应生成高频电信号，即接收信号。

一、脉冲超声波和连续超声波

探头发射超声波分为脉冲超声波和连续超声波两种（图4-3-1）。

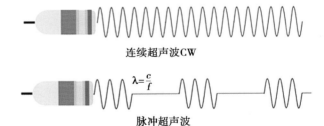

图 4-3-1　超声探头的连续波和脉冲超声波工作模式/种类

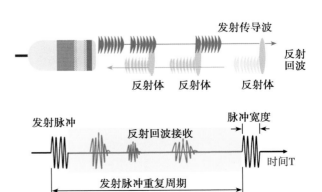

图 4-3-2　超声探头对脉冲超声波发射和接收

脉冲超声波由超声探头周期性发射超声脉冲,并接收回波(图4-3-2)。连续超声波则由超声探头不间断发射超声波。在实际应用中通常的医用超声探头都是在脉冲超声模式下工作,只有连续波多普勒血流仪使用连续波。

二、超声探头的发射声场

超声探头发射时在探头表面的介质中产生声场。探头阵元和声场可依据惠更斯-菲涅耳(Huygens-Fresnel principle)机制来表达。根据此机制在单振元尺寸很小时可以用单点振源声场来描述。

在声介质中波动传到的各点都可看成是发射子波的波源,这些子波的叠加就构成了合成的波阵面。

当单个振元的尺寸极小时,可以将它看成是一个点声源,其产生的声场是无指向性球面波。而如果振元尺寸不能以点声源描述,则可以将其发射面上的每一点看成是一个子声源,其产生的声场是各个子波叠加的结果,则产生的声场就具有方向性。以两个点声源所产生的声场为例,如图4-3-3所示两个子波叠加的结果具有指向性场分布,同时其分布是不均匀的,并有主波瓣分布及两侧的副波瓣分布。

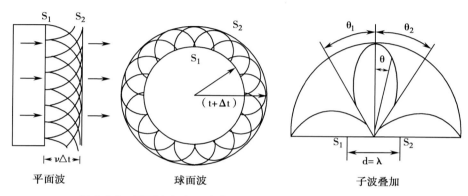

平面波　　　　　　球面波　　　　　　子波叠加

图 4-3-3　平面波点声源的球面波两个子波叠加方向性场分布

如此推广如将超声探头看成许多点声源合成,其发射声场在介质中形成声波区域非均匀分布且带有指向性的主波瓣分布及两侧的多个副波瓣分布。实际超声探头发射声场在某个方向上形成集中传播的束状声场。声波一般在有限体积内传播,中心轴线称为声轴(beam axis)。声束两侧边缘距离为束宽(图4-3-4)。

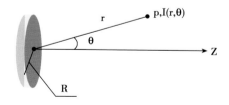

图 4-3-4　单振元圆晶片探头产生的超声场用极坐标表达

超声发射声场特性:描述声压、声强在空间的分布状态呈指向性可以用极坐标表示,并由在极坐标上表达的声场指向性函数(directivity function)来描述。声场指向性函数如果以图案表达看以显示为一系列波束,包括以发射波能量集中或接收灵敏度最高的波束为主波束(主波瓣,main lobe),旁侧波束为次波束(副波瓣,side lobe)。

在单园片振元的简单情形中,超声发射方向(主轴,$\theta = 0$)的声强可以表达为:

$$I(r)\big|_{\theta=0} = 2Zv_0^2 \sin^2\left(\frac{\pi}{\lambda}\left(\sqrt{r^2+R^2}-r\right)\right)$$

（式 4-3-1)

其中 Z 为声阻抗,R 为单园片半径,v_0 为波速,λ 为波长。

连续波在声轴方向的声压分布和主波瓣及副波瓣见图4-3-5。其中主波瓣是在中轴方向的声束部分。传导波85%以上的声能集中于主波瓣。旁波瓣(副瓣)是在主波瓣以外出现极大值形成的声束瓣,与主波瓣最近的为第一旁波瓣。

如前所述主波瓣内聚集了传导波的大部分能量,且主波瓣的立体角小而能量较集中。对比之旁波瓣的高度高,立体角大,其占主波瓣以外能量少,能量也较分散。旁瓣是产生超声伪影像的原因之一。

对于多振元超声探头,其声场通常的分布是由主波瓣加多旁瓣的复杂多瓣状。根据以上分析多振元超声探头的声束场分布应为主瓣越细窄越好,从而使分辨率提高。由于副瓣在声束扫描时会产

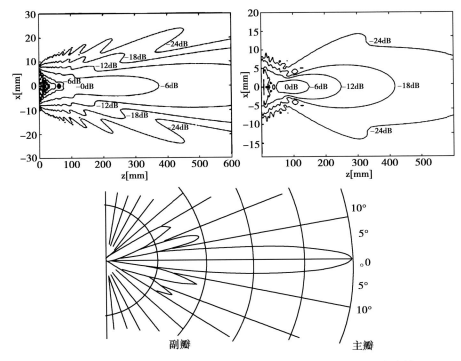

图 4-3-5　超声探头产生的声场的方向性及声场的主波瓣与副/旁波瓣

生伪影像,因此探头设计时应采用声束处理技术来消除或减小副瓣,突出主瓣。通常的方法是用多振元组成的阵元组激励,加以相位控制(延迟)使声束聚焦来实现高分辨率图像显示。

超声探头发射时在介质中产生声场(及声束),可分段为近场、聚焦区和远场(图 4-3-6)。探头声场的近场是接近声源的一段距离,在近场区由于声波相互干涉和衍射,沿传播方向各点声能(声压或声强)会起伏变化很大,时而出现极大或极小。同时在垂直传播方向上也可能出现声能微弱变化,此即近场衍射现象。近场区声束基本不扩散,是超声诊断中的死区。

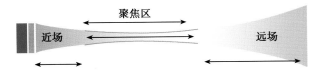

图 4-3-6　声束的近场、聚焦区和远场

探头声场的远场是离声源距离较远的声场(在聚焦区以外),在远场声束则会产生扩散而呈喇叭形,其瞬时声压和质点振速同相位。远场区声压不均匀性减弱,声束开始扩散,声压随距离增加而单调衰减,以近似球面波扩散。

综上所述,要提高超声成像的灵敏度和分辨率,需将探头发射的超声束在一定的深度范围内汇聚收敛,即声束聚焦,以增强波束的穿透力和回波强度。医学超声诊断系统通常采用的声束聚焦方法有探头设计用声学聚焦、探头扫描控制用电学聚焦以及探头实施多振元组合发射和接收。以下将分别简述。

(Larry Liu)

第四节　超声探头对波束的聚焦、导向工作机制

超声探头声束聚焦通常分为两类:声学聚焦和电学聚焦。声学聚焦又分为振元凹声透镜聚焦和平凸形声透镜聚焦。电子聚焦则分为发射电子聚焦和动态电子聚焦。聚焦方式按不同的应用场合而定,有时需要同时用两种以上的方式。比如线阵探头通常在发射轴垂直,阵元排列方向采用声学聚焦,而在发射轴方向采用电学聚焦。

声束宽窄对分辨率有直接的关系(图 4-4-1)。当声束窄,聚焦区长而集中时,图像显示的分辨率高;反之当声束宽,聚焦区不集中,聚焦显示的分辨率则低。

因此要提高图像质量超声探头设计及应用控制必须采用加强聚焦的方式提高其扫描分辨率。以下将简述超声探头聚焦的声学聚焦和电学聚焦

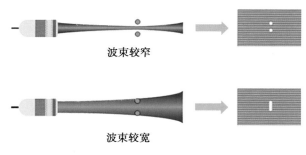

波束较窄

波束较宽

图 4-4-1　声束聚焦和成像分辨率

两大类型。

一、超声波束的声学聚焦

超声探头的声学聚焦与光学聚焦的基本机制相似。光学聚焦要用透镜,声学聚焦则用声透镜。声透镜是利用声波经过声速不同的介质时会产生折射的机制而制成的聚焦元件。

声学聚焦(图 4-4-2、图 4-4-3)与光学聚焦机制类似,超声探头透镜用凸透镜或凹透镜来达到声学聚焦的效果。在探头平面压电晶体表面加上声学透镜,可使超声波束汇聚到一点,称为焦点。焦点的深度(到透镜的距离)称为焦距。焦距的大小与声学透镜曲率半径、超声波在声学透镜中的传播速度和人体中声速有关。

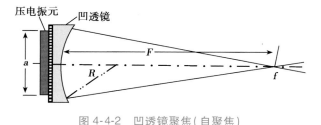

图 4-4-2　凹透镜聚焦(自聚焦)

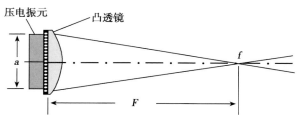

图 4-4-3　凸透镜聚焦探头

凹透镜的探头(自聚焦)把压电晶片做成凹面形,其直接发射出的超声波即可产生聚焦效果。这种探头的聚焦机制与声透镜聚焦系统类似。凹透镜聚焦方式的特点是其在焦点位置的声束比较窄,因此其横向分辨性能好,其缺点是当偏离聚焦范围

时声束比未聚焦的还宽,造成更大的伪影及噪声。所以用这种聚焦的探头需关注聚焦范围的深度。

二、超声波束的电学扫描聚焦

电学扫描聚焦是通过控制阵元组的激励信号的相位(亦即时间延迟)来实现的。阵元组由一组相邻的振元组合而成。

在发射时阵元组内各振元的激励信号相位(时间延迟)按一定规律(如二次曲线)而变化,使各振元发射的超声波在空间叠加后,在空间某些位置产生超声合成波束汇聚。汇聚叠加效果最强处即为聚焦区(图 4-4-4、图 4-4-5)。

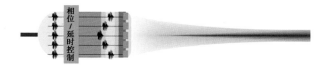

图 4-4-4　探头阵元组激励信号延迟控制和超声束聚焦

当超声系统改变相位控制的二次曲线变化曲率,就可以改变聚焦的焦距区。通常采用的二次曲线常为圆弧线。

假定发射一组阵元数为 8 的声束聚焦如图 4-4-6。阵元组发射时从两端向中心逐步增加振元的延迟时间,其合成波面将形成凹形弧面(近似二次曲线凹面),类似凹面镜一样,合成波面在焦距处形成声束聚焦。

电学聚焦中阵元组内一组发射时被激励的阵元数目、激励脉冲的延迟时间(相位控制)能直接影响声束焦距的长短。当然也和探头工作频率、振元大小间距相关。当激励的阵元数目多,延迟时间长,焦距越长。

如图 4-4-6 所示,如果阵元组内振元排列到聚焦点可以用等腰三角形表示,振元间到聚焦点的直线距离 l 为:

$$l = \sqrt{L_i^2 + D^2} \qquad (式 4\text{-}4\text{-}1)$$

其中 L_i 是振元 i 到轴线的距离,D 为焦距。因此超声波从不同振元 i、j 沿直线距离到聚焦点的距离差为:

$$\nabla l = l_i - l_j \qquad (式 4\text{-}4\text{-}2)$$

在声速 c 已知的情况,振元 i 与第 j 号振元的相差延时量 τ 即可计算出来:

$$\tau = \frac{\nabla l}{c} \qquad (式 4\text{-}4\text{-}3)$$

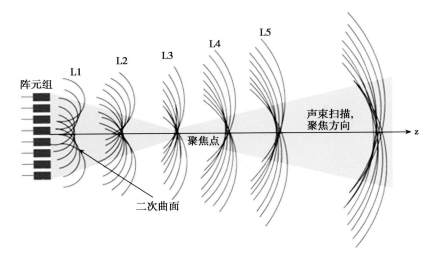

图 4-4-5　超声波在空间(近场,远场,聚焦区)叠加

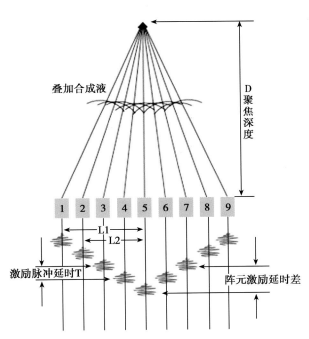

图 4-4-6　阵元组激励信号延迟差和超声束聚焦

在人体组织中超声波的平均传播速度为 c = 1540m/s。

在接收时阵元组内各振元的接收信号的相位按同样变化来计算和控制,使每一振元的接收信号经电路叠加后,对接收灵敏区域的回波产生最大化的汇聚效果(图 4-4-7)。这时阵元组对接收灵敏区域的回波信号最为敏感。因此接收时阵元组内各振元通过相位变化(延时),使得各接收通道的信号为同一深度的回波信号,增强回波信号的同时减少通道间的相互干扰。

由于声束聚焦是由各振元采用延时激励产生

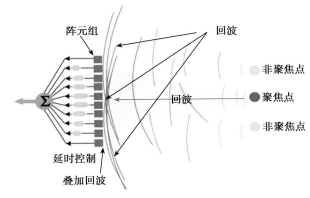

图 4-4-7　接收通道的信号叠加和延时控制

的,接收回波时各振元收到的回波信号即存在相应的相位差,如要在接收信号处理通路中得到同相合成的信号,必须在接收电路上采取与发射时一样的延时补偿。因此接收通路中各通道线上也要设置和发射电路一样的延时量相等的延迟线。

三、超声波束的方向控制

类似超声束聚焦的工作机制,声波束左右偏转的方向也可由控制探头阵元组内阵元激励和接收信号的延时(相位控制)来完成。从声学角度看,波束左右偏转亦是由多振元的子波在一定方向合成叠加形成。叠加波使发射波束等效于左右偏转,获得扇形图像;同时也有声束聚焦,提高横向分辨率的效果。

假定发射一组阵元数为 7 的声束左右偏转的例子如图 4-4-8。阵元组发射时从一端向另一端逐步增加振元的延迟时间,其合成波面将沿一定直线方向形成凹形弧面,也类似凹面镜一样,合成波面将沿偏转直线方向传播声束。

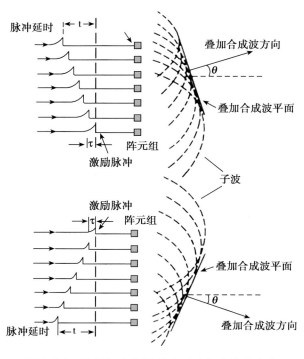

图 4-4-8 阵元组内阵元激励延时和声波束左右偏转方向

接收偏转控制的回波也和聚焦回波接收机制类似。同样由于偏转声束是由各振元采用延时激励产生的,接收回波时各振元收到的回波信号即存在相应的相位差,如要在接收信号处理通路中得到同相合成的信号,必须在接收电路上采取与发射时一样的延时补偿。因此接收通路中各通道线上也要设置和发射电路一样的延时量相等的延迟线。

(Larry Liu)

第五节 超声探头扫描方式

超声探头通常其单个振元的尺寸很小,因此它的发射面积和能量也小。探头的有效发射振元面积小对超声波场的扩散角和近场特性都是不好的。这是因为当有效振元尺寸小时波束辐射面积也小,而辐射面积小则会使扩散角增大,近场区变短,由此导致分辨率和灵敏度降低。

采用多振元组合阵发射可以减小这些弱点。将若干个振元组合成一个组合阵(振元组合成阵元),发射时对组合阵内各振元(阵元)同时激励,发射和接收的效果可以提高。实际上多阵元组合发射等效于单个阵元的有效宽度加大。如前所述阵元的等效宽度加大可使波束的近场区增加,也提

高了远场区的分辨率和灵敏度。

另外一个多阵元组合的优点是阵元组合发射也可改善波束的聚焦和多点动态聚焦。而聚焦的提高能改善整个扫描深度范围内的分辨率及图像清晰度。在实际应用时阵元组合中各振元可以有不同的激励次序和方式(由振元不同顺序的分组激励)来形成不同方式的发射束扫描。这种不同的激励次序和方式能直接影响超声图像质量。目前常用的扫描方式有组合顺序扫描、组合间隔扫描和微角扫描等。

一、线阵探头扫描

线阵超声探头的振元呈线形排列,通常其振元数可达 128 或更多。线阵超声探头采集的图像是长方形的超声成像(图 4-5-1)。线阵长方成像的深度取决于超声脉冲重复频率、探头聚焦能力等因素。探头的设计和控制需要其采集深度可采集期望区(region of interest, ROI)。

如前所述超声探头扫描成像时为提高图像质量一般不是由单振元工作,而是由多振元组合成振元阵完成。在组合中振元称为阵元。在线阵探头扫描时由超声系统控制其多阵元的线性连续组合同时工作(加以相位/延时控制)来达到好的成像效果。

当线阵探头多振元组合发射时,这使各阵元的发射波在媒介中叠加形成合成波。此合成波在传播场内某区域内达到能量最大,即聚焦与焦点处的波振面。在此区域内形成的声束窄,能量集中,从而提高超声图像的横向分辨率(图 4-5-2)。

值得一提的是即使没有相位(延时)控制,声束也有波振面聚焦的效果。但如加以线阵超声探头的阵元相位(延时)控制,聚焦的效果则可以得到更大的提高。同样道理,当线阵超声探头接收时探头也通过延时计算,可加强超声波束合成时各通道的声信号为同一深度的回波信号,从而在更增强回波信号的同时也减少通道间的相互干扰(图 4-5-3)。

如前所述,由于线阵探头中单个振元的尺寸很小,其发射面积也小,因此其超声波场的扩散角和近场特性不佳。同样的道理当线阵探头有效阵元尺寸小其波束辐射面积也小,因此其辐射面积小而扩散角增大,近场区变短,分辨率和灵敏度低。

当线阵探头采用多振元组合发射,由若干个振元组合成一个线阵组合,发射时对组合内各阵元同时激励,相当于线阵探头的单个振元的有效宽度加大。如前所述,等效宽度的加大可使波束的近场区

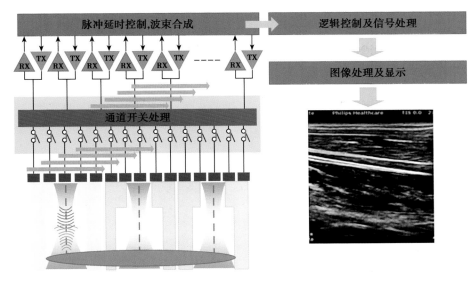

图 4-5-1 线阵探头扫描成像

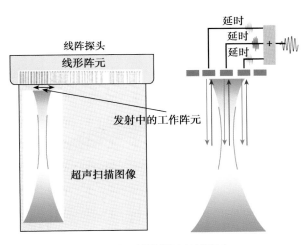

图 4-5-2 线阵探头扫描声束

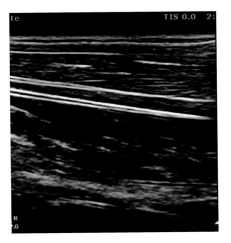

图 4-5-3 线阵扫描超声成像

增加,提高远场区的分辨率和灵敏度,也可改善波束的聚焦和多点动态聚焦,从而改善整个扫描深度范围内的分辨率及图像清晰度。

二、扇形扫描

扇形扫描由凸阵超声探头实现。凸阵超声探头的振元排列在一个凸起的弧形表面。当阵元发射时超声波等效方向线呈扇形散射分布。凸阵探头在被检查目标的上面或上方通过耦合剂工作。与线阵扫描不同,扇形扫描声线分布不均匀,近距离处线(像素)密度大,远处则疏松。这种扫描的特点是可以通过狭窄的通道检查待查的区域,比如通过肋骨之间的间隙检查肝脏(4-5-4)。

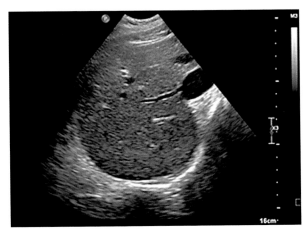

图 4-5-4 凸阵扫描超声成像

和线阵探头一样凸阵探头也采用多阵元组合发射,发射时对组合内各阵元同时激励。发射时也等效于单个阵元的有效宽度加大,使波束的近场区增强,也提高远场区的分辨率和灵敏度,同时改善波束的聚焦和多点动态聚焦。由此改善整个扫描深度范围内的分辨率及图像清晰度。

三、相控阵扫描

相控阵扫描成像由相控阵探头来实现。类似于线阵探头,相控阵探头的振元于平面排列,且振元数少于线阵探头。相控阵工作时,同时激励所有的单振元,并通过控制加到各振元上的激励信号的相位(实际上是控制延时)来改变超声的发射方向。在接收时,对被接收信号也作类似的相控(控制延时),由此形成扇形扫描(图4-5-5、图4-5-6)。

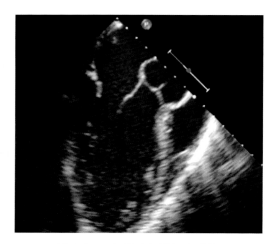

图 4-5-5 相控阵扫描超声成像

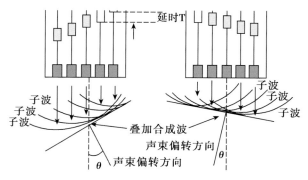

图 4-5-6 阵元组内阵元激励延时和声波束左右偏转方向

四、机械三维扫描、手动三维扫描、全景扫描

机械三维扫描分为由机械三维探头实施的三维扫描和由以手动操控二维探头在被检查目标的上面平形或扇形移动来采集二维数据完成,其中移

动方向和探头的阵元排列方向呈垂直,也即移动方向探头采集的二维图像相垂直。无论是哪种情形,三维图像都是由一系列的二维图像叠合而成的(图4-5-7)。

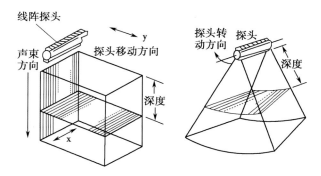

图 4-5-7 超声三维扫描成像探头转动方向

有一种特殊情形,当线阵探头的移动方向和探头的阵元排列方向(即二维成像方向)一致(平行)时,这种扫描成像即全景成像。无论是手动三维扫描还是全景成像扫描,其所用的超声探头即传统二维超声探头。医学超声机械三维探头一般用于临床腹部扫描和妇科扫描(图4-5-8)。

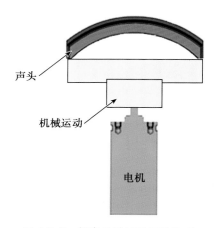

图 4-5-8 超声机械三维探头构成

超声机械三维探头通常由凸阵的超声发射接收传感组件(声头)加上小型电机通过机械传动机构组成。在应用时声头由电机通过传动机构带动做线性或非线性摆动,并在摆动过程中在与摆动垂直的方向发射和接收超声波形成二维图像。由此一系列顺序的二维图像叠合则构成机械三维图像(图4-5-9)。

超声机械三维探头的主要机械特性和非声学功能参数还应包括摆动幅度(field of view)、机械摆动速度及三维容积速率(每秒可完成的三维采集图

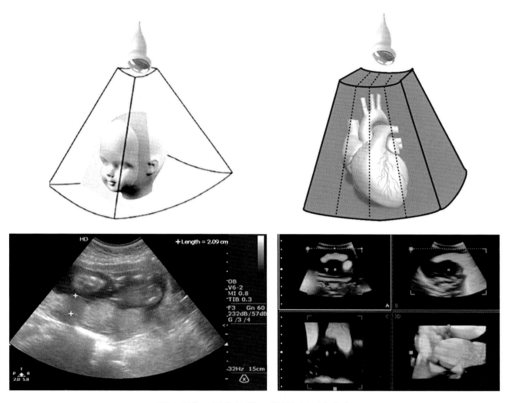

图 4-5-9　超声机械三维探头扫描成像

像数集的数量),同时需要摆动速度均匀,整体体积小、重量轻,机械振动及噪声小等特点。

假如二维图像的帧频 F_R 计算为:

$$F_R = \frac{v}{D \times 2n_l} \qquad (式\ 4\text{-}5\text{-}1)$$

其中 v 是人体组织内的声速,D 是扫描深度,n_l 是每帧的扫描线数,则机械三维探头的三维容积速率 V_R 为:

$$V_R = \frac{v}{D \times 2n_v} \qquad (式\ 4\text{-}5\text{-}2)$$

n_v 是单个容积内的扫描线数。

(Larry Liu)

第六节　矩阵容积探头技术

一、矩阵容积探头扫描

矩阵容积扫描是由矩阵容积探头来实现的。矩阵探头是近些年出现的最新一代的三维容积探头,其阵元以矩阵形式排列于长方形平面,是由一块矩形压电晶体,用激光切割成数千个小的振元排列而成(图 4-6-1)。举例来说,如果矩阵的单边阵

元数为 96 个振元,则探头总阵元数为 9216 个,即 96×96=9216 个振元。

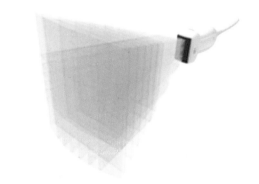

图 4-6-1　矩阵探头的三维容积成像扫描

矩阵容积由于其高阵元数能提供实时的高分辨率的三维成像。这是由于矩阵容积探头有横向和纵向两个方向上的多列阵元列阵,这使探头可以在横向和纵向两个方向上有高品质的超声波聚焦。而且近场聚焦及聚焦深度都比传统二维探头更深,在三维空间的分辨率也更好(图 4-6-2、图 4-6-3)。

矩阵探头除了实时三维超声成像之外,由于其三维立体的扫描特性,其采集的数据是规则的矩阵容积数组,方便于三维后处理计算。这使得这种探

头产生的各个角度的二维平面图像也有高质量的分辨率,比如二维扫描成像、双平面成像、多平面成像等(图4-6-4)。

二、二维矩阵阵列超声技术的基本机制

对于二维超声扫描而言,探头的晶体层分隔成了一系列宽为0.5mm,长为10~20mm的纵形小晶体(图4-6-5)。声束可以在纵向聚焦,但是直到最近才使用声学透镜技术完成了这一操作。选择的透镜结构可以在给定探头预期使用的典型深度提供最佳的聚焦,但是在远离聚焦的更深或更浅的位置不及典型深度的优化效果。近年来,一些超声制造厂商通过探头晶体的纵向分隔引入了纵向聚焦功能,这只能做到较小的纵向偏转。

矩阵探头可实现探头的二维阵列技术,探头可以在两个方向上分隔为纵向探头晶体(图4-6-6),这实现了图像容积的声束偏转和聚焦的电子化和同步化。传统的128至256个阵元由一个电缆中

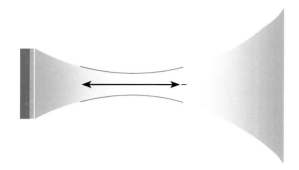

图4-6-2 传统二维探头聚焦区短,近场效应明显,远场发散大

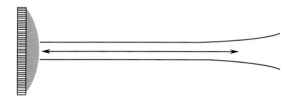

图4-6-3 矩阵容积探头纵深方向聚焦区长,近场短,远场发散小

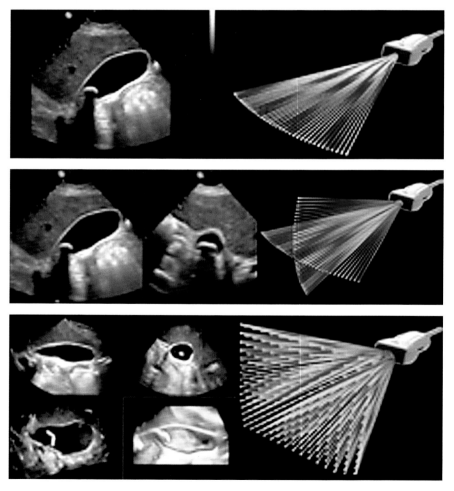

图4-6-4 矩阵探头在单平面、双平面及容积内任意角度的多平面成像

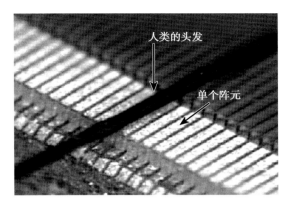

图 4-6-5　传统探头单个阵元尺寸和人的头发比较

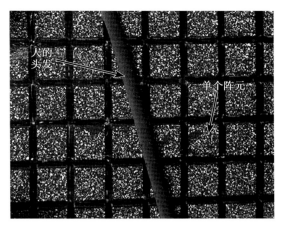

图 4-6-6　矩阵探头单个阵元和人的头发比较

的各个细小的同轴缆线驱动,对于 2000 至 8000 个晶体来说是不可能实现的。矩阵声束形成器通过使用新型的 ASICs 将声束形成部分整合在探头内成为可能。晶体组织为 100 至 200 个的小块,这要求偏转和聚焦的延迟更小。每一个晶体都通过一个电缆与系统连接,以阻止更大的声束形成数字延迟。这一新技术模糊了被动探头和系统的传统区别,因为现在转换器、预放大、一些声束形成延迟和其他主动激活的电子元件都放在探头壳内。

　　随着电子元件不断的微型化,现可以将矩阵整合到足够小的容积中(图 4-6-7),甚至可以做成实时三维经食管探头进行心脏检查(图 4-6-8)。这避免了声束经过肋骨、肺脏和脂肪层时的衰减,特别是对于肥胖患者,可以显著改善成像质量。并且,实现了在手术中对心脏情况进行实时监测。

三、矩阵探头工作机制

(一)概述

　　用于全身成像的矩阵探头是业界第一支专为

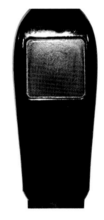

图 4-6-7　矩阵实时三维经食管探头

腹部和妇产科应用设计的二维阵列探头,在矩阵探头家族中拥有最大二维孔径和最高分辨率。

　　超声系统配备的矩阵探头是第三代矩阵超声技术的一部分。它结合了纯净波单晶体技术和声学放大器技术,从而制造出拥有强大的穿透力和分

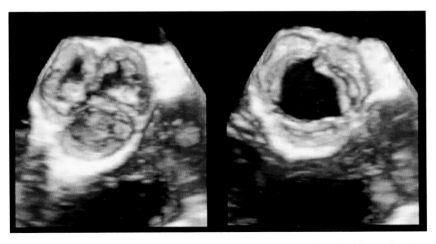

图 4-6-8　矩阵实时三维经食管探头获取的主动脉瓣收缩期及舒张期实时图像

辨率的高灵敏度探头。矩阵探头可以在纵向和横向两个方位进行动态接收聚焦，在整个扫描声场中都可进行可视化聚焦，无需像传统探头一样使用纵向透镜进行一定范围内的"点聚焦"。此外，与传统探头相比，矩阵探头降低了成像平面厚度，减少了容积效应，增强了肋间成像能力，提高了空间和对比分辨率，保证了整场图像信息的均一性。这些性能带来的结果是让全场内任何切面都有一流的图像质量，包括传统探头无法获取的 C 平面。矩阵探头领先的技术：

1. 矩阵探头无缝地集成了卓越的二维成像性能与更先进的成像功能，包括 xPlane 实时任意多平面成像、三维、四维和触发式四维成像。

2. 将纯净波单晶体与声束放大技术结合在一起，有着更出色的穿透性能，操作频率范围拓宽到 1~6MHz。

3. 由 9216 个阵元组成的二维矩阵阵列，使矩阵探头提供更优异的图像质量。

4. 微波束的发射和接收都在探头手柄中，从而可以支持电子声束的灵活定位、聚焦和成像格式。

5. 动态立体聚焦提供了超薄的二维及 xPlane 成像层厚，增强了肋间成像的表现，在所有三维的 MPR 多平面重建成像中都增加了空间分辨率。

6. 与马达驱动的四维探头比较，提供了更好的人体工程学（更小更轻）和更高的容积帧频。

（二）二维矩阵阵列

矩阵探头技术支持多种超声新功能，所有这些都得益于对超声声束前所未有的控制能力。传统的探头可以在单一图像平面内偏转和聚焦，矩阵探头可以在整个三维成像视野中进行偏转和聚焦。它的优异性能不仅能支持 xPlane 和三维、四维成像，更有着出色的声束控制能力，提供良好的图像质量，甚至是在传统探头所无法获取的与常规图像垂直的横切面图像中表现优越。

传统的探头阵元为单排排列，实现单平面中的声束偏转和聚焦。阵元数量取决于侧向孔径的大小和操作频率，传统的阵列最多只能达到数百个阵元组成。电子控制信号时间，以提供单平面内声束转换、偏转和聚焦的功能。一维阵列的成像只限于二维超声平面成像（图 4-6-9）。

矩阵探头除了具备在三维视野内的任意电子偏转功能外，还使成像质量远远超过一维阵列探头。一维阵列的纵向孔径和机械透镜是固定的，因而其成像声场深度有限，并且，这一固定聚焦随着

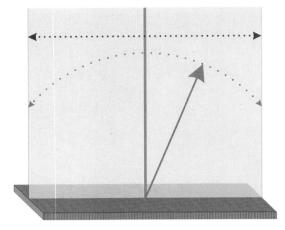

图 4-6-9　一维阵列支持电子控制声束进行二维超声视野内的转换（蓝）、偏转（紫）和聚焦

深度变化而变化，使得层厚也随之改变。增加的层厚远离"聚焦点"，导致成像混响和噪音的增加，降低了图像的对比分辨率（图 4-6-10）。

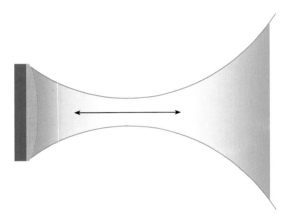

图 4-6-10　一维阵列内固定的纵向聚焦可能导致图像近场及远场中混响和噪音的增加

所谓的一维矩阵阵列探头实质上是对探头阵元进行纵向切割后，形成数排阵列，划分后减小纵向孔径，达到超过简单一维阵列探头成像，提供多种纵向聚焦点，并增加一定程度的使用深度的目的（图 4-6-11）。然而，这种增强的效果是微弱的，受到有限的阵列行数限制。此外，对纵向偏转而言，阵元过大，因而成像仅能局限于单平面。虽然从技术角度来讲，可将其称为"二维矩阵阵元"的阵列组成，实际上仅是对传统技术极小的扩展，且远远落后于二维矩阵探头的性能。

要实现在平面内任意方向的电子偏转和聚焦，例如，获取三维容积数据，需要二维阵列探头的支持，可以在两个垂直方向上控制阵元。要在所有方向上实现相似的声束角度控制，组成阵列的阵元必

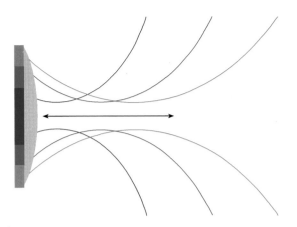

图 4-6-11　一维矩阵阵列由数个纵行阵列组成

一维矩阵阵列由数个纵行阵列组成,提供多个纵向聚焦,扩展了视野深度,但是不具备纵向偏转功能,所以声视野依然局限于单一平面

须长宽相近,并有着相同的波束形成延迟控制。

　　因此,矩阵探头在纵向上也有多列阵元,总阵元数成千上万。二维排列的阵元可在三维视野内实现声束任意方向的偏转和聚焦(图4-6-12),使许多模式,如 xPlane 实时任意多平面(可实时同步显示两个不同切面),以及三维(实时或回顾模式)都可实现。多列阵元同样允许对纵向孔径的大小和聚焦进行更多控制,以达到更深的视野和更好的层厚(图4-6-13)。此外,所有的阵元在任何成像模式下每一条扫描线上都可激活。如果仅使用部分阵元,例如间隔阵列,所获取的图像混响和噪声会增加。

　　矩阵探头同样领先于机械臂驱动的四维探头。机械探头实质上是马达驱动的一维阵列探头,其三

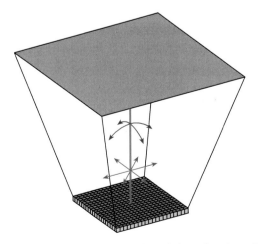

图 4-6-12　二维阵列提供在三维视野内(这里以金字塔形状显示)任意位置的电子控制声束的转换(绿)、偏转(蓝)和聚焦(红)

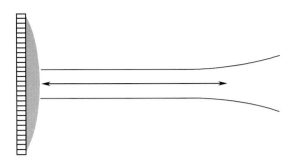

图 4-6-13　矩阵探头在纵向有多排阵元

矩阵探头在纵向有多排阵元,支持对层厚更精细的控制,因此可以最大程度地增加视野深度

维容积数据的获取是通过在三维视野内进行传统二维切面的扫描并重建后获取的。因此其成像功能有着与一维阵列探头相同的限制,例如图像质量在聚焦点以外的区域降低。矩阵阵列探头,因其超薄的层厚,在整个容积中任何地方都有着出色的图像质量表现,这在重建的 C 平面上是显而易见的,超薄层厚带来了极为优异的空间分辨率。

　　同样,因为矩阵探头非机械控制而是电子控制,采集速度和容积帧频较机械阵列探头也更为快速。最后,矩阵的纯电子晶体构造使其较机械探头更小、更轻、更稳定。

四、矩阵微波束形成器技术

　　探头除具备二维排列的阵元外,还必须具备对这些阵元进行信号发射和接收的电子控制能力。使用传统的一维阵列,超声系统中所有的电子控制,阵元的信号发射和接收都可在探头的缆线中进行。但是对于矩阵探头成千上万的阵元数来说,使用传统的方法,系统体积和缆线长度将会增加到无法使用的程度,因而是不可行的。

　　解决这一问题的关键是引入新近的一项专利技术,称之为“亚阵列声束形成”。使用这一技术,声束形成功能可以在系统和整合到矩阵探头的微波束形成器进行分工处理。

　　使用一实例显示这一声束形成的分割(图4-6-14),可见在视野中显示一个特定的点。为了简化图像以单一径线表示,同样的方法也同在二维阵列组的使用中。阵列的阵元划分为组,或者称为“亚阵列”。每一组的延迟剖面可划分为两部分,一个部分通用于所有阵元,另一个部分则在不同阵元间都有变化。探头中的微波束形成器使得每一个阵元都有其“微通道阵列”,在每组的阵元中都应用电子电路实现延迟。微波束形成器在每组内的阵元

中收集信号综合,形成一系列的"组内和"。接着,这些"组内和"沿着电缆传送到超声系统,而系统对每一组数据进行通常的延迟处理,对所有信号结果进行总和,以获得整体的声束形成信号。聚焦点可通过调节探头的声束形成器和系统的声束形成器间的延迟进行改变,这使得三维视野中任意点都可进行聚焦定位。此外,接收聚焦可以在系统的声束形成器和探头声束形成器中动态实时更新,无需降低帧频即可达到更大的视野深度。这些功能,通过调节探头中的微波束形成器(弯曲部分)和系统中的声束形成器(矩形部分)完成偏转(图4-6-15),动态接收聚焦与微波束形成器(曲面部分)和系统声束形成器(矩形部分)协同改变,其延迟侧面的平缓度随深度增加而增加(图4-6-16);当然,这两个特性也可以与任意位置的转换、偏转和聚焦结合起来。

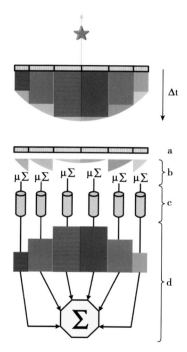

图 4-6-14　矩阵技术将声束形成在探头和系统间进行划分

图像上方显示总的要求延迟的侧面被分为两块内容,一个在组内的阵元间变化(弯曲部分),另一个在组内所有阵元间都相同(矩形部分)。图像下方是一个拓展后的切面以更好地显示分割情况:①阵列分割为几组阵元;②延迟的侧面部分在阵元间都有变化,这部分应用在探头的微波束形成器上,组内总和的结果以"μΣ"表示(微波束形成器和);③组和通过超声系统的缆线发送回系统;④超声系统提供的延迟通用于每个组内的阵元,并可支

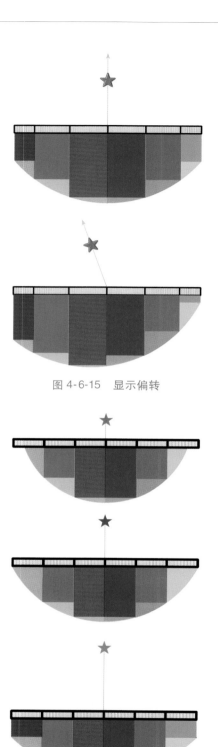

图 4-6-15　显示偏转

图 4-6-16　显示动态延迟

持进行最后的求和。

五、矩阵探头制造技术

亚阵列声束形成技术解决了减小声束形成电子体积的问题,从而使探头电缆可满足常规超声使

用。然而，对于由上千个阵元组成的探头依然面临着更大挑战，其中包括在每个阵元和它对应的微通道间如何实现连接的问题。第一代矩阵技术使用一个互联模块解决了这一问题，互联模块将二维阵列的阵元和新近的一套专用特定集成电路（ASICs）连接起来，支持微波束形成电子。这一技术成功应用在成人超声心动图的第一代矩阵探头上，每一个探头的阵元数目都达到3000个左右（图4-6-17）。然而，将这一方法应用到更大孔径时，有更多阵元进行全身成像的探头就要求有更大和更重的手柄才能实现成像。

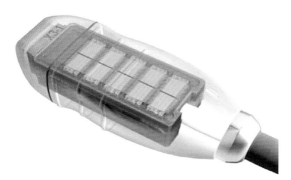

图4-6-17　第一代矩阵探头技术
微波束形成器ASICs安装在一个互连模块上，支持大约3000余个基于声学放大器技术构建阵元组成的2D阵列的电子连接

第二代矩阵技术迈出了关键性的一步，减小了微波束形成器和到ASICs的互连模块的体积，使其更适合放在声学传感器后，每一个微通道都如同其对应阵元的影子（图4-6-18）。技术的突破让新的探头诞生，第二代矩阵探头用于儿童超声心动图及经食管超声心动图检查，每支探头的阵元都可达到2500。

而将这一方法拓展到全身成像中则需要更多的改进，这些改进促使第三代矩阵探头技术问世。微波束形成电路技术的发展进一步减小了探头的大小，并增加了更多性能，例如动态接收聚焦功能。互连模块和其他高级制造技术的微型化也进一步促进了探头的发展，新的矩阵探头需要更大孔径以获取全身成像应用能力（图4-6-19）。第三代矩阵探头是第一支拥有这些先进技术，并成功应用于商业的探头。类似的技术也应用在成人超声心动图探头上，支持优异的矩阵成像功能，而其大小则如同普通的一维阵列探头。

矩阵探头的表层，在透镜下方有9216个可激活阵元以二维阵列排列（图4-6-20），阵列下方是微

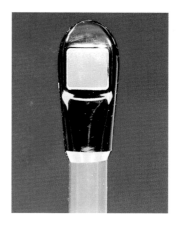

图4-6-18　第二代矩阵探头技术
互联模块和微波束形成电路的体积减小到"点"，因而微波束形成器适于直接放在二维阵列后。图像显示第二代矩阵探头的顶端，用于经食管超声心动图检查，集合了大约2500个阵元，将纯净波单晶体技术引入到矩阵探头，这一支探头在2006年应用于临床

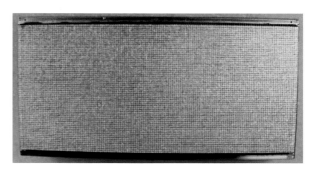

图4-6-19　第三代矩阵探头技术
在电路功能和互连性能方面更为先进，与现在提高的动态区域的结合，可以支持更大孔径用于全身成像。这幅图像显示矩阵探头的传感器，有9216个基于纯净波技术和声学放大器技术制造的可激活阵元

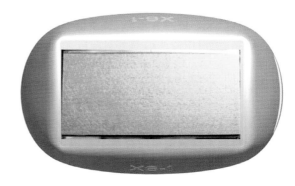

图4-6-20　第三代矩阵探头的图像
这是去除透镜后的矩阵探头表面，可以见到9216个可激活阵元组成的二维阵列

波束形成电路，与9216个微通道一起组成超过800万个电子通路（图4-6-21）。在每一个微通道内，有

一个高压发射器,用于接收放大信号和进行阵元延迟,一个超声声束形成器通道的所有这些组成,在阵列内有9216次重复(图4-6-22)。

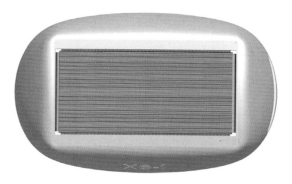

图 4-6-21 探头阵元下方是微波束电路,由 800 万之多的电子通路组成

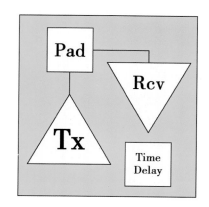

图 4-6-22 微通道的模块图

9216 个微通道中的每一个都具备独立的发射、接收和延时功能,互联模块用于直接互连阵元

从探头侧面观察这些微通道(图4-6-23),可以看到需要三维整合以成功地制造矩阵探头。位于底部的是微波束形成器 ASICs。位于顶部的是专有的互连模块,可以使微通道与其对应阵元连接。在顶层可以看到声阵元,将纯净波单晶体材料和声束放大器技术结合在一起,以增加带宽,让图像质量更为优异。

尽管研发的矩阵探头制造技术很复杂,但在进行传统一维超声探头制造时也毫不妥协,坚持同样的制造品质和成像可信度标准。每一个设计都经过一系列严格的测试评价,以满足新产品的更高要求。

六、矩阵探头优势

矩阵阵列探头成像是一种新的方法,实现了超声数据的采集、可视化和量化。改进了工作流程,

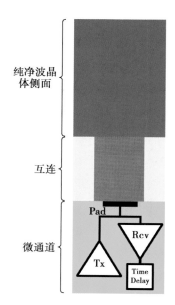

图 4-6-23 矩阵探头上

让临床医师的工作效率大大提高。此外,容积成像通过图像可视化的进步,让超声系统有了新的应用领域,发挥新的作用,帮助进行疾病管理。

矩阵探头为临床医师带来了一系列的好处。系统的聚焦特性使得纤薄层面成像得以实现,从而得到非常好的组织均一性,帮助识别微小结构,可以提高诊断准确率。大孔径和高密度阵列增强了肋间成像能力,减少了肋骨伪像。xPlane 实时任意多平面模式支持同时显示两幅垂直、水平或侧向平面的显示。用户可以通过超声系统的轨迹球方便地控制第二幅平面的变化。

现在,无需再通过手腕的旋转来实现正交平面的切换。实际上,多项研究都显示,与传统超声比较,xPlane 实时任意多平面成像的使用可以减少手腕应力达70%。此外,xPlane 实时任意多平面成像支持快速进行的椭球形容积的三径线测量,简化了工作流程和档案管理。

矩阵探头提供了多项卓越的成像性能,可以很方便地通过一次按键获得静态或实时的容积成像。容积成像完全归功于使用电子高级声束偏转技术。这保证了容积采集的快速和高度精确。

图像处理和可视化在 MR 和 CT 成像领域迅速发展。现在,这些相同的工作流程和可视化技术在超声系统中同样得到实现。容积超声可以被认为是二维成像的一种更有效途径,可能会提高测量的准确度。断层切面以 iSlice 智能断层成像技术显示,让临床医师可以轻松进行容积数据的平行断面观察,并以多幅图像的形式同步显示这些断面。使

用这一方法,我们可以快速得到高质量的二维图像,用于诠释三维容积成像的异常发现,达到传统手动扫查技术无法实现的精确水平。矩阵阵列的容积成像帮助临床医师得到各种不同的切面,信息远远大于传统成像,可能会提高相对解剖关系评价的准确性,甚至对表面结构的显示达到令人吃惊的三维信息显示。对于胎儿心脏实时采集、触发采集,或者序列容积的评价,可在胎儿心脏的整体运动和重要功能信息评价中得到更多细节信息。

随着定量技术的进步,临床医师现在可以对组织结构进行真实的容积定量。这对评价体内结构,提供对正常和异常结构的区分大有裨益,帮助进行患者管理和治疗计划制订。使用最新的定量软件中的自动检测及辅助功能,我们可以快速描计结构的边界,方便地进行容积数据的定量。

矩阵阵列是一项激动人心的革命性的超声技术,它改变了过去使用超声的方式。探头的多种成像方式和独特的功能增加了超声诊断系统的实用性,将超声应用拓展到更多临床领域,并大大简化了工作流程。

七、矩阵探头的临床应用

(一)矩阵探头成像特性

矩阵探头的大孔径支持多体素成像分辨率。无论是实时成像,还是回放模式下,在任何切面,用户都可以得到更好的使用体验,图像的解剖细节增强,全场均一性,MPR多平面重建图像的质量改善。矩阵探头技术出色的超薄层厚,在整个三维视野内,都可有效减少杂波,包括血管、间隙、囊腔等结构。立视图复合成像技术也应用于矩阵探头,其机制是由矩阵探头同时进行纵向极为邻近的两个平面的薄层成像,然后将从两个平面中获取的数据进行复合,方法类似于空间复合成像(SonoCT)技术,以比拟方式处理,合并多幅不同角度下采集的图像,以减少图像的斑点干扰。其实质是以层厚来抑制斑点。立视图复合成像技术可以与高级XRES技术结合使用,以达到最大程度的斑点控制。

除了传统的二维模式,其中包括M型、频谱多普勒、彩色多普勒和能量多普勒,矩阵探头还增加了xPlane实时任意多平面成像功能,三维灰阶扫查,三维彩色多普勒,三维能量多普勒,四维灰阶成像,以及可自动估测心率的触发式四维灰阶/彩色成像。

矩阵探头在胎儿心脏STIC成像方面达到并超越了传统探头,矩阵探头的iSTIC功能整合了自动

心率估测算法可以前瞻性运算,它的采集频率仅受声速限制,完全没有机械马达因素的限制。因此,用户可以用比STIC更短的采集时间获得四维胎心成像。通过大约五大因素的减少,缩短STIC的采集时间,无运动伪像干扰的情况下采集胎儿心脏的成功率大大提高。

1. 纤薄层面成像
(1)整场优异的组织均一性和细节显示;
(2)血管结构的优异识别;
(3)增强的肋间成像功能。

2. 实时任意多平面成像　矩阵探头的多重数据流实时动态聚焦技术,可在实时状态下获取任意相交角度的两幅动态图像,并可随时任意调整角度以适应诊断的需求,是相对于传统二维成像的新模式。

(1)二维及彩色多普勒任意平面成像(图4-6-24);

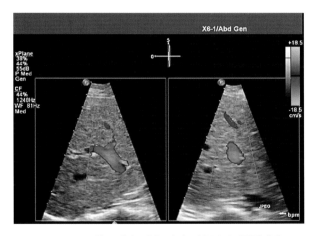

图 4-6-24　第三代矩阵探头实时任意多平面成像

(2)实时任意多平面造影成像(图4-6-25);

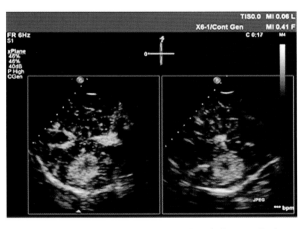

图 4-6-25　第三代矩阵探头实时任意多平面造影

（3）通过取样线位置调整,轻松获取难以探查的切面,利于复杂结构的全面了解;

（4）简化测量过程,结果更精准;

（5）减少扫查时间,提高工作流程;

（6）穿刺介入实时引导监测,进针更安全(图4-6-26);

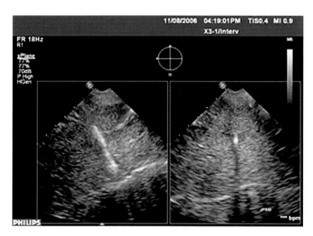

图 4-6-26　第三代矩阵探头实时任意多平面引导穿刺

（7）任意多平面造影同步观察,利于疗效评估。

3. 容积成像　矩阵探头进行全实时采样技术,所有阵元同时发射、同时接收,可在瞬间实时提取真实容积数据。

（1）全探头 9216 阵元同时发生及接收,提供实时全容积成像;

（2）更优异的 X/Y/Z 轴图像分辨率;

（3）出色的 C 平面成像;

（4）独有的多维真彩成像带来更多空间位置信息;

（5）MPR 多平面成像(图 4-6-27);

（6）think slice 厚层切片成像;

（7）iSlice 断层成像(图 4-6-28);

（8）curve iSlice 曲面断层成像;

（9）auto volume 自动体积测量(图 4-6-29)。

（二）矩阵探头临床应用

1. 腹部　矩阵探头具备全面的功能,满足腹部的所有需求:除了肝、肾、胆汁、主动脉、胰腺、脾脏、肠道、膀胱等常规的腹部检查外,超声造影技术、实时任意多平面技术、矩阵容积成像技术、矩阵容积造影技术等会满足肿瘤评估、器官移植、介入性诊断与治疗等临床更多的科研需求。

（1）矩阵探头优异的二维图像保证常规的腹部检查(图 4-6-30)。

（2）矩阵探头灵敏的造影成像为肿瘤诊断提

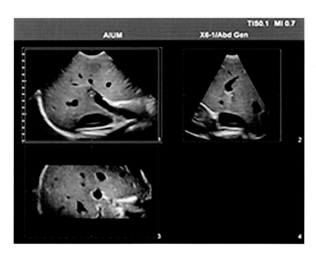

图 4-6-27　第三代矩阵探头 MPR 多平面成像

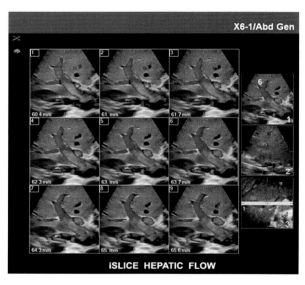

图 4-6-28　第三代矩阵探头 iSlice 断层成像

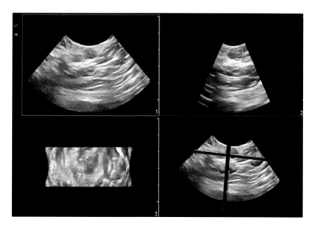

图 4-6-29　auto volume 自动体积测量

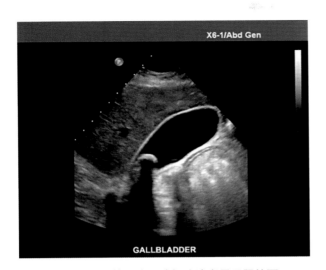

图 4-6-30 第三代矩阵探头清晰显示胆结石

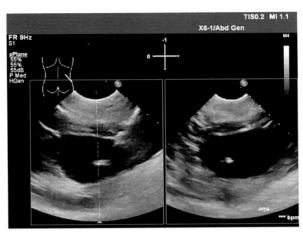

图 4-6-32 实时任意多平面在两个交互切面同时显示进针情况

供帮助,增强医生诊断准确率(图 4-6-31)。

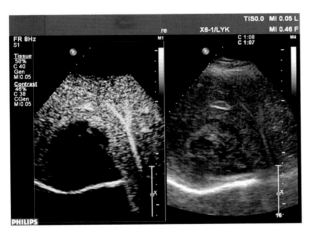

图 4-6-31 第三代矩阵探头灵敏的造影显示占位造影剂充盈情况

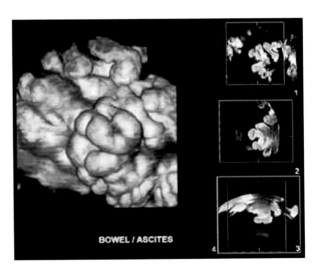

图 4-6-33 矩阵探头瞬时获取高清晰的肠道三维数据

（3）矩阵探头实时任意多平面技术可以实现准确介入穿刺引导定位(图 4-6-32)。

（4）矩阵探头矩阵容积成像技术可以 1 秒瞬时获取所需部位的三维数据,保证获取成功率的同时得到超清晰的三维图像(图 4-6-33)。

矩阵探头矩阵容积造影成像技术使得实时观察组织的造影剂灌注立体信息成为可能;矩阵容积造影成像就是利用矩阵探头实现的四维造影成像,它不同于三维造影的静态静止的成像,而是将造影剂从无到有的过程完整地显示。由于矩阵成像是全容积的发射和接收,无像素的补差,成像更加真实和完整。结合独有的多维真彩成像技术,以近黄远蓝的模式显示图像,使图像更加立体、直观,真正实现了肿瘤的整体评估(图 4-6-34)。

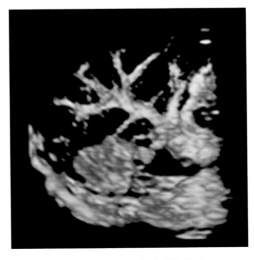

图 4-6-34 多维真彩成像技术

2. 妇产科 矩阵探头全面的功能满足妇产科的所有需求:除了胎儿全身解剖、胎儿心脏评估、iSTIC、胎儿脊柱、颈项透明带、胎盘、羊水指数等常规应用外,同时实时任意多平面技术、矩阵容积成像技术、iSTIC 技术等会满足临床更多的科研需求。

(1)矩阵探头优异的二维图像保证常规的妇产科检查:用于子宫及附件检查可获得理想的图像,如早孕检测胎儿生长发育情况、NT 值等(图 4-6-35)。中晚孕检查 BPD、HC、FL、AC、胎盘、羊水指数等(图 4-6-36)。

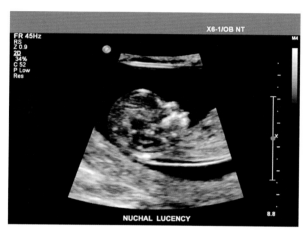

图 4-6-35 第三代矩阵探头高清晰二维图像保证准确进行胎儿 NT 测量

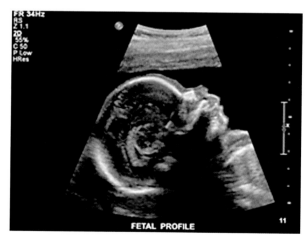

图 4-6-36 第三代矩阵探头显示中晚孕胎儿高清晰图像

(2)矩阵探头实时任意多平面成像轻松获取常规探头难以获取的切面(图 4-6-37)。

(3)矩阵容积成像技术:小巧的矩阵探头可以

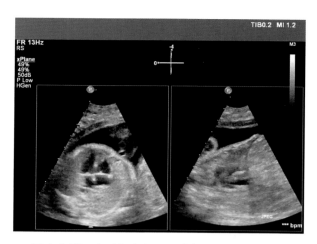

图 4-6-37 实时任意多平面成像显示胎儿室间隔平面

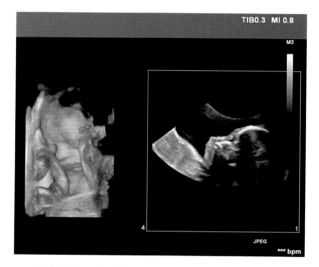

图 4-6-38 矩阵容积成像获取清晰的胎儿面部三维图像

1 秒瞬时获取胎儿面部、脊柱、四肢、颅脑等任意需要获取部位的三维数据(图 4-6-38),在保证获取成功率的同时得到超清晰的三维图像。

(4)iSTIC 技术可以 2 秒快速获取胎儿心脏容积数据:传统机械容积探头的 STIC 技术获取胎心容积数据需要 10 秒左右,由于胎儿及孕妇移动影响导致获取成功率较低;而矩阵探头的 iSTIC 技术可以 2 秒内快速获取胎心的容积数据,消除了产妇及胎儿移动的影响,极大提高了胎心容积数据获取的成功率,医生可以同时得到诊断需要的瓣膜图(图 4-6-39)、室间隔图及卵圆孔(图 4-6-40)等多个常规难以获取的切面,为先天性心脏病的早期诊断提供有力的技术支持。

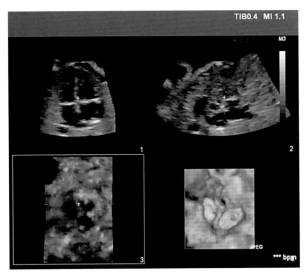

图 4-6-39　iSTIC 技术清晰地显示胎儿心脏瓣膜

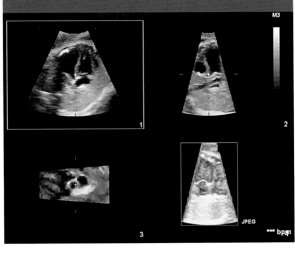

图 4-6-40　iSTIC 技术清晰地显示胎心室间隔和卵圆孔平面

（Larry Liu　姚克纯）

参 考 文 献

1. 唐杰,姜玉新. 超声医学. 北京:人民卫生出版社, 2009.
2. 姜玉新,张运. 超声医学高级教程. 北京:人民军医出版社,2012.
3. 姜玉新,张运. 超声医学. 北京:人民卫生出版社, 2016.
4. Davidsen R, Smith S. Sparse geometries for two-dimensionalarray transducers in volumetric imaging. Proc IEEE Ultrason Symp,1993:1091-1094.
5. Savord B. Phased array acoustic systems with inter-group processors. US Patent 5,997,479.
6. Savord B, Solomon R. Fully sampled matrix transducer for real-time 3D imaging. Proc IEEE Ultrason Symp,2003: 945-953.
7. Freeman S. Microbeamforming for large-aperture ultra-sound transducers. 2011 Proc. of Joint AAPM/COMP Meeting. Paper TU-B-220-2.

第五章 谐波成像技术

第一节 谐波的产生

医学超声是一种典型的主动式成像模式,需要向成像目标(人体组织或者注入人体的微气泡等)发射一系列超声波,并且获取目标在声场激励下产生的回波信号,最终通过提取回波信号的强度、相位和频率等信息完成特定模式的成像。基于相同的探头和平台,如何对回波信号进行更优的处理和提取是决定图像质量的关键性因素。

在传统的医学超声中,无论是常规二维成像还是彩色多普勒血流成像,采用的都是线性处理方法,即提取接收回波中与发射频率相同的成分进行成像。对比成像(又称造影成像)的出现,使人们意识到研究并利用回波信号的非线性特征将进一步提升医学超声的诊断能力。本章所介绍的谐波成像,就是非线性医学超声技术的典型代表。

作为造影剂的微泡在超声波激励下,会同时产生膨胀和收缩两种行为,两者具有不对称性;并且微泡在特定频率激励下还会出现共振现象。两种物理机制综合起来,最终体现为微泡回波信号的高度非线性,主要包括二次谐波($2f_0$)、高次谐波($3f_0,4f_0,\cdots$)、次谐波($f_0/2$)和超谐波($3f_0/2,5f_0/2,\cdots$),其中 f_0 表示发射信号的中心频率,典型的微泡回波频率谱见图 5-1-1。对比谐波成像采用低电压发射,一方面在低电压激励下极难产生高次谐波和超谐波成分,另一方面高次谐波和超谐波位于高频段,极易衰减。因此,对比谐波成像特指基于二次谐波和次谐波成分的微泡成像技术。

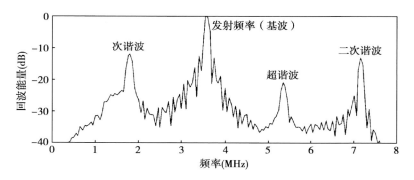

图 5-1-1 典型的微泡回波频率谱(发射频率约为 3.6MHz)

在发现对比谐波后,人们就开始关注组织在超声波激励下所产生的非线性回波。组织谐波的产生主要基于声波在组织中的传播,其产生的物理机制与对比谐波完全不同,且只有二次谐波和高次谐波两种形式。其中二次谐波的幅度明显更强,利用该成分进行组织成像,可显著提升图像的空间分辨率和对比分辨率,被称为组织谐波成像。

(何绪金)

第二节 谐波成像机制

滤波谐波和正反谐波,是谐波成像的两种主要机制,可通用于对比成像和组织成像。以二次谐波成像为例,带通滤波首先要求设计一个中心频率位于 $2f_0$ 且具有合适带宽的带通滤波器,进而以其对回波数据进行滤波,在保留 $2f_0$ 成分的前提下尽可能地滤除 f_0 成分(图 5-2-1)。正反谐波,则需要先

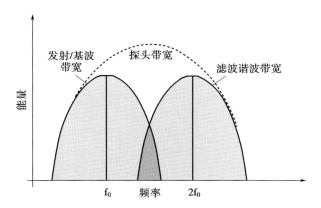

图 5-2-1　滤波谐波方法的成像机制

后发射两个相位完全相反的信号激励目标,并将得到的两组回波数据进行相加复合(图 5-2-2)。

滤波谐波和正反谐波成像机制各有优劣,但各自适用于不同的临床应用器官。滤波谐波只需对单次发射回波进行带通滤波处理,因而较正反谐波具有两倍的帧率优势,适合心脏等对帧率有较高要求的器官。然而,滤波谐波的成像质量极易受到滤波器系数的影响,存在接收带宽和发射带宽重叠的情况,将不可避免地引入基波信号,进而影响图像的纵向空间分辨率和对比分辨率;此外,滤波谐波的接收带宽应尽可能位于探头的有效带宽内。使用滤波谐波进行造影成像,造影-组织比(contrast-

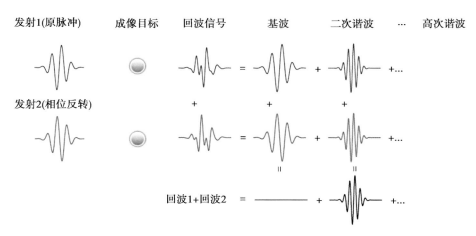

图 5-2-2　正反谐波方法的成像机制

to-tissue ratio,CTR)高度依赖于滤波器的带宽,过大容易引入组织残留信号,过小又会损失微泡信号。相比之下,正反谐波受到的技术限制则相对较少,帧率减半是其唯一的不足,在面对心脏等高速运动目标时可能出现运动伪像(motion artifact),而在成像质量和普适性方面均优于滤波谐波,已作为医学超声的常规模式被广泛使用。

现从工程技术的角度介绍对比谐波成像和组织谐波成像,并且分析其优点和局限性。

一、对比谐波成像

对比谐波成像又称造影谐波成像(contrast harmonic imaging,CHI),是指借助超声造影剂(ultrasound contrast agent,UCA)且基于二次谐波或者次谐波检测方法的人体组织、器官及血管的灌注成像(图 5-2-3~图 5-2-6)。

超声造影剂在声场激励下会产生收缩和膨胀两种物理行为,分别由正、负声压所导致;后者是超声造影剂被击碎的主要原因。于是,便定义了机械

指数(mechanical index,MI),用于衡量超声造影剂微泡被声场激励的强度,具体数学定义为:

$$MI = \frac{P_{max}^-}{\sqrt{f}} \qquad (式 5-2-1)$$

其中,P_{max}^- 和 f 分别表示最大负声压和发射频

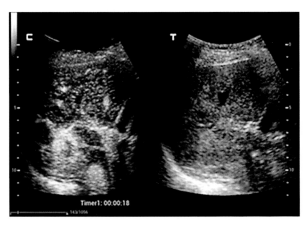

图 5-2-3　肝脏超声造影

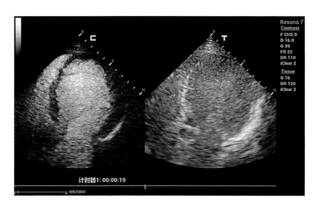

图 5-2-4　左心室超声造影

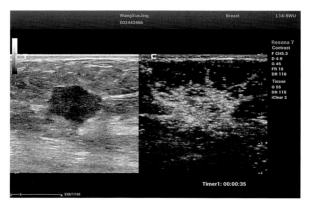

图 5-2-5　乳腺超声造影

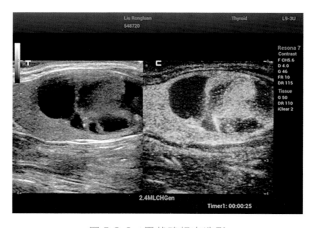

图 5-2-6　甲状腺超声造影

率。为了更加完整地观测灌注过程,在进行对比谐波成像时,需要选用合适的 MI 值,以兼顾持续时间和穿透力。基于大量的临床实例,MI 值的上限通常为 0.1。

二次谐波和次谐波的产生是对比谐波成像的物理基础。到目前为止,关于对比二次谐波方面的研究已较成熟,已广泛应用于临床。然而,组织二次谐波的产生和临床应用证明,极大限制了对

比二次谐波方法的造影-组织比,临床中常称之为"本底噪声过大"或"对比图像不够干净"等。次谐波方法的提出,能够很好地解决造影-组织比偏低的问题。该非线性成分只由超声造影剂产生,使用中心频率为 $f_0/2$ 的带通滤波器即可在提取次谐波信号的同时有效抑制组织二次谐波,进而达到提升造影-组织比的目的。另外,次谐波为低频成分,穿透力优于二次谐波。21 世纪初,Forsberg 和 Eisenbrey 等已验证了次谐波对比成像方法的有效性及其在临床诊断中的可行性。近年来,次谐波方法被广泛应用于肝/肾脏造影、乳腺实时三维超声造影等部位,展现出显著优于二次谐波方法的性能。

然而,次谐波的产生要求长脉冲激励,因而图像的纵向空间分辨率较差。而且,谐波强度随声压的变化规律与二次谐波完全不同,主要分为三个阶段:①低声压条件下的初始阶段,此时不产生次谐波;②逐渐提高声压后的增长阶段,次谐波信号强度迅速提升;③声压达到阈值后的饱和阶段,次谐波信号饱和,背景噪声增强,信噪比严重下降。可见,只有第二阶段的声压条件能够用于次谐波对比成像(图 5-2-7)。因此,研究适合次谐波方法的新型造影剂以及处理方法,对于该方法性能优势的发挥至关重要。

二、组织谐波成像

组织谐波成像(tissue harmonic imaging,THI)或者自然谐波成像(natural harmonic imaging,NHI),特指基于组织二次谐波检测的成像方法。超声波以纵波的形式在人体组织中传播,可导致组织的压缩和稀疏。传统线性声学理论认为,声波在均匀介质中的传播速度恒定为 v_0。当考虑非线性效应时,声波在均匀介质中的传播速度不再为常数 v_0。对于组织压缩区域,传播速度 v_c 大于 v_0;而在稀疏区域,传播速度 v_r 小于 v_0。随着传播距离的增大,v_c 和 v_r 的差异逐渐变大,最终导致波形畸变,随即产生谐波(图 5-2-8)。但谐波能量不会随着传播距离的增加无限制地增强,当达到某极限深度时以衰减为主,直至消失。在所有被激励出来的谐波信号中,只有二次谐波能用于成像,其余高次谐波的幅度过小不足以被用于成像。

由此可见,组织谐波主要依赖于声波在组织中的传播,而不是组织的反射,这一特点是组织谐波图像质量得以提升的关键点之一。医学超声中大部分的伪像源自腹腔器官包膜、血管壁等强反射面

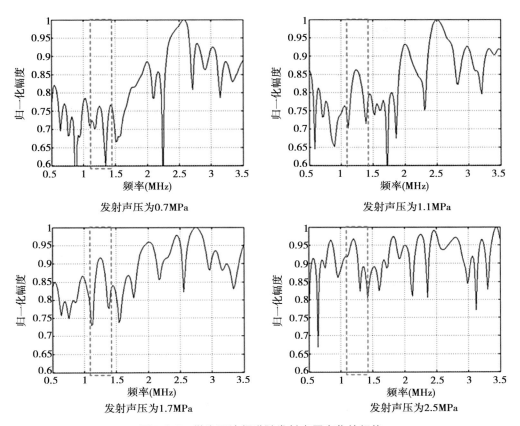

图 5-2-7　微泡回波频谱随发射声压变化的规律
红框内为次谐波成分,发射频率为 2.5MHz

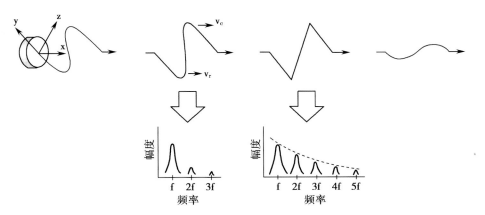

图 5-2-8　声波在传播过程中发生畸变并形成谐波的过程

产生的反射或散射信号,此类信号多位于线性基波段,因而二次谐波方法具有天然的伪影抑制能力。组织二次谐波的强度会随着传播距离的增加而增大;但与此同时,信号的衰减也会随着传播距离的增加愈发明显。综合考虑两个因素,组织二次谐波信号主要集中在图像的中近场,其近场(典型如皮肤)和远场(典型如肝包膜)的二次谐波能量较少,

这一结论再次解释了组织二次谐波方法在抑制其近场伪像方面的优势。提高组织谐波图像品质另一关键点是采用高频成分进行成像,从而具有更高的纵向空间分辨率。仿体实验表明,同一切面在基波和二次谐波模式下的成像效果对比,二次谐波图像具有更优的纵向空间分辨率,但穿透力不如基波图像(图 5-2-9)。

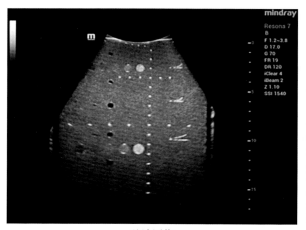
基波图像

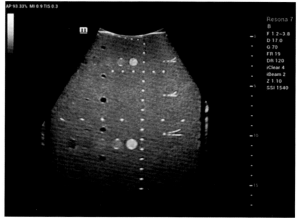
二次谐波图像

图 5-2-9　仿体相同切面在基波和二次谐波模式下的成像效果比较

三、谐波成像的优点及局限性

上文介绍了对比谐波和组织谐波两种医学超声谐波成像模式。就方法论而言,对比谐波主要包括滤波二次谐波、正反二次谐波和次谐波;组织谐波则特指滤波二次谐波和正反二次谐波。为了方便读者的理解和记忆,上述谐波成像方法的优点及局限性被归纳成表 5-2-1,并且在表格中指出了各种方法最适合的临床应用部位(斜体的文字)。

表 5-2-1　谐波成像(对比谐波和组织谐波)的优点及局限性

方法名称	对比谐波		组织谐波	
	优点	局限性	优点	局限性
滤波二次谐波	较高的帧率 (左心室造影)	对造影剂量要求高 灵敏度和特异度差 CTR 较低 穿透力较差	较高的帧率 (心脏二维成像)	易受滤波器系数影响 对比分辨率较差
正反二次谐波	空间分辨率高 (腹部及浅表造影)	CTR 较低 穿透力较差 存在运动伪像	伪像抑制能力强 对比分辨率高 空间分辨率高 (腹部及浅表成像)	穿透力较差 存在运动伪像
次谐波	CTR 较高 对比分辨率高 穿透力强 (高频造影)	纵向空间分辨率差	组织无法产生该谐波成分 不适用于组织成像	

四、回顾与展望

谐波成像作为一种典型的非线性超声成像模式，其技术机制与工程实现方法已得到广大超声医师和工程师的深入研究与验证，并且已成为医学超声的常规成像模式之一，受到了超声医师的广泛认可。该项技术对于造影成像模式的实现以及超声基础图像质量（空间分辨率、对比分辨率和伪像抑制能力）的提升，具有里程碑意义。到目前为止，造影成像在肝癌、肾癌、肝脏血管瘤和胆囊息肉等腹部疾病的诊断中已具有病理学价值，如何进一步提升对比谐波图像的造影-组织比、持续时间、空间分辨率等问题，必将继续活跃在医学超声学术的研究和临床应用的前沿。

（何绪金）

第三节　微气泡超声造影剂的物理基础

利用超声成像进行医学诊断已经得到了广泛的应用，例如灰阶超声、彩色多普勒超声等，其基本机制是基于不同的生物组织具有不同的声阻抗，从而引起不同强度的回声，然而当相邻的人体组织的声阻抗比较接近时，人们就很难从显示的图像上把这两种组织区分开，例如肌肉中的微小血管。为此，能增强组织和血液超声回波能力的超声造影剂受到极大的关注。超声造影成像是将与人体组织的声学特性有较大差异的造影剂注入人体待查部位，人为增大待查部位与周围组织之间的差异，从而使获得的超声图像显得更为清晰，便于诊断。造影增强的回声信号不仅包含共振频率（即基频），而且包含高阶谐波和次谐波及超谐波的能量成分。利用非线性特性可研究新的造影成像技术：二次谐波成像和次谐波成像等。此外，微气泡超声造影成像在超声分子成像及药物/基因传递等方面具有潜在的临床应用前景。

本章节主要介绍微气泡在超声作用下产生的基本物理现象及机制，以更好地理解超声造影剂在临床诊断及治疗的应用。

一、微气泡超声造影剂的历史

超声造影剂的研究和应用可以追溯到 1968 年 Gramiak 等人描述的心脏内注入盐水后可在主动脉根部得到云状回声对比效果，并首次应用于临床诊断疾病。造影剂早期形态是含有自由气泡的液体，

结构不稳定、气泡直径大，容易被击碎且不易进入软组织。随着制作工艺和材料科学的发展，目前的超声造影剂由脂类化合物外壳和包裹起来的惰性气体组成，直径为 $2\sim5\mu m$，共振频率为 $1\sim3MHz$。然而，由于自由气泡在血液中会迅速破裂消失，造影剂并没有真正地在临床上发挥作用。1972 年，Ziskin 揭示了该造影现象的机制是由于液体包裹了气体形成气泡所致，并认为造影效果取决于液体的物理和化学性质。20 世纪 80 年代，研究者开始系统地研究超声造影剂制备技术。1983 年，Tei 等人将早期的人工振荡的方法改进为抽吸的方法，即通过两个注射器的来回抽吸使气体与液体充分混合。1984 年，Feinstein 首次发明了基于声振的造影剂制备技术。他使用电动超声振荡仪将人血蛋白置于高能声场中振荡产生小而稳定的气体微泡。由于声振的方法产生的气泡直径小于红细胞，因此微气泡能够通过肺循环经肺静脉进入左心房，从而极大地推动了超声造影剂的发展。在此基础上，一些公司和研究机构相继研制并生产了不同的医用超声造影剂。第一代微气泡造影剂均为空气微气泡，稳定性差，粒径大不能通过肺循环，无法用于心肌声学显影，仅能了解心内结构是否正常，是否有反流或分流疾病的诊断。典型的产品包括：Echovist、Albunex、Levovist 等。主要的第一代微气泡造影剂见表 5-3-1。

表 5-3-1　第一代超声造影剂

名称	构成	气体成分	应用
混合的生理盐水		空气	人体应用
声振 X 线造影剂		空气	人体应用
声振靛青绿		空气	人体应用
Albunex	5% 人血白蛋白	空气	美国、欧洲批准
Echovist	半乳糖	空气	欧洲批准
Levovist	半乳糖，棕榈酸	空气	欧洲批准

进入 20 世纪 90 年代，超声造影剂的研究工作取得了很大的进展，出现了目前广泛使用的第二代造影剂。其开发和研究的重点是由不同成分气体构成的包膜微气泡，区别主要是气体的种类以及外壳的成分。与自由气泡、悬浮颗粒胶状体、乳化液体和水溶液超声造影剂相比，直径为几微米的包膜

微气泡超声造影剂可通过肺循环,其应用效果更佳、应用范围更广、稳定性更好。第二代微气泡造影剂以白蛋白或者脂质为外壳包裹氟碳类气体,粒径小,保存时间长,在血液中稳定性高,可以通过肺循环使心肌系统产生比较理想的显影效果。1993年,de Maria 和 Beppu 等人静脉注射2%的全氟戊烷产生心肌造影成像,微气泡的气体构成才得到重视。1994年,美国 Sonus 公司的 EchoGen 采用声振全氟戊烷与人血白蛋白混合。同时微气泡气体构成理论被提出,理论认为氟碳类惰性气体弥散性小,分子量大,溶解率低,可以增强微气泡造影剂在生物体内的稳定性,尤其是血液中的稳定性。1997年最先通过美国 FDA 认证的可在临床使用的造影剂产生,其以白蛋白为外壳,包裹 C_5F_{12}(全氟戊烷)气体。与 Optison 不同的是,Sonovue 以双分子层天然磷脂作微气泡的外壳,利用脂质的亲疏水端,包裹全氟化硫气体,图5-3-1为 Sonovue 的单个结构示意图。氟碳类惰性气体如氟丙烷、全氟戊烷、全氟己烷等包膜微气泡造影剂的研制成功推动了超声诊断领域的进展。主要的第二代超声造影剂见表5-3-2。

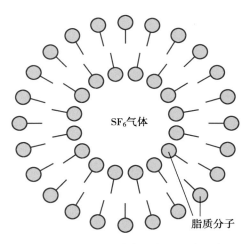

图 5-3-1 Sonovue 单个微气泡结构示意图

表 5-3-2 第二代超声造影剂

名称	构成	气体	应用
Echogen	表面活化剂	C_5F_{12}	欧洲批准
Definity	脂质体	C_3F_8	美国批准
Optison	人血清白蛋白	C_3F_8	美国、欧洲批准
Sonovue	磷脂	SF_6	欧洲批准

理想的超声造影剂需要满足以下特性:①高散射性,低溶解性,低弥散性;②有足够长的半衰期;③无生物学毒性(对人体无害);④微泡大小均匀,可自由通过毛细血管;⑤有类似红细胞的血流动力学特点及具有组织特异度(靶向性);⑥在生物组织、血液中有一定抗压性;⑦售价较低,不过度增加患者负担,可以批量生产。超声声振方法制备的微气泡虽然造影效果理想,但由于超声声振仪器小,不适合批量生产,同时制备的微气泡的灭菌技术有待改进。

当前国内外超声造影剂的研究集中在微气泡的外壳组成成分上,例如高分子包膜微气泡、靶向超声造影剂(targeted microbubble contrast agents,TMCA)。传统微气泡造影剂包裹气体的外壳多为蛋白脂类等天然高分子物质,但此类微气泡粒径均一度不高,制备时膜厚不好控制,因此声学特性无法控制。而高分子包膜微气泡超声造影剂使用可生物降解的多聚体材料作为微气泡外壳。相比传统微气泡造影剂,多聚体高分子包膜微气泡制备时可以有效控制微气泡的膜成分、膜厚以及微气泡的大小。根据人体内不同组织器官以及血液造影的需要,高分子微气泡制备时还可以通过改变材料的成分以及聚合条件来改变微气泡的声学特性。同时高分子微气泡的外壳由多聚体构成,结构稳定,相比传统微气泡造影剂抗压性更好,破裂阈值更高。靶向超声造影剂与传统微气泡造影剂的区别在于微气泡制备时,将特异度的配体链接(可通过正负电链接,亦可通过化学键链接)到微气泡的外壳。膜表面的配体对于生物体的特定组织具有靶向性,进入生物体后可以选择性地到达靶组织进行超声显影。传统微气泡造影剂在生物体血液循环中消失时,靶向超声造影剂依然可以增强靶组织的超声显影。针对不同的肿瘤细胞可以制备不同的靶向微气泡,有利于肿瘤的早期诊断以及靶向载药治疗。

二、微气泡的基本物理特性

(一)微气泡的散射特性

含有微气泡的超声造影在超声成像中的应用主要是利用液体中微气泡具有较强的散射能力,从而增强其背向散射信号的强度。在瑞利散射理论成立的前提下,即散射体比波长 λ 小得多或 $kr \ll 1$,$k = 2\pi/\lambda$ 是波数,r 是散射体的半径,背向散射波在远场可视为球形波,适用 Born 近似。散射超声强度 I_s 为入射波超声强度 I_0 和反射体的散射截面 σ 的函数,即

$$I_s = \frac{I_0 \sigma}{4\pi z^2} \quad \text{（式 5-3-1）}$$

其中 z 为接收换能器与散射体之间的距离；散射截面的大小取决于散射体和周围介质的材料特性的差异。

$$\sigma = \frac{4}{9}\pi k^4 r^6 \left[\left(\frac{\kappa_s - \kappa}{\kappa}\right)^2 + \frac{1}{3}\left(\frac{3\rho_s - 3\rho}{2\rho_s + \rho}\right)^2\right]$$

$$\text{（式 5-3-2）}$$

式中，κ 为介质的绝热压缩系数，ρ 为密度，下标"s"代表气泡包膜的相应性质。对于体积为 V 的空间内的多个散射体，基于式 5-3-1 及式 5-3-2，可以得到：

$$\frac{I_s}{I_0} = \frac{1}{9}nV\frac{k^4 r^6}{z^2}\left[\left(\frac{\kappa_s - \kappa}{\kappa}\right)^2 + \frac{1}{3}\left(\frac{3\rho_s - 3\rho}{2\rho_s + \rho}\right)^2\right]$$

$$\text{（式 5-3-3）}$$

式中，n 为散射体的单位体积密度。由上式可以看出，散射截面与频率的四次方或散射体半径的六次方呈正比。该公式适用于所有的造影剂介质，括号内的表达式则决定了不同造影剂的散射特性。O-phir 和 Parker 比较了不同类型造影剂的散射特性，内容见表 5-3-3。气泡粒子的散射截面要比同样大小的固体粒子（例如铁）大 10^{14} 倍。由此可见，微气泡造影剂的造影效果优于其他的散射体。

表 5-3-3　不同材料的散射截面（r=5μm，f=5MHz）

材料	压缩关系	密度关系	$\frac{4\pi}{9}k^4r^6$	$\sigma(m^2)$
气体	$\kappa_s \gg \kappa$	$\rho_s \ll \rho$	3.8×10^{-15}	≈ 0.38
固体	$\kappa_s \ll \kappa$	$\rho_s \gg \rho$	3.8×10^{-15}	$\approx 6.65\times10^{-15}$
液体	$\kappa_s \approx \kappa$	$\rho_s \approx \rho$	3.8×10^{-15}	≈ 0

微气泡超声造影剂的声衰减与其散射特性相关，两者均取决于微气泡的浓度，但声衰减与微气泡的浓度不是线性关系。在低浓度时，声散射随微气泡浓度的增加而增加；但在较高微气泡浓度时，声衰减主要取决于多重散射。以上特性决定了造影剂使用的微气泡浓度。计算背向散射系数需要了解衰减系数，与频率相关的声衰减系数 $\alpha(f)$ 与微气泡浓度及微气泡分布相关。

$$\alpha(f) = \int_{R_{min}}^{R_{max}} n(r)\sigma(r)dr \quad \text{（式 5-3-4）}$$

式中 R_{min} 和 R_{max} 分别为微气泡的最小及最大半径，n(r) 为微气泡的分布函数。

（二）微气泡的共振特性

自由空气微泡在声波作用下可以看作为弹簧振子，采用 Rayleigh-Plesset 方程可以描述其振动行为：

$$\rho r\ddot{r} + \frac{3}{2}\rho\dot{r}^2 = p_g - p_B - \frac{2\sigma_{ST}}{r} - \frac{4\mu}{r}\dot{r} \quad \text{（式 5-3-5）}$$

式中微泡内部的压力 $p_g = (C_A + C_P)RT$，μ 为液体的黏滞系数。微气泡的共振频率可以表示为：

$$f_0 = \frac{1}{2\pi r}\sqrt{\frac{3\gamma}{\rho}\left[P_0 + \left(1 - \frac{1}{3\gamma}\right)\frac{2\sigma_{ST}}{r}\right] - \left(\frac{2\mu}{r\rho}\right)^2}$$

$$\text{（式 5-3-6）}$$

假设由周围介质引起的衰减可忽略，且不考虑气泡表面张力和热传导，Anderson 和 Hampton 给出了单个自由空气泡基频的近似表达式：

$$f_0 = \frac{1}{2\pi r}\sqrt{\frac{3\gamma p_0}{\rho_0}} \quad \text{（式 5-3-7）}$$

式中，γ 表示比热比，r 是气泡半径，p_0 和 ρ_0 分别是周围液体的压强和密度。表 5-3-4 给出了不同半径的空气微气泡的共振频率。

表 5-3-4　不同大小空气微泡的共振频率

微泡直径（μm）	1	3	5	8	10
共振频率（MHz）	9.5	2.4	1.3	0.8	0.6

当入射声波的频率与气泡共振频率一致时，入射声波的能量全部被气泡共振吸收，形成共振散射，这时散射截面比微气泡的几何散射截面要大 2~3 个数量级。计及损耗，单个空气微泡的散射截面与频率的关系可以用下式表示：

$$\sigma = \frac{4\pi r^2}{\left[\left(\frac{f_0}{f}\right)^2 - 1\right]^2 + \left(\frac{f_0}{f}\right)^4 \delta^2} \quad \text{（式 5-3-8）}$$

式中衰减系数 δ 是热、黏滞以及辐射衰减系数的总和。直径为 3μm 空气微泡在声压为 10kPa 的超声作用下的散射截面与频率的关系见图 5-3-2，其中实线是由式 5-3-8 计算得到的，而虚线由式 5-3-2 得到。在共振时，散射截面达到最大值，是几何散射截面的 135 倍。

由于微气泡稳定性的需要，包膜的使用使得微气泡的振动幅度减小。实际测得的共振频率比式

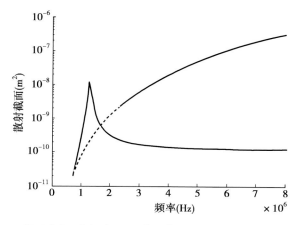

图 5-3-2　半径为 3μm 的微气泡在声压为 10kPa 的超声作用下的散射截面与频率的关系

5-3-7 的预计值要高。de Jong 等提出了有一层弹性薄膜包围的单个空气泡的背向散射理论模型。考虑由于膜的弹性而增强的恢复力，即计入膜的弹性参量 S_e 的影响，式 5-3-7 修正为：

$$f_0 = \frac{1}{2\pi r}\sqrt{\frac{3\gamma p_0}{\rho_0}\left(p_0 + \frac{\pi}{3}\frac{S_e}{\gamma r}\right)} \quad （式 5-3-9）$$

值得指出的是，对于气泡尺寸有一定分布的造影剂，其衰减系数随频率变化的曲线形状与气泡尺寸的分布曲线相似。而共振频率随介质中静压的变化可用来检测组织内的压力。S_e 值的变化对共振频率的影响见图 5-3-3。

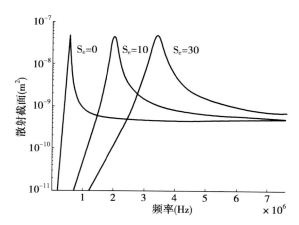

图 5-3-3　直径为 6μm 的微气泡在水中的散射截面与膜参数 S_e 的关系

三、微气泡振动动力学模型

（一）自由空气微泡

1. RP 及 RPNNP 模型　自由微气泡动力学描述的基本方程是 Rayleigh-Plesset（RP）方程，该方程忽略了液体的可压缩性，并假设微气泡中的气体压力均匀不变。该方程表述为：

$$\rho R\ddot{R} + \frac{3}{2}\rho\dot{R}^2 = p_g - p_0 - p_i(t) \quad （式 5-3-10）$$

式中 R 是微泡的瞬时半径，$\dot{R}$ 和 $\ddot{R}$ 为 R 的一阶和二阶时间微分，p_0 为大气压力，p_i 为入射声压，p_g 为微气泡内部的气体压力。考虑到微泡内气体，液体表面张力及黏度的影响，RP 方程经 Noltingk、Neppiras 及 Poritsky 进一步修正，得到了著名的 RPNNP 方程，即

$$\rho R\ddot{R} + \frac{3}{2}\rho\dot{R}^2 = p_g(t) + p_v - p_0 - p_i(t) - \frac{2\sigma}{R} - \frac{4\eta}{R}\dot{R}$$
$$（式 5-3-11）$$

其中 ρ、σ 及 η 分别是液体密度、表面张力及黏滞系数；p_v 为泡内气体蒸汽压；微气泡内部的气体压力 p_g 取决于微泡的体积变化及通过气泡壁的热扩散。如忽略热扩散，p_g 可表示为：

$$p_g(t) = \left(p_0 - p_v + \frac{2\sigma}{R_0}\right)\left(\frac{R_0}{R}\right)^{3\kappa} \quad （式 5-3-12）$$

其中 κ 为气体的多方指数，R_0 为气泡的初始半径。如果热扩散长度远远大于微泡的半径，微泡的振动可看作等温过程，即有 $\kappa \approx 1$。但如果热扩散长度远远小于气泡半径，且气泡半径远远小于声波波长，微泡的振动可看作绝热过程，即 $\kappa \approx \gamma$，γ 为气体的比热容比。距离微气泡中心距离 r 处的散射声压可以表示为：

$$p(r) = \frac{\rho R}{r}(2\dot{R}^2 + R\ddot{R}) \quad （式 5-3-13）$$

2. 微泡的大振幅振动模型　RP 模型假设气泡周围的液体不可压缩，仅适用于声马赫数小于 1 时 $\left(\text{Mach 数}：M = \frac{\dot{R}}{c}\right)$。但当入射声压增加，Mach 数接近 1，并且在辐射阻尼及液体的压缩就不能忽略时，RP 模型不再适用。对于较大声压驱动下微泡的大振动径向振动的模型，主要有 keller 方程、Herring 方程及 Gilmore 方程等。Prosperetti 等提出了一个一般形式的振动方程以描述自由空间中微气泡的振动，即

$$\rho\left\{\left[1 - (\lambda+1)\frac{\dot{R}}{c}\right]R\ddot{R} + \frac{3}{2}\dot{R}^2\left[1 - \left(\lambda + \frac{1}{3}\frac{\dot{R}}{c}\right)\right]\right\}$$
$$= \left[1 + (1-\lambda)\frac{\dot{R}}{c}\right]\left[p_B(t) - p_0 - p_i\left(t + \frac{R}{c}\right)\right] + \frac{R}{c}\dot{p}_B(t)$$
$$（式 5-3-14）$$

式中 λ 是一个任意参数,决定了方程一阶近似的精度。$p_B(t)$ 为气泡外壁的液体压力,取决于气泡内的气体压力,并且:

$$p_B(t) = p_g(t) - \frac{4\eta\dot{R}}{R} - \frac{2\sigma}{R} \quad (\text{式 } 5\text{-}3\text{-}15)$$

与 RPNNP 方程相比,此方程中多了 $\frac{\dot{R}}{c}$ 的项,即声马赫数项;并且 p_B 引入了声辐射阻尼。当参数 $\lambda = 0$ 时,该方程演化为 Keller 方程,而当 $\lambda = 1$ 时可以得到 Herring 方程。

(二) 包膜微气泡的振动模型

超声造影剂微气泡通常具有厚度在 $10\sim100\text{nm}$ 之间的包膜,以增强微气泡的稳定性。通常包膜微气泡的振动模型需要考虑气泡内气体、气泡膜(外壳)以及气泡外液体三层结构。目前,在 RP 方程的基础上已建立了多个有针对性的包膜气泡动力学模型,例如黏性牛顿型液体层模型、非牛顿型流体层模型以及黏弹性的固体模型等。

1. de Jong 模型　考虑到包膜的黏弹特性对微气泡振动的影响,de Jong 等将包膜看作黏弹固体,引入膜的刚性系数 S_p 表示包膜引起的附加回复力,以及阻尼项 $\delta_t = \delta_{vis} + \delta_{th} + \delta_{ra}$ 表示膜的黏性阻尼、热阻尼和声辐射阻尼的总和阻尼项。其振动方程为:

$$\rho\left(R\ddot{R} + \frac{3}{2}\dot{R}^2\right)$$
$$= p_{g0}\left(\frac{R_0}{R}\right)^{3\gamma} + p_V - \frac{2\sigma}{R} - p_0 - p_i(t) -$$
$$S_p\left(\frac{1}{R_0} - \frac{1}{R}\right) - \delta_t\omega\rho R\dot{R} \quad (\text{式 } 5\text{-}3\text{-}16)$$

$$\delta_t = \frac{4\mu}{\omega\rho R^2} + \frac{\omega R_0}{c}\frac{1}{1+\left(\frac{\omega R_0}{c}\right)^2}\left(\frac{\omega}{\omega_0}\right)^2 + \frac{S_f}{4\pi R^3\rho\omega}$$
$$(\text{式 } 5\text{-}3\text{-}17)$$

$$S_p = \frac{Et}{1-\mu} \quad (\text{式 } 5\text{-}3\text{-}18)$$

其中 $p_{g0} = p_0 - p_V - 2\sigma/R_0$ 为气泡内部的初始压力,p_0 为静态压力,p_V 为蒸汽压,σ 为表面张力系数,γ 为气体的多方指数,δ_t 是总的阻尼项,$p_i(t)$ 是频率为 ω 的入射声压。S_p 可以由实验测定,对于 Albunex 造影剂,它的值在 $(4.5\sim14)\times10^3\text{dyne/cm}$ 变化。

2. Church 模型　当考虑到包膜具有一定的厚度,Church 假设包膜层是一层不可压缩的黏弹固体,提出了一个修正的 RP 方程:

$$\rho\left\{\ddot{R}_1 R_1\left[1 + \left(\frac{\rho - \rho_S}{\rho_S}\right)\frac{R_1}{R_2}\right] + \right.$$
$$\dot{R}_1^2\left[\frac{3}{2} + \left(\frac{\rho - \rho_S}{\rho_S}\right)\times\left(\frac{4R_2^3 - R_1^3}{2R_2^3}\right)\frac{R_1}{R_2}\right]\right\}$$
$$= p_g(t) - p_0 - p_i(t) - 4\left(\frac{4\eta R_1^2\dot{R}_1}{R_2^3} - \frac{2\sigma_1}{R_1} - \frac{2\sigma_2}{R_2}\right) -$$
$$4\frac{R_2^3 - R_1^3}{R_2^3 R_1}\left[\mu_S\dot{R}_1 + G_S(R_1 - R_{10})\right]$$
$$(\text{式 } 5\text{-}3\text{-}19)$$

其中 R_{01} 是气泡的初始内半径,R_{02} 是气泡的初始外半径,气泡膜的厚度 $R_s = R_{02} - R_{01}$,下标 "0" 表示初始时刻 $t = 0$。R_1 表示气泡的瞬时内半径,μ_s 表示气泡膜黏滞系数,μ 是液体的黏滞系数,ρ 代表液体的密度,ρ_s 为微气泡膜的密度,σ_1 和 σ_2 分别对应微气泡内表面和外表面的表面张力。如为弹性固体层,G_s 为拉曼常数(刚度模量);如为黏滞流体层,$G_s = 0$。

3. Marmottant 模型　微泡的经典三层结构模型(Church 模型)可以从理论上描述包膜微泡在声波激励下的动力学行为以及振动过程中包膜内部的运动状况。然而,考虑到人们仅需要了解气泡的运动过程而不是微泡内部的运动状况,多数微泡振动模型将微泡膜的表面张力系数定为常数。实际上,在微泡运动过程中,包膜结构积聚程度是随着气泡的半径而变化的,而包膜的表面张力系数也将相应地随时间变化。尤其是当激励能量较大时,气泡将做激烈振动,其半径的膨胀和皱缩幅度都很大,因此,Marmottant 提出了一个表面张力系数随半径线性变化的模型,其动力学方程如下:

$$\rho\left(R\ddot{R} + \frac{3}{2}\dot{R}^2\right) = \left[p_0 + \frac{2\sigma(R_0)}{R_0}\right]\left(\frac{R}{R_0}\right)^{-3\gamma}\left(1 - \frac{3\gamma}{c}\dot{R}\right) - p_0 -$$
$$\frac{2\sigma(R)}{R} - \frac{4\mu\dot{R}}{R} - \frac{4\kappa_s\dot{R}}{R^2} - p_i(t)$$
$$(\text{式 } 5\text{-}3\text{-}20)$$

式中 σ_0 为平衡状态时包膜表面张力,κ_s 表示单层膜的扩张黏度,外包膜表面张力 $\sigma(R)$ 的表示见式 5-3-21(图 5-3-4)。

$$\sigma(R) = \begin{cases} 0 & (R \leqslant R_{\text{buckling}}) \\ \chi\left(\frac{R^2}{R_{\text{buckling}}^2} - 1\right) & (R_{\text{buckling}} \leqslant R \leqslant R_{\text{break-up}}) \\ \sigma_{\text{water}} & (R \geqslant R_{\text{ruptured}}) \end{cases}$$
$$(\text{式 } 5\text{-}3\text{-}21)$$

表示气泡单分子层首次破裂时的最大半径,而 $R_{ruptured}$ 则是对应于其后气泡振动过程中包膜层破裂时的半径。式 5-3-21 表明包膜表面 $\sigma(R)$ 决定于气泡所处的振动状态:皱缩、弹性振动或破裂。气泡皱缩时,包膜的压缩会驱散一些分子进入皱褶层,其表面张力几乎消失。进入弹性振动后,表面皱缩消失,气泡做有规律的膨胀和压缩振动,过程中表面张力被视作随半径变化而变化的量。气泡快速扩张有可能使气泡表面达到使其破裂的张力 $\sigma_{break-up}$,此时气液界面裸露,表面张力随后减为 σ_{water}。

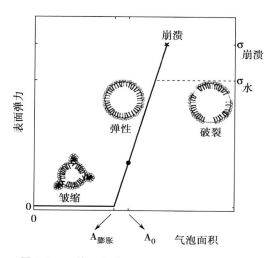

图 5-3-4　单层包膜微泡的动态表面张力模型

四、微气泡振动及数值计算

(一) 微气泡的振动

在超声作用下,微气泡会产生膨胀、压缩及崩溃。采用几十至几百纳秒的高速相机可以拍摄微气泡在超声作用下的动力学行为(图 5-3-5)。由于气泡壁的速度峰值可达到几百米/秒,对于微气泡崩溃的拍摄则要求皮秒级的高速相机。在自由空间,微气泡在超声作用下做球对称振动,其动力学行为可以用沿着微泡中心一条直线上的 R-t 条纹图像描述(图 5-3-6)。尽管激励信号是典型的正弦波,当激励声压增强到几十千帕(kPa)以上时,微泡的振动将呈现非线性行为(图 5-3-7),并出现丰富的频率成分,例如高次谐波、次谐波及超谐波等。

微气泡的共振频率与其粒径大小相关,几微米的微气泡对于 MHz 的超声波的响应会有很大差异。超声作用参数如频率、相位及声压会改变微气泡的振动特性,可利用高速相机监测气泡振动来对

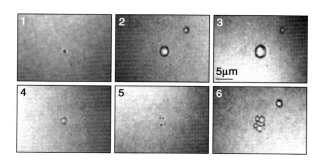

图 5-3-5　微气泡在 2.25MHz 超声作用下的二维时间图像序列(帧频为 10ns)

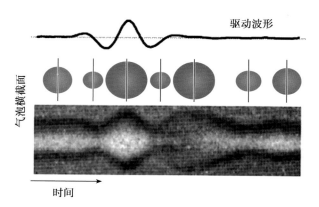

图 5-3-6　微气泡半径随时间变化的图像

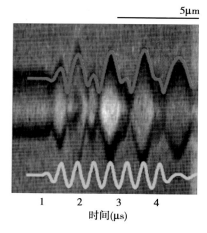

图 5-3-7　激励声脉冲(2.25MHz,声压 0.36MPa)及微气泡的半径随时间的变化

这些参数进行优化。例如,相对于 180° 相位,当激励信号相位为 0° 时,膨胀时间相对较长,且压缩更快(图 5-3-8)。所以,将发射信号反相位,接收的回波不是简单的反相。而激励超声频率的降低则可能会增大微气泡膨胀的最大半径。在保持激励声压恒定时,当激励频率由 3.5MHz 降至 1.5MHz 后,微泡膨胀的最大半径有明显的增加(图 5-3-9)。在 2.5MHz 超声脉冲激励下,当激励声压由 0.28MPa

增加至 0.51MPa 时,微气泡的非线性振动增强,高次及次谐波滋生(图 5-3-10)。

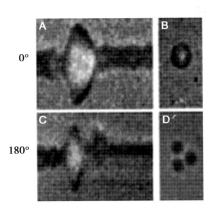

图 5-3-8　超声脉冲位相的改变对微泡振动的影响
A、C. 为条纹图像;B、D. 为二维图像

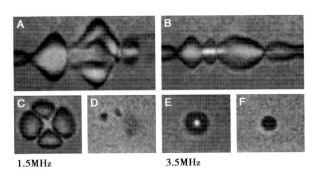

1.5MHz　　　　3.5MHz

图 5-3-9　超声频率的改变对微泡振动的影响
A、B. 为条纹图像;C~F. 为二维图像

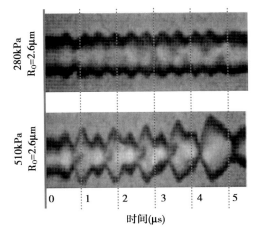

图 5-3-10　激励声压的改变对微泡振动的影响

(二) 微气泡振动的数值计算

以商用超声造影剂 Sonovue 为例,利用 Marmottant 模型对其在 4MHz 超声作用下产生的非线性振动进行数值计算。数值计算中的主要参数见表 5-3-5。

表 5-3-5　数值计算中的参数

参数	数值
壳黏性参量 κ_s	15×10^{-9}N
气泡在平衡位置的半径 R_0	$2\mu m$
微泡即将完全饱满时的半径 $R_{buckling}$	$1.9\mu m$
泡内气体的多方指数 γ	1.4
液体密度 ρ	$998kg/m^3$
流体的黏度系数 μ	$1.0\times10^{-3}N\cdot s/m^2$
膜弹性压缩模量 χ	$1.1N/m$
流体的表面张力 σ_{water}	$0.0725N/m$
膜破裂时的表面张力 $\sigma_{break-up}$	$0.13N/m$
静态表面张力 $\sigma(R_0)$	$0.035N/m$

利用 Matlab 中常微分方程算子 ode45 求解方程式 5-3-20 及式 5-3-21,初始条件设为 $R=R_0$,$\dot R=0$。距离微气泡中心距离 r 处的散射声压可以由式 5-3-13 得到。

考虑到超声造影剂微气泡存在一定的分布,忽略微气泡间的相互作用,接收的微气泡群散射信号可以根据微泡分布系数进行线性叠加:

$$S(f)=\sum_{k=i}^{j}P_{SC}(r_k,f)w_k\% \quad (式 5-3-22)$$

其中,$w_k\%$ 表示半径为 r_k 的气泡所对应的分布系数(即占总量的百分比);$P_{SC}(r_k,f)$ 表示 r_k 半径下,频率为 f 时的回波声压。SonoVue 的粒径分布如图 5-3-11 所示。

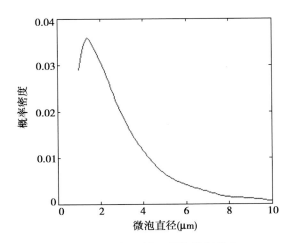

图 5-3-11　SonoVue 微泡粒径分布

激励超声信号(f = 4MHz,声压 = 0.4MPa,10cycles)的波形见图 5-3-12,单个微气泡的 R-t 曲线见图 5-3-13,距微气泡 5cm 处接收到的散射声压随时间变化及其频谱见图 5-3-14。

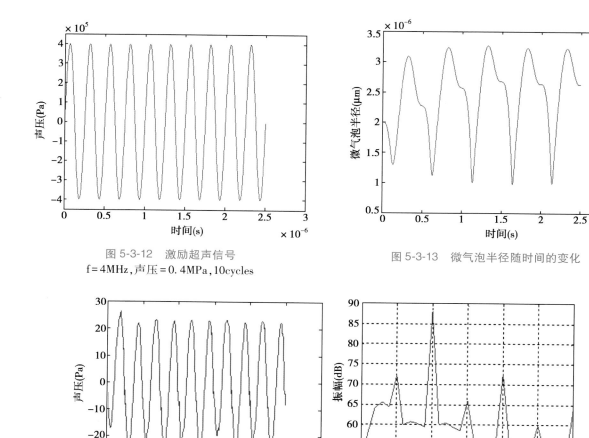

图 5-3-12 激励超声信号
f＝4MHz,声压＝0.4MPa,10cycles

图 5-3-13 微气泡半径随时间的变化

A

B

图 5-3-14 散射声压随时间的变化(A)及其频谱(B)

五、包膜微气泡的空化阈值

考虑一个平衡状态下薄壳包裹的球形微泡,假设 p_s 是气泡内压与外周压的压力差,对任意通过球心的横截面区域 A,应满足以下压力平衡条件:

$$p_s A = \sigma S \qquad (式 5-3-23)$$

其中 S 是沿着该区域的轨迹,σ 是表面张力。引入微泡半径 R,则有:

$$p_s(\pi R^2) = \sigma(2\pi R) \qquad (式 5-3-24)$$

由式 5-3-24 可得到:

$$p_s = \frac{2\sigma}{R} \qquad (式 5-3-25)$$

式 5-3-25 表明气泡越小,气泡内压与外周压之差越大。因为流体从高压处流向低压处,因而如果没有固体包膜,微气泡无法得到真正的平衡状态。

考虑一个无限流体中的多方气体气泡,其平衡关系可用如下公式表示:

$$p_g + p_v = p_0 + \frac{2\sigma}{R_0} \qquad (式 5-3-26)$$

其中 p_g 是气体压力,p_v 是水汽压力,p_0 是周围环境压力,R_0 是气泡的准平衡半径。

如果浮力和气体扩散与周围环境压力的变化相比很慢,则有:

$$p_g V^\gamma = const \qquad (式 5-3-27)$$

其中 V 是气泡体积,γ 是该气体的比热比。对于空气来说,$\gamma = 1.4$ 是一个较精确的近似值。将式 5-3-27 代入式 5-3-26 式,可得:

$$\left(p_0 - p_v + \frac{2\sigma}{R_0}\right) V_0^\gamma = p_n V_n^\gamma \qquad (式 5-3-28)$$

其中 V_0 是准平衡气泡的体积。流体压力是瞬态变化,气泡壁上的流体压强为 p_L,有:

$$\left(p_0-p_v+\frac{2\sigma}{R_0}\right)V_0^{\gamma}=\left(p_L-p_v+\frac{2\sigma}{R}\right)V^{\gamma} \quad （式5\text{-}3\text{-}29）$$

对于一个完全球形的气泡,则有:

$$\left(p_0-p_v+\frac{2\sigma}{R_0}\right)\left(\frac{4}{3}\pi R_0^3\right)^{\gamma}=\left(p_L-p_v+\frac{2\sigma}{R}\right)\left(\frac{4}{3}\pi R^3\right)^{\gamma}$$

$$（式5\text{-}3\text{-}30）$$

上式可写作:

$$p_L=\left(p_0-p_v+\frac{2\sigma}{R_0}\right)\left(\frac{R_0}{R}\right)^{\gamma}+p_v-\frac{2\sigma}{R} \quad （式5\text{-}3\text{-}31）$$

式5-3-31描述了气泡的半径R随流体准静态压力的变化。气泡壁上流体压强与平衡半径关系见图5-3-15,其描述了式5-3-31右边表达式的值随 R_0 值的变化。

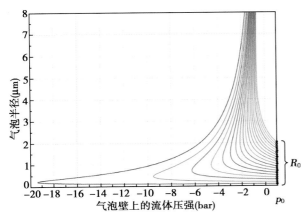

图5-3-15　气泡壁上流体压强与平衡半径关系
平衡半径范围 $0.1 \leqslant R_0 \leqslant 2.0\mu m$, $p_0=1atm$, $\gamma=1.4$, $\sigma=0.072 kgs^{-2}$

图5-3-15中每一条曲线上都存在一个最小值 (p_{cr},R_{cr}),其中 R_{cr} 是临界半径, p_{cr} 是临界准静态压力。临界半径曲线右边的区域表示不稳定的平衡状态。如果流体压力降到 p_{cr} 以下,平衡半径将不存在,这将导致气泡体积急剧增大(比 R_0 大得多)。因此 p_{cr} 称为空化阈值。在超声压缩周期,周围环境压力最终会再一次增大,这将导致气泡猛烈地塌陷。

在计算临界半径过程中,已知在点 (R_{cr},p_{cr}) 处,

$$\frac{\partial p_L}{\partial R}=0 \quad （式5\text{-}3\text{-}32）$$

将式5-3-31代入上式,可得:

$$-3\gamma\left(p_0-p_v+\frac{2\sigma}{R_0}\right)\frac{R_0^{3\gamma}}{R_{cr}^{3\gamma+1}}+\frac{2\sigma}{R_{cr}^2}=0 \quad （式5\text{-}3\text{-}33）$$

这相当于

$$R_{cr}=\left[\frac{3\gamma}{2\sigma}\left(p_0-p_v+\frac{2\sigma}{R_0}\right)R_0^{3\gamma}\right]^{\frac{1}{3\gamma-1}} \quad （式5\text{-}3\text{-}34）$$

由此,临界准静态压力遵循:

$$p_{cr}=-p_0+p_v-\frac{(6-2\gamma)\sigma}{3\gamma R_{cr}} \quad （式5\text{-}3\text{-}35）$$

临界压力随 R_0 的变化,

$$p_{cr}=-p_0+p_v-\frac{(6-2\gamma)\sigma}{3\gamma}\left[\frac{2\sigma}{3\gamma\left(p_0-p_v+\frac{2\sigma}{R_0}\right)}\right]^{3\gamma-1}$$

$$（式5\text{-}3\text{-}36）$$

如果在等温条件,且忽略蒸汽压力,对于气泡半径 $R_0\ll\dfrac{2\sigma}{p_0}$ 的情况,有:

$$p_{cr}\approx-p_0-0.77\frac{\sigma}{R_0} \quad （式5\text{-}3\text{-}37）$$

临界半径(也称为Blake半径)可近似为:

$$R_{cr}\approx 2R_0 \quad （式5\text{-}3\text{-}38）$$

在气泡塌陷开始时,其加速度 $\ddot{R}$ 是负值。当气泡中的气体开始压缩时其符号改变,这时气泡开始回弹。

六、气泡导致的压力辐射

为了计算流体中任意一点处由于气泡的振动导致的声辐射。考虑以下运动方程:

$$\frac{1}{\rho}\frac{\partial p}{\partial r}=-\frac{\partial \dot{r}}{\partial t}-\dot{r}\frac{\partial \dot{r}}{\partial r} \quad （式5\text{-}3\text{-}39）$$

式5-3-39对r求积分,可得:

$$\int_r^{\infty}\frac{1}{\rho}\frac{\partial p}{\partial r}dr=-\int_r^{\infty}\frac{\partial \dot{r}}{\partial t}dr-\int_r^{\infty}\dot{r}\frac{\partial \dot{r}}{\partial r}dr$$

$$（式5\text{-}3\text{-}40）$$

上式可简化为:

$$\frac{p(r,t)-p_0}{\rho}=-\frac{\partial}{\partial t}\left(\frac{R^2\dot{R}}{r}\right)-\frac{1}{2}\frac{R^4\dot{R}^2}{r^4}$$

$$（式5\text{-}3\text{-}41）$$

这实际上是伯努力定理的一种表述,

$$\frac{p(r,t)-p_0^{\infty}}{\rho}=-\frac{\partial \Phi}{\partial t}-\frac{1}{2}v^2 \quad （式5\text{-}3\text{-}42）$$

其中v是质点速度,Φ是速度势,且有:

$$\Phi = -\int_r^\infty \dot{r}\, dr \qquad (式\ 5\text{-}3\text{-}43)$$

流体中的运动方程式 5-3-41 可以继续简化为：

$$\frac{p(r,t)-p_0}{\rho} = -\frac{2R\dot{R}^2+R^2\ddot{R}}{r} - \frac{1}{2}\frac{R^4\dot{R}^2}{r^4}$$

$$(式\ 5\text{-}3\text{-}44)$$

远场处，满足条件 r≫R，故而上式化为：

$$\frac{p(r,t)-p_0}{\rho} = -\frac{2R\dot{R}^2+R^2\ddot{R}}{r} \qquad (式\ 5\text{-}3\text{-}45)$$

七、气泡破裂

在低声压（机械指数 MI<0.1）的情况下，微泡进行线性振动。在高声压（机械指数 MI>0.6）的情况下，气泡的膨胀周期延长而后剧烈收缩。对于由薄的弹性膜包裹的造影剂微泡，在气泡收缩的过程中，当气泡的动能超过其表面的能量，气泡会碎裂成一些小气泡。碎裂现象是这种气泡的主要破裂（disruption）机制。

在气泡收缩的起始阶段，气泡表面的加速度 $\ddot{R}$ 的值为负。当气泡中的空气开始压缩，加速度 $\ddot{R}$ 的符号开始改变，且气泡开始回弹。倘若气泡表面的不稳定性增大到足够使其破裂，可以预测微泡碎裂将在 $\ddot{R}=0$ 的时刻附近发生。高速摄影技术已证实这条结论，微泡碎裂现象的发生与惯性空化相关。

微泡碎裂成的碎片个数 N 与占主导地位的球面谐波振动模式 n 相关：

$$N \approx n^3 \qquad (式\ 5\text{-}3\text{-}46)$$

研究表明，脂质包膜微泡的模式为 2 的振动会导致一个微泡碎裂并重新形成 8 个微泡。

考虑一个球形对称的微泡，微泡的内半径为 R_i，外半径为 R，包膜密度为 ρ_s，可以忽略其转化，且存在于密度为 ρ 的无限流体场中。微泡的动能可以近似为：

$$E_k \approx 2\pi\rho R^3\dot{R}^2 + 2\pi\rho_s R_i^3\dot{R}_i^2\left(1-\frac{R_i}{R}\right) \quad (式\ 5\text{-}3\text{-}47)$$

单层脂质膜包裹的微泡满足 $\frac{R_i}{R}<0.01$ 和 $\rho_s = 1.15\times10^3 kg/m^3$，且血液的密度 $\rho = 1.05\times10^3 kg/m^3$。

一个包膜气泡的表面自由能 E_s 为：

$$E_s = 4\pi R_i^2\sigma_1 + 4\pi R^2\sigma_2 \qquad (式\ 5\text{-}3\text{-}48)$$

其中，σ_1 和 σ_2 分别为气泡内表面和外表面的表面张力系数。对于单层脂质膜微泡，可以考虑单层表面模型，使用有效表面张力 σ：

$$\sigma = \sigma_1 + \sigma_2 \qquad (式\ 5\text{-}3\text{-}49)$$

气泡碎裂而成的微泡碎片的表面自由能 $\sum_i E_{f,i}$ 比原本的单个气泡要多：

$$\sum_{i=1}^N E_{f,i} \approx \frac{4}{3}\pi R_{f,m}^2\sigma N \approx \frac{4}{3}\pi R^2\sigma N^{\frac{1}{3}} = N^{\frac{1}{3}}E_s$$

$$(式\ 5\text{-}3\text{-}50)$$

其中，$R_{f,m}$ 是平均碎片半径。忽略包膜的弹性能量和气核的内能，可以假设气泡碎裂只在满足以下条件的情况下发生：

$$E_k > \sum_{i=1}^N E_{f,i} - E_s \qquad (式\ 5\text{-}3\text{-}51)$$

虽然已经发现存在非对称形状的气泡振动，但对于超声造影剂微泡的尺寸范围内的气泡来说，高于模式 2 的球形简谐模式可以忽略。

对于厚膜且较硬包膜包裹的半径为 R_0 的微泡，有（R(t)）= R_0。已证明，在高强度超声脉冲下，厚包膜气泡会发生放气现象。气泡膨胀过程中内外压力差的增大，导致包膜形变超过了临界形变阈值，进而导致了气泡的机械破碎。由此释放出气泡的振荡幅值比相同尺寸的包膜气泡高出许多。

超声导致的一个蛋白包膜气泡的放气行为（驱动信号的频率为 0.5MHz、峰值为 0.8MPa）见图 5-3-16 所示，图像包含了整个超声循环周期（2μs），超声声压在临床诊断的范围之内。第 3 幅分图中，在超声的稀疏区可以看到气体从 4.3μm 直径的厚壳微泡中脱离，而壳本身由于太硬无法膨胀。在第 8 幅分图中，释放的气体膨胀到 12.3μm 的直径，之后开始收缩。在第 11 幅分图中，自由空气泡受到动态模糊的影响，开始从包膜气泡中分离出来。在第 12 幅分图中，气体很难看见，这是由于超声处于密集区。相反，有着很薄、高弹性单层脂质壳的微泡，能够在超声稀疏区膨胀到初始表面积 10 倍的体积。它的外壳表现得像一个有弹性的薄膜，在相对小的应力下会破裂。因此，在膨胀到最大体积的过程中，外壳会破裂，产生新生的干净自由的界面。

在稀疏区域从图 5-3-16（2）开始，气体不断溢出直到达到最大图 5-3-16（8）。在接下来收缩的过程中，自由空气泡从壳上分离出来图 5-3-16（11）和图 4-3-16（12）。每幅图对应一个 19μm×19μm 的区域。相邻两幅图之间的时间间隔是 0.1μs。

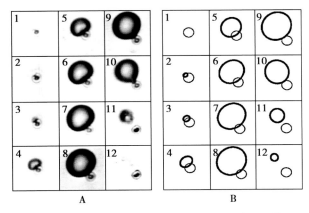

图 5-3-16　在一个超声脉冲里气体从厚膜微泡的左上角漏出

A. 高速相机图；B. 示意图

八、辐射力

（一）行波

通过一个体积为 V 的气泡的压力梯度为 ∇p，气泡受到的力为：

$$F = -V \nabla p \qquad （式 5-3-52）$$

在声场中，压力梯度是不断变化的，因此我们考虑作用在气泡上的平均力。根据 Leighton 的分析，平均力为：

$$\langle F \rangle = -\langle V \nabla p \rangle \qquad （式 5-3-53）$$

考虑一个沿 x 方向传播的单频平面波，其表达式为：

$$p = P_A \cos(\omega t - kx) \qquad （式 5-3-54）$$

且

$$\nabla p = -k P_A \sin(\omega t - kx) \qquad （式 5-3-55）$$

其中 P_A 是驱动声压幅值，k 是波数，ω 是驱动角频率。在小振幅声压下，气泡进行线性振动：

$$R(t) = R_0 - \xi \cos(\omega t - kx - \phi) \quad （式 5-3-56）$$

其中，ξ 是气泡振幅，ϕ 是声场与气泡振动的相位差。气泡的体积变化可近似为：

$$V(t) = \frac{4}{3}\pi \left[R_0 - \xi \cos(\omega t - kx - \phi) \right]^3$$

$$= \frac{4}{3}\pi \begin{bmatrix} R_0^3 - 3R_0^2 \xi \cos(\omega t - kx - \phi) \\ + 3R_0 \xi^2 \cos^2(\omega t - kx - \phi) \\ -\xi^3 \cos^3(\omega t - kx - \phi) \end{bmatrix}$$

$$\approx V_0 \left[1 - \frac{3\xi}{R_0}\cos(\omega t - kx - \phi) \right]$$

$$（式 5-3-57）$$

因此，作用于气泡的平均力为：

$$\langle F \rangle = -\left\{ V_0 k P_A \left[1 - \frac{3\xi}{R_0}\cos(\omega t - kx - \phi) \right] \sin(\omega t - kx) \right\}$$

$$（式 5-3-58）$$

使用关系式：$\sin A \cos(A+B) = \frac{1}{2}\sin 2A \cos B - \sin^2 A \sin B$，上式可化为：

$$\langle F \rangle = -V_0 k P_A \begin{bmatrix} \langle \sin(\omega t - kx) \rangle \\ + \frac{3\xi}{R_0}\langle \sin^2(\omega t - kx)\sin\phi \rangle \\ + \langle \sin(\omega t - kx)\cos(\omega t - kx)\cos\phi \rangle \end{bmatrix}$$

$$（式 5-3-59）$$

奇函数作平均后都消去，而 $\langle \sin^2 A \rangle = \frac{1}{2}$，因此

$$\langle F \rangle = \frac{3V_0 k P_A}{2} \frac{\xi}{R_0}\sin\phi \qquad （式 5-3-60）$$

将 ϕ 带入上式，且考虑到 $\sin\arctan x = \dfrac{x}{\sqrt{1+x^2}}$，可得：

$$\langle F \rangle = \frac{3V_0 k P_A}{2} \frac{\xi}{R_0} \frac{2\zeta\dfrac{\omega}{\omega_0}}{\sqrt{\left(1 - \left(\dfrac{\omega}{\omega_0}\right)^2\right)^2 + \left(2\zeta\dfrac{\omega}{\omega_0}\right)^2}}$$

$$（式 5-3-61）$$

这个作用在声场方向的力称之为主要辐射力（或第一辐射力）。

（二）驻波

考虑一个处于驻波场中的气泡。驻波场为：

$$p = 2P_A \cos\omega t \cos kx \qquad （式 5-3-62）$$

且

$$\nabla p = -k P_A \sin(\omega t - kx) \qquad （式 5-3-63）$$

在声压较小情况下，气泡作线性振动，半径的变化为：

$$R(t) = R_0 - \xi \cos kx \cos(\omega t - \phi)$$

$$（式 5-2-64）$$

气泡的体积变化可近似为：

$$V(t) \approx V_0 \left[1 - \frac{3\xi}{R_0}\cos kx \cos(\omega t - \phi) \right]$$

$$（式 5-3-65）$$

因此,作用于气泡的平均力为:

$$\langle F \rangle = -\left\{ 2V_0 k P_A \left[1 - \frac{3\xi}{R_0} \cos kx \cos(\omega t - \phi) \right] \sin kx \cos \omega t \right\}$$

（式 5-3-66）

奇函数作平均后消去,因此有:

$$\langle F \rangle = \frac{3V_0 k P_A}{2} \frac{\xi}{R_0} \sin 2kx \cos \phi \quad （式 5-3-67）$$

将 ϕ 带入上式,且考虑到 $\cos \arctan x = \dfrac{1}{\sqrt{1+x^2}}$,可得:

$$\langle F \rangle = \frac{3V_0 k P_A \sin 2kx}{2} \frac{\xi}{R_0} \frac{1 - \left(\dfrac{\omega}{\omega_0}\right)^2}{\sqrt{\left(1 - \left(\dfrac{\omega}{\omega_0}\right)^2\right)^2 + \left(2\zeta \dfrac{\omega}{\omega_0}\right)^2}}$$

（式 5-3-68）

这个作用于声场的波节和波腹方向的力称之为 Bjerknes 力。

（三）气泡间的辐射力

考虑一个位于声场中的物体,它使气泡所在位置的流体有加速度 $\dot{v}$。设 $\dot{u}$ 为气泡的加速度,则气泡相对于流体的净加速度为 $\dot{u} - \dot{v}$。这个相对加速使得气泡受到一个拖拽力 $-\dfrac{1}{2}\rho V(\dot{u} - \dot{v})$,其中 $\dfrac{1}{2}\rho V$ 是气泡的质量。根据 Leighton 的结论,气泡受到的净作用力为:

$$F = \rho V \dot{v} - \frac{1}{2}\rho V(\dot{u} - \dot{v}) = \rho_g(t) V \dot{u}$$

（式 5-3-69）

由此可知 $\dot{u}$ 可写作:

$$\dot{u} = \frac{3V\dot{v}}{V + 2V\dfrac{\rho_g}{\rho}} \quad （式 5-3-70）$$

如果气泡中气体的质量是常数,则:

$$\rho_g V = \rho_{0,g} V_0 \quad （式 5-3-71）$$

其中 $\rho_{0,g}$ 是准平衡状态下气泡中气体的密度。假设气泡根据以下公式作线性振动:

$$V(t) = V_0 - \Delta V \cos \omega t \quad （式 5-3-72）$$

其中 $\Delta V = 4\pi R^2 \xi$。进一步简化,可得:

$$\frac{\dot{u}}{\dot{v}} = \frac{3(V_0 - \Delta V \cos \omega t)}{(1+2f)V_0 - \Delta V \cos \omega t} \quad （式 5-3-73）$$

使用关系式 $\dfrac{1}{1-x} = 1 + x + x^2 + x^3 + \cdots$,上式可简化为:

$$\frac{\dot{u}}{\dot{v}} = \frac{3}{1+2f}\left(1 - \frac{\Delta V \cos \omega t}{V_0}\right)\left(1 + \frac{\Delta V \cos \omega t}{(1+2f)V_0}\right)$$

$$\approx \frac{3}{1+2f}\left(1 - \frac{2f}{1+2f}\frac{\Delta V}{V_0}\cos \omega t\right)$$

（式 5-3-74）

假设使流体有个加速度 $\dot{v}$,目标为气泡"1"且与其相距 r 处有一个气泡"2"。如果 V_1 和 V_2 分别为气泡 1 与气泡 2 的准平衡体积,ΔV_1 和 ΔV_2 分别为气泡 1 与气泡 2 的体积膨胀幅值,假设气泡进行小振幅振动,则气泡 1 的瞬时体积为 $V_1 - \cos(\omega t + \phi)$,气泡 2 的瞬时体积为 $V_2 - \cos \omega t$,其中 ϕ 为振动的相位差。我们定义 ρ_1 和 ρ_2 分别为气泡 1 与气泡 2 中气体准平衡状态下的密度。气泡 2 受到的平均力为:

$$\langle F \rangle = \langle \rho V \dot{u} \rangle = \rho_2 V_2 \langle \dot{u} \rangle$$

$$= \frac{3}{1+2f}\left\{ \dot{v}\rho_2 V_2 - \frac{6f}{(1+f)^2}\dot{v}\rho_2 \Delta V_2 \cos \omega t \right\}$$

（式 5-3-75）

考虑到 $V_1 = \dfrac{4}{3}\pi R_1^3$ 与 $\dot{V}_1 = 4\pi R_1^2 \dot{R}_1$,式 5-3-18 可写作与 V_1 相关的形式:

$$v = \frac{R_1^2 \dot{R}_1}{r^2} = \frac{\dot{V}_1}{4\pi r^2} = \frac{\omega \Delta \sin(\omega t + \phi)}{4\pi r^2}$$

（式 5-3-76）

因此

$$\dot{v} = \frac{\omega^2 \Delta V_1 \cos(\omega t + \phi)}{4\pi r^2} \quad （式 5-3-77）$$

将上式带入式 5-3-76,可得:

$$\langle F \rangle = \frac{3}{1+2f}\frac{\rho_2 \omega^2 \Delta V_1 V_2}{4\pi r^2}\langle \cos(\omega t + \phi) \rangle$$

$$- \frac{6f}{(1+f)^2}\frac{\rho_2 \omega^2 \Delta V_1 \Delta V_2}{4\pi r^2}\langle \cos \omega t \cos(\omega t + \phi) \rangle$$

$$= -\frac{3f}{(1+2f)^2}\frac{\rho_2 \omega^2 \Delta V_1 \Delta V_2}{4\pi r^2}\cos \phi$$

（式 5-3-78）

该力称为次辐射力或次 Bjerknes 力。由式 5-3-78 可知,同相振动的气泡相互吸引,反相振动的气泡相互排斥。

九、射流

空化气泡的射流现象可描述如下：考虑一个正在振动的气泡，定义气泡的右边为无限场；在声波作用下，当气泡膨胀到最大的时刻（图 5-3-17B1），气泡内的压力与外界环境压力相比小了许多，导致气泡的塌陷；放射状的水流被气泡边界阻挡；因此，气泡右边壁面处的压力低于整个塌陷过程中气泡右边界上的压力，且气泡垂直于右边界被拉长；压力梯度导致气泡的左壁与右壁加速度不同，并由此导致在坍塌的过程中，气泡的中心向边界移动；在坍塌过程中，气泡左侧的流体向右侧加速并聚集形成向右的射流；这个射流向右侧冲击气泡的右壁面，使气泡形状变成烟斗一样的突起状（图 5-3-17B2）且最终使边界破裂。

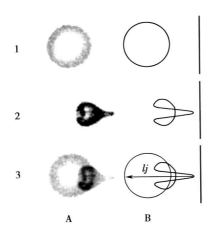

图 5-3-17 A1 和 A2 为两张由高速摄影技术拍摄的图片，A3 为将 A1 和 A2 重叠得到的微泡微射流图片，图 B 为此现象的机制图

当射流现象即将发生的状态下（图 5-3-17B1 中的细线所示），微泡的直径为 17μm。在射流的过程中（图 5-3-17B2），流体从微泡的右边喷出，射流的长度为 l_j = 26μm。粗线表示射流。两张图之间的时间间隔为 0.33μs。

气泡半径、射流长度和射流顶部的压力之间存在着以下经验关系。射流的半径 R_j 与气泡临近坍塌时的半径 R_c 有关：

$$\frac{R_j}{R_c} \approx 0.1 \qquad （式 5-3-79）$$

射流的长度 l_j 定义为突出流体通过的全路径长度，它与 R_c 有关：

$$\frac{l_j}{R_c} \approx 3 \qquad （式 5-3-80）$$

由以上两个公式可知，射流中的总流体体积 V_j 大约是：

$$V_j \approx 0.1 R_c^3 \qquad （式 5-3-81）$$

射流对边界的撞击产生了一个高压区域，这个区域中的压力被称为水锤压力。对于完全塑性碰撞，一个空化射流的水锤压力可近似为：

$$p_{wh} \approx \frac{1}{2}\rho c v_j \qquad （式 5-3-82）$$

其中 p_{wh} 为水锤压力，v_j 是射流速度。

当微泡处于血流中时，超声导致的微泡射流会对血管壁有作用。通过对超声造影剂微泡的微射流高速成像观察，可以计算出射流顶部的压力大小足够穿透细胞。因此，当微泡用于将药物传送到指定区域时，微射流的作用相当于微泵注射器。

超声作用气泡会产生本章节描述的声学现象，其影响因素有：①超声参数：频率、声压幅值、脉冲宽度、脉冲重复频率和传播相位；②超声造影剂微泡：包膜成分、气泡尺寸、气泡尺寸分布和微泡中的气体种类；③介质的物理性质：黏度、表面张力和饱和度。

（章 东）

参 考 文 献

1. 李莉，万明习. 超声造影剂研究进展. 应用声学，1997，16（4）：37-42.

2. Bouakaz A，Frigstad S，Ten Cate FJ，et al. Super harmonic imaging：a new imaging technique for improved contrast detection. Ultrasound Med Biol，2002，28（1）：59-68.

3. Bouakaz A，Krenning BJ，Vletter WB，et al. Contrast super harmonic imaging：a feasibility study. Ultrasound Med Biol，2003，29（4）：547-553.

4. Szabo TL. Diagnostic ultrasound imaging：Inside Out. Burlington：Elsevier Academic Press，2004.

5. 刘贵栋，沈毅，王艳. 医学超声谐波成像技术研究进展. 哈尔滨工业大学学报，2004，36（5）：599-602.

6. Forsberg F，Shi WT，Goldberg BB. Subharmonic imaging of contrast agents. Ultrasonics，2000，38（1-8）：93-98.

7. Forsberg F，Piccoli CW，Merton DA，et al. Breast lesions：imaging with contrast-enhanced subharmonic US-initial experience. Radiology，2007，244（3）：718-726.

8. Eisenbrey JR，Sridharan A，Machado P，et al. 3D Subharmonic Imaging in Vitro and in Vivo. Acad Radiol，2012，19（6）：732-739.

9. Eisenbrey JR，Dave JK，Halldorsdottir VG，et al. Simultaneous grayscale and subharmonic ultrasound imaging on a

modified commercial scanner. Ultrasonics, 2011, 51(8): 890-897.

10. Eisenbrey JR, Shaw CM, Lyshchik A, et al. Characterization of renal masses with harmonic and subharmonic contrast-enhanced ultrasound//2014 IEEE International Ultrasonics Symposium Proceedings, 2014: 193-196.

11. Sridharan A, Eisenbrey JR, Machado P, et al. Quantitative Analysis of Vascular Heterogeneity in Breast Lesions Using Contrast-Enhanced 3-D Harmonic and Subharmonic Ultrasound Imaging. IEEE Trans Ultrason Ferroelectr Freq Control, 2015, 62(3): 502-510.

12. Eisenbrey JR, Machado P, Sridharan A, et al. 4D Harmonic and Subharmonic Contrast-Enhanced Ultrasound for the Characterization of Breast Masses: Update on a Multi-center Prospective Study//2014 IEEE International Ultrasonics Symposium Proceedings, 2014, 189-192.

13. Averkiou MA, Roundhill DN, Powers JE. A New Imaging Technique based on the Nonlinear Properties of Tissues//1997 IEEE International Ultrasonics Symposium Proceedings, 1997, 1561-1566.

14. 丛淑珍, 王连生. 组织谐波成像技术及其临床应用价值. 世界医疗器械, 1999, 5(5): 68-76.

15. 王威琪, 余建国, 汪源源. 关于医学超声中的谐波和次谐波. 中华超声影像学杂志, 1999, 8(3): 186-187.

16. Allen JS, May DJ, Ferrara KW. Dynamics of therapeutic ultrasound contrast agents. Ultrasound Med Biol, 2002, 28(6): 805-816.

17. Angarska JK, Dimitrova BS, Danov KD, et al. Detection of the hydrophobic surface force in foam films by measurements of the critical thickness of film rupture. Langmuir, 2004, 20(5): 1799-1806.

18. Bloch SH, Short RE, Ferrara KW, et al. The effect of size on the acoustic response of polymer-shelled contrast agents. Ultrasound Med Biol, 2005, 31(3): 439-444.

19. Bouakaz A, Frinking PJA, de Jong N, et al. Noninvasive measurement of the hydrostatic pressure in a fluid-filled cavity based on the disappearance time of micrometer-sized free gas bubbles. Ultrasound Med Biol, 1999, 25(9): 1407-1415.

20. Brennen CE. Fission of collapsing cavitation bubbles. J Fluid Mech, 2002, 472: 153-166.

21. Chen CY, Gu YY, Tu J, et al. Microbubble oscillating in a microvessel filled with viscous fluid: A finite element modeling study. Ultrasonics, 2016, 66: 54-64.

22. Chomas JE, Pollard RE, Sadlowski AR, et al. Contrast-enhanced US of microcirculation of superficially implanted tumors in rats. Radiology, 2003, 229(2): 439-446.

23. Deng CX, Lizzi FL. A review of physical phenomena associated with ultrasonic contrast agents and illustrative clinical applications. Ultrasound Med Biol, 2002, 28(3): 277-286.

24. Deng CX, Xu QH, Apfel RE, et al. In vitro measurements of inertial cavitation thresholds in human blood. Ultrasound Med Biol, 1996, 22(7): 939-948.

25. Deng CX, Sieling F, Pan H, et al. Ultrasound-induced cell membrane porosity. Ultrasound Med Biol, 2004, 30(4): 519-526.

26. Duck FA. Nonlinear acoustics in diagnostic ultrasound. Ultrasound Med Biol, 2002, 28(1): 1-18.

27. Forsberg F, Dicker AP, Thakur ML, et al. Comparing contrast-enhanced ultrasound to immunohistochemical markers of angiogenesis in a human melanoma xenograft model: Preliminary results. Ultrasound Med Biol, 2002, 28(4): 441-451.

28. Forsberg F, Shi WT, Goldberg BB. Subharmonic imaging of contrast agents. Ultrasonics, 2000, 38(1-8): 93-98.

29. Frinking PJ, Bouakaz A, Kirkhorn J, et al. Ultrasound contrast imaging: Current and new potential methods. Ultrasound Med Biol, 2000, 26(6): 965-975.

30. Goertz DE, Frijlink ME, De Jong N, et al. High frequency nonlinear scattering from a micrometer to submicrometer sized lipid encapsulated contrast agent. Ultrasound Med Biol, 2006, 32(4): 569-577.

31. Guo GP, Lu L, Yin LL, et al. Mechanical and dynamic characteristics of encapsulated microbubbles coupled by magnetic nanoparticles as multifunctional imaging and drug delivery agents. Physics Med Biol, 2014, 59(22): 6729-6747.

32. Guo GP, Tu J, Guo XS, et al. Characterization of mechanical properties of hybrid contrast agents by combining atomic force microscopy with acoustic/optic assessments. J Biomech, 2016, 49(3): 319-325.

33. Hoff L, Sontum PC, Hovem JM. Oscillations of polymeric microbubbles: Effect of the encapsulating shell. J Acoust Soc A, 2000, 107(4): 2272-2280.

34. Humphrey VF. Nonlinear propagation in ultrasonic fields: measurements, modelling and harmonic imaging. Ultrasonics, 2000, 38(1-8): 267-272.

35. Klaseboer E, Chevaillier JP, Gourdon C, et al. Film drainage between colliding drops at constant approach velocity: experiments and modeling. J Colloid Interf Sci, 2000, 299(1): 274-285.

36. Kodama T, Takayama K. Dynamic behavior of bubbles during extracorporeal shock-wave lithotripsy. Ultrasound Med Biol, 1998, 24(5): 723-738.

37. Krishna PD, Shankar PM, Newhouse VL. Subharmonic

generation from ultrasonic contrast agents. Phys Med Biol, 1999, 44(3):681-694.

38. Leighton TG. The Acoustic Bubble. London: Acoustic Press, 1994:308-315.

39. Li Q, Guo XS, Tu J, et al. Modeling complicated rheological behaviors in encapsulating shells of lipid-coated microbubbles accounting for nonlinear changes of both shell viscosity and elasticity. Phys Med Biol, 2013, 58(4):985-998.

40. Liu SY, Gu YY, Guo XS, et al. Ambient pressure evaluation through sub-harmonic response of chirp-sonicated microbubbles. Ultrasound Med Biol, 2017, 43(1):332-340.

41. Lotsberg O, Hovem JM, Aksum B. Experimental observation of subharmonic oscillations in Infoson bubbles. J Acoust Soc Am, 1996, 99:1366-1369.

42. Marmottant P, Hilgenfeldt S. Controlled vesicle deformation and lysis by single oscillating bubbles. Nature, 2003, 423(6936):153-156.

43. Miller AP, Nanda NC. Contrast echocardiography: new agents. Ultrasound Med Biol, 2004, 30(4):421-434.

44. Miller DL, Dou C. Membrane damage thresholds for pulsed or continuous ultrasound in phagocytic cells loaded with contrast agent gas bodies. Ultrasound Med Biol, 2004, 30(3):401-411.

45. Miller DL, Dou C. The potential for enhancement of mouse melanoma metastasis by diagnostic and high-amplitude ultrasound. Ultrasound Med Biol, 2006, 32(7):97-101.

46. Narsimhan G, Ruckenstein E. Structure, drainage, and coalescence of foams and concentrated emulsions// Prud'homme RK, Khan SA. Foams, Theory, Measurements and Applications. New York: Marcel Dekker, 1996:99-187.

47. Oeffinger BE, Wheatley MA. Development and characterization of a nano-scale contrast agent. Ultrasonics, 2004, 42(1):343-347.

48. Ohl CD, Ikink R. Shock-wave-induced jetting of micronsize bubbles. Phys Rev Lett, 2003, 90(21):214-502.

49. Ohl CD, Ory E. Aspherical bubble collapse-comparison with simulations//Lauterborn W, Kurz T. Nonlinear Acoustics at the Turn of the Millennium. New York: American Institute of Physics, 2000:393-396.

50. Postema M, Bouakaz A, Versluis M, et al. Ultrasound-induced gas release from contrast agent microbubbles. IEEE Trans Ultrason Ferrorlrctr Freq Control, 2005, 52(6):1035-1041.

51. Postema M, Schmitz G. Ultrasonic bubbles in medicine: influence of the shell. Ultrason Sonochem, 2007, 14(4):438-444.

52. Postema M, van Wamel A, Lancee CT, et al. Ultrasound-induced encapsulated microbubble phenomena. Ultrasound Med Biol, 2004, 30(6):827-840.

53. Postema M, van Wamel A, ten Cate FJ, et al. High-speed photography during ultrasound illustrates potential therapeutic applications of microbubbles. Med Phys, 2005, 32(12):3707-3711.

54. Qin S, Caskey CF, Ferrara KW. Ultrasound contrast agent microbubbles in imaging and therapy: physical principles and engineering. Phys Med Biol, 2009, 54(6):R27-R57.

55. Shortencarier MJ, Dayton PA, Bloch SH, et al. A method for radiation-force localized drug delivery using gas-filled lipospheres. IEEE Trans Ultrason Ferroelectr Freq Control, 2004, 51(7):822-831.

56. Stride E, Saffari N. On the destruction of microbubble ultrasound contrast agents. Ultrasound Med Biol, 2003, 29(4):563-573.

57. Xue HH, Liu XZ, Gong XF, et al. Theoretical and experimental research on the second harmonic of focused ultrasound in layered biological media. Acta Physica Sinica, 2005, 54(11):5233-5238.

第六章　三维超声成像技术

三维超声成像作为近年来发展的一种医学超声技术,其商用成品于1990年开发出来。在此之前,无论是腹部超声检查还是心脏超声检查,超声医师们都是尽可能多地从不同角度扫查二维切面,从而在自己的脑海里"重建"出该器官的三维立体结构,并作出诊断。同时还要和手术医师、患者家属等进行交流、解释。有了三维超声成像之后,超声医师可以使用三维立体超声图像更加直观地与临床医师进行交流和沟通,效率大大提高。

第一节　三维超声重建技术的发展史

20世纪80年代后期开始,计算机技术飞速发展,使得三维超声成像技术得以实现,它是把多幅二维图像存储在数字扫描转换器的存储器里,并给予一定的位置信号,在读出时,按照一定的规律组合起来,形成三维成像。宽景成像也是同样的机制。目前三维超声成像有表面成像、透明成像及多平面成像(或称切面成像)三种成像模式。严格说来,三维或四维都是在二维重建的基础上完成的,只不过是帧频的差别而已。所以,三维图像的优劣在很大程度上取决于二维图像质量的好坏,即三维超声目前仍未摆脱二维超声。

三维超声发展历史大致如下:早在1956年,美国的Howry等提出三维超声成像(three-dimensional ultrasonography,3DUS)的概念,探讨用这种方法来观察人体结构。稍后该概念一度陷于沉寂,直到1969年,德国的Gordon重提3DUS在医学成像中的应用。20世纪70年代后,有关三维超声成像的报道逐渐增多。1972年,McDicken报道了用一种基于光纤技术的超声探头实现超声图像的三维显示。1973年,由Tom Brown开发出多平面扫描仪。之后有较多的报道用光全息或声全息的方法显示三维图像。1976年,Rankin首先报道在动物实验中用超声技术动态观察狗左心室三维几何形态的变化。同年Pietri等报道了肝脏的三维显示。1977年,

Matsumoto等首先报道了基于计算机技术的三维超声心动图成像。1978年,Brinkley等报道了三维超声测量容积的应用。1979年,Itoh等报道了一种计算机辅助的三维超声成像系统用于显示乳腺肿瘤。1982年,Tanaka等率先报道了三维超声成像在妇产科的初步应用。同年Geiser提出了动态三维超声心动图的概念。1983年,Blankenhorn首度报道了用平行扫查法获得颈总动脉的三维图像。1984年,日本的Kazunori Baba首次报道成功获取胎儿三维图像。1988年,Niederkorn报道了三维经颅多普勒血流成像在神经科的应用。1989年,Baba等设计了一种现代三维超声系统的雏形,其中一些基本机制迄今仍被广泛应用,诸如原始二维图像数据的采集、图像位置信息的数字化、位置信息与图像灰阶信息的整合,作者并首次报道了该系统在人体胎儿成像中的应用。1990年,德国TomTec公司开发出三维成像工作站Echo-Scan。1991年,美国杜克大学开发出了三维矩阵扫描仪。1992年Kuo等较系统地报道了三维超声在妇产科中的应用。同年Kimura等报道了经直肠应用三维超声检查前列腺,Pandian等报道了经食管的三维及四维超声心动图的临床应用。1993年,kretchtechnic公司开发出了第二代胎儿三维超声扫描仪Voluson。同年Stiller等报道了用中心频率为30~50MHz的探头实现皮肤结构的三维超声重建。1994年Olaf von ramm和Stephen Smith合作改善了三维超声的分辨率。1994年Detmer等报道了基于磁场空间定位的扫查方法。1995年Merz等对三维超声在产前诊断中的应用价值作了较系统的评估。1995年Jurkovic首次报道了三维超声用于检测子宫先天性畸形。1996年,当时的安捷伦公司开发出了四维成像(动态三维)超声设备。1997年Molin等将腹腔镜图像及内腔超声的图像通过三维成像的重建整合在一起,能更好地显示术野和定位超声断面图像的位置。同年Nishimura等报道了三维超声内镜检查胃肠道疾病,Kanemaki等报道了三维导管内超声在胆胰疾病中的应用。1998年Chin等报道了经直肠三

维超声在前列腺癌冷冻消融中的应用。Shiota 等用 Duke 大学设计的矩阵型探头实现了实时三维超声心动图。同年 Bagley 等报道了三维内腔超声在输尿管疾病中的应用。1999 年 Rose 等报道了三维超声引导 TIPPS 术。2001 年，Philips 公司开发出矩阵三维探头，从而使三维超声进入了全新的时代。矩阵探头晶片多达 3600 或 6400 个阵元，在计算机控制下依据多方位声束快速扫描原理以相控阵方式工作，使操作者能像使用二维超声一样，在机实时显示感兴趣结构的三维立体图像，现已在心血管领域及腹部、妇产科等得到了广泛的应用。

（温炳彦　姚克纯）

第二节　三维超声成像的分类

一、静态三维超声图像

以空间分辨率为主，重组各种图像。只能够保存采集瞬间的立体图像。

二、动态三维超声图像

以时间分辨率为主，可以做出三个立体相交平面上的投影图、F 型图、俯视图、表面观、透视观和环视观。三维成像起初是用在产科做胎儿成像。此种方法基本步骤是利用二维超声成像的探头，按一定的空间顺序采集一系列的二维图像并存入二维重建工作站中，计算机对按照某一规律采集的二维图像进行空间定位，并对按照某一规律采集的空隙进行像素差补平衡，形成一个三维立体数据库，即图像的后处理，然后勾画感兴趣区，通过计算机进行三维重建，将重建好的三维图像在计算机屏幕上显示出来。目前的方式有电磁定位方式、可自由操作系统（free-hand）。动态三维超声可以保存活动器官的立体图像，如活动的胎儿、心脏结构以及彩色血流等。

三、实时三维超声图像

实时三维超声要通过一系列技术加以实现。已经使用的方法有机械定位方式和应用二维面阵探头方式。三维成像技术的发展趋势是应用二维面阵探头，在保持超声探头完全不动的情况下，直接获得三维体积的数据。二维面阵探头用电子学的方法制作，超声声束在三维空间进行扫描，即应用二维扫查切面再在侧向进行扫描，就可以实现上述功能。目前还有另一种技术是通过容积探头实现的实时三维成像技术。它是把二维探头加载在一个步进马达上，步进马达给出二维切面的位置，这样二维切面就会沿着一个方向进行三维扫查，最后形成三维图像。实时三维超声成像研究进展，即微波束成像技术。

1. 用一维阵列加机械扇扫来获取三维体积图像。

2. "稀疏"二维相控阵列。阵列二维散布，使用电子控制来获取三维图像。

这两种办法都有其局限：

机械扇扫速度慢，时间分辨率低，易受组织运动影响，不适用于心脏应用。高速机械扫描虽然提高了成像速度，但是仍然局限于一维阵列，无法在厚度方向上动态聚焦。实时血流成像仍然有很大困难。

稀疏二维阵列可以达到实时成像和平行处理，但由于只使用很小数量的阵元，成像使用的声压不能很高，限制谐波成像的质量，灵敏度也较低。由于阵元稀疏，声波束形有较多旁瓣，导致较多图像噪声和杂波。

完全采样的二维阵列可以解决以上问题，但一直受到制造工艺的限制，比如电缆线的数量和大小、电子元件的数量、电源等。新的内部连接技术和微波束成像技术解决了以上实际应用问题。

内部连接的技术与应用，关键点在于刻模的方法使得 3000 阵元可以完全连接起来。阵元的导线再连到整个模块的侧边，与 ASIC 相连。在阵元的控制上，使用了小阵元波束成形技术，即微波束成形。传统的波束成形技术，通道与阵元直接连接。微波束成形把它分为两步：小阵元成束和主波束成形。小阵元成束在探头内完成，使用低耗电模拟延迟和叠加电路 ASIC 实现。小阵元成束把 3000 阵元的信号合成为 128 路信号，再由主波束成形电路和处理完成更高端的波束处理（模数转换、精细延迟等）。

（姚克纯）

第三节　三维超声图像的获取

最早期且较为成功的方法是食管探头被放置在一个水囊中，探头晶体被步进马达拖动，进行平行移动，从而完成从下到上的图像采集（图 6-3-1）。两个平行切面之间的最小间距为 1mm。

为了获得好的三维超声图像质量，在图像采集过程中需要对心电图及呼吸进行控制。通过对心电图的控制，可以控制在一个心动周期内所采集的三维帧频（图 6-3-2）；通过对呼吸的控制，可以控制

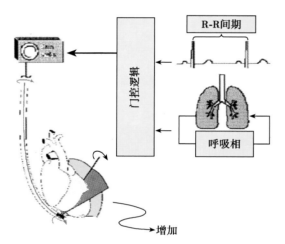

图 6-3-1 最早的经食管三维探头的示意图

图 6-3-2 心电图和呼吸门控逻辑示意图

呼吸所造成的运动伪像;只有在心电图和呼吸条件都达到时,控制电路才给出信号进行图像采集并驱动步进马达转到下一个角度。

利用多平面食管探头进行改装,增加自动控制,在步进马达的带动下做 180° 旋转。两个切面之

间的最小夹角为 1°(图 6-3-3)。

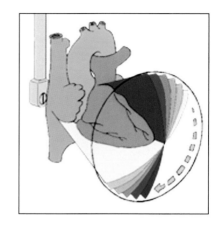

图 6-3-3 改进后的经食管三维图像采集示意图

食管探头被置于心脏的后部,在心电图和呼吸门控的控制下进行三维图像采集(图 6-3-4),图中分别显示在 0°~180°时的二维超声切面。

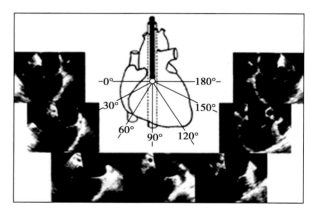

图 6-3-4 经食管三维图像采集示意图

利用二维超声探头加磁场定位器的方法进行三维图像采集(图 6-3-5)的方法在临床应用中由于

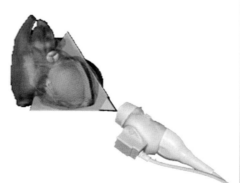

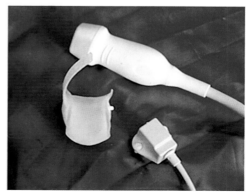

图 6-3-5 二维探头+磁场定位器进行心脏三维图像采集

有周围磁场的干扰,较难获取高质量的心脏三维图像,但在腹部三维图像采集(静态三维图像采集)中应用广泛。

矩阵探头是目前流行的心脏三维图像采集方式(图6-3-6)。但由于目前生产工艺水平的限制,矩阵上晶体的数量在3000个左右,不能大幅度提高,因此图像分辨率还不是很理想,特别是在经胸扫查时三维图像分辨率受限。

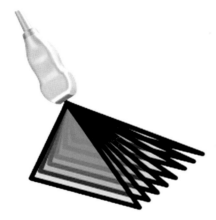

图6-3-6　矩阵(面阵)探头高速、高精度三维图像采集

手持探头自由扫查(图6-3-7~图6-3-9):此种扫查方式虽然能够快速获取三维图像,但由于没有任何定位方式(机械支架以及磁场定位器),故不能进行测量和计算。目前部分超声仪仍然保留这种三维图像采集方式。

三维探头支架一共有三种:平行扫查支架、旋转扫查支架和扇形扫查支架。旋转扫查支架以及实品照片见图6-3-10和图6-3-11。二维探头被放置在一个旋转支架上,在心电图门控电路以及步进马达的带动下做180°旋转。两个切面之间的最小

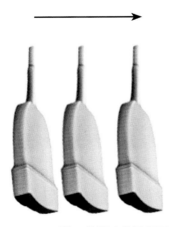

图6-3-7　手持二维探头做平行运动

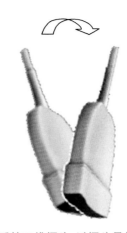

图6-3-8　手持二维探头,以探头晶体面为轴心做扇形运动

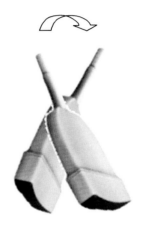

图6-3-9　手持二维探头,以手握探头处为轴心做扇形运动

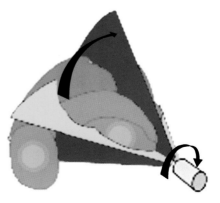

图6-3-10　经胸三维图像采集示意图

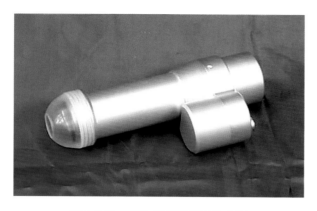

图 6-3-11　经胸三维图像采集支架

夹角为每步 1°（每步 2° 或每步 3° 可调，最大为 5°）。

血管内三维图像采集支架（图 6-3-12）：血管内三维探头被固定在回拉支架上，在步进马达的拖动下做回拉式平行移动，最小间距为 0.5mm，也就是每回拉 0.5mm（1mm 或是 1.5mm 可调）采集一个血管的短轴超声图像，从而完成一定长度内的三维图像采集（最长距离为 100mm）。此种方法目前仍在使用。

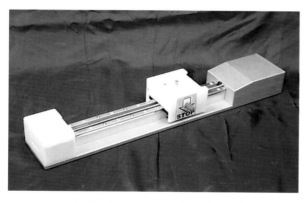

图 6-3-12　血管内超声三维图像采集支架

（温炳彦）

第四节　三维重建的方法及基本机制

超声图像的三维重建是依据图像采集的空间序列（静态三维重建）和空间序列 + 时间顺序（动态三维重建）的模式进行的。在三维成像技术出现的早期，由于计算机运算的速度的限制，三维重建的速度没有办法达到实时显示。近年来由于计算机速度得到了很大的提高，特别是矩阵探头的出现，使得实时图像采集模式成为主流，但也只能达到 10

帧（容积频）的速度，三维全容积模式可以达到 35 帧左右。这对于黑白结构的显示是可以的，但是对于实时三维血流成像和三维应变分析还相距甚远。三维全容积模式虽然可以获得较大的容积频，但是完成一个容积频的采集需要 3~4 个心动周期，由于在三维图像采集时需要患者的配合，所以容易受到呼吸、心房颤动的影响，不能获得高质量的三维图像。实时三维图像采集模式可以克服呼吸和心房颤动的影响，但成像速度太低，不能满足临床的需要。相信未来这个问题一定可以得到解决。

一、三维表面模型法

三维表面模型法（three-dimensional surface model）是在获得一系列二维切面图像后，利用计算机重建技术对某一种表面模型方法进行数据的分割。通常由操作者手动或由特定的计算机算法勾画出感兴趣区结构的边缘轮廓，这些边缘轮廓的回声信息以某种伪彩来标记，并与周围的结构相区分，通过这种方式能单独显示感兴趣区。三维表面模型法的优点是需处理的信息量较少，三维成像速度快且效率高，图像对比较清晰，但分割的过程较随意，受操作者的因素影响大，在处理过程中可能会忽视或丢失一些有用的回声信息，而且在图像灰阶差异不明显时，分割的过程用时较长，不利于临床普遍展开。

二、体元模型法

体元模型法（voxel-based volume model）是目前在临床上应用广、实用价值较大的三维成像技术。

在体元模型中，感兴趣区三维物体被划分成多个依次排列的小立方体，每个小立方体作为一个体元，任一体元可由三维空间内的坐标（X、Y、Z）确定。在二维图像中的最小单元为像素点，三维图像中则为体元或体素，体元可以认为是像素点在三维空间中的延伸。三维立体与二维平面概念不同，体元空间模型表示的是容积概念，与每个体元相对应的值称为"体元值"或"体元容积"，它可以决定一个体元是否属于物体的一部分，一定数目的体元按其相应的空间位置排列则构成三维立体数据库。

体元模型法保留了所采集范围内的全部回声信息，在成像过程中基本不会有信息损失，故三维重建图像更逼真。但这种方法信息量大，需要大容量的空间存贮数据和高速的计算机处理数据。目前，仅少数高档超声仪三维成像时采用此方法。

（温炳彦　姚克纯）

第五节　三维超声图像的处理

三维超声图像的处理其实就是计算机图像处理,运用的算法也是计算机图像处理算法。三维超声图像的处理方法通常分为表面重建法(surface rending)、透明法(transparency)也称 X-Ray 模式以及最大回声强度模式(maximum IP mode)。

一、表面重建法

通常情况下,计算机软件默认的图像处理方法是表面重建法,可以调整某些按钮达到最佳的显示效果。下面就几种在医学图像处理中常用的几种算法简单介绍如下。

（一）阈值(threshold tissue)

分别对灰阶图像和彩色多普勒血流图像的阈值进行调整,主要用于从背景中或从噪声中分离感兴趣区的目标。阈值可以帮助操作者找到哪个结构与操作者感兴趣区的目标相关,哪个不相关,也就是阈值以下的灰阶图像不显示。

（二）组织密度(transparency tissue)

调整这个参数可以设定三维图像表面的"虚实度",也就是表面的透明度。

设定为 0,表示为"实",也就是完全不透明。数值增加随之透明度也增加。低值看起来物体的表面比较"实",而高值看起来比较"虚"。

（三）梯度纹理比(gradient-texture ratio)

可以混合和调整梯度遮光算法和纹理遮光算法,产生一种"混合"的遮光效果,从而得到两种遮光算法的优点。根据不同的应用,混合遮光算法允许最高的图像质量和最大的自由剪裁图像。

（四）纹理密度(texture intensity)

可以调整纹理遮光算法的疏密度以及强度。

（五）黑白反转

有时候利用黑白图像反转,可以看到意想不到结果。

（六）伪彩

人的眼睛只能看到 20~24 级灰阶,但是却能看到 16 535 种颜色。因此利用颜色代表某种灰阶的方法,可以拓展人们所能够看到的灰阶数。

（七）表面平滑度调整

平滑度分为不平滑、低度平滑、中度平滑和高度平滑。

二、透明法

当选择透明法成像时,可以调整透明度按钮,也就是均匀地减少图像的密度以达到最佳的显示图像效果。

三、最大回声强度模式

选择最大回声强度模式(max IP mode)重建三维成像,也就是只显示最强的 20% 的回声,将 80% 以下的回声全部屏蔽。

（温炳彦）

第六节　三维超声图像的测量

三维图像以测量体积见长。普通黑白图像结构和彩色血流都可以计算。我们都知道二维图像在计算体积时,往往都是利用经验公式或是几何学假设推算出一个模拟公式,因此计算结果是近似的。测量目标越不对称,计算结果离散度越大。而无论是在腹部三维图像上还是在心脏三维图像上计算体积时,只需计数所勾画的目标内体素(voxel)的数目即可,因为体素的体积值是已知的。

在计算腹部三维图像的体积值时,可以分别计算黑白三维图像的体积值,还可以同时计算出其内所含彩色血流的三维体积值,并进而计算出血管指数。

（温炳彦）

第七节　三维超声的临床应用

三维超声图像的临床应用分为腹部临床应用和心脏临床应用。

在腹部三维临床应用中主要有如下几个方面:(1)含液性组织结构:眼、膀胱、胆囊、血管腔、腹水、新生儿颅脑等;(2)实质性组织结构:肿瘤占位、骨骼(利用 max IP 最大回声强度模式)等;(3)血管结构:大血管的解剖结构、器官的血管树结构。

在心脏三维临床应用中主要有如下方面:①各种心脏结构(包括先心病)的显示;②针对不同腔室结构、心肌质量等的定量分析和计算,以及任意结构的体积计算,这其中包含利用自动心内膜勾画技术计算左、右心室功能;③反流量的计算;④利用三维斑点追踪技术进行左心室的同步化分析和左、右心室三维应变分析。

（姚克纯）

第八节　三维超声标准化问题

二维超声经过数十年的发展,切面的标准化问题已经解决。心脏超声主要是依据胸骨旁、心尖部、锁骨上、剑突下以及经食管等5个声窗所发展出来的十多个标准切面。腹部的标准切面依据不同器官的位置发展出更多的切面。超声切面的标准化为诊断以及交流带来了极大的方便,这是非常重要的。

三维超声的发展时间很短,又由于三维图像大多采用表面重建的显示方法,因此,三维图像必须经过"切割"才能将内部结构呈现出来,因此也有切面的问题。为了便于沟通,模仿二维的标准切面是很自然的过渡。同时在对三维图像的描述上也应该有标准化的问题,统一描述语言将方便交流与沟通;通过对心室结构以及剖切方向的标注(立体文字注释),可以大大提高对图像的理解。国内以及国外的超声研究者都在此方面做了大量的工作。2003年11月就在美国奥兰多召开的AHA大会上举办了"实时三维超声心动图检查方法讨论会",由数名超声研究者牵头创立了"三维超声心动图检查方法草案工作组",为三维超声的检查方法临床化打下了良好的基础。

(温炳彦)

第九节 三维超声技术 的未来发展

三维超声技术每年都有新的发展,近些年主要是在三维定量分析的技术和方法上,各个厂家都先后开发出基于三维图像的定量分析软件。比如基于三维斑点追踪技术的左心功能分析。它可以分析左心室整体的纵向应变GLS、整体的环向应变GCS、整体的径向应变GRS,以及16个节段的峰值应变、达峰时间等。其对二尖瓣环以及瓣膜的功能分析,可以动态地跟踪瓣环和瓣膜的活动,计算出关于瓣环面积、瓣叶脱垂、二尖瓣与主动脉夹角等多项参数。

3D打印技术也是近些年兴起的前沿技术,将其与三维超声技术相结合是顺理成章的事情。典型的应用如胎儿面部图像的三维打印,先天性心脏病心脏结构的三维打印(图6-9-1、图6-9-2),房间隔缺损、室间隔缺损的封堵,以及左心耳封堵等。利用软性的3D打印材料可以打印出全部心脏的结构并在术前模拟出手术的方案,并进行模拟手术。

以上基于三维超声图像的应用的前提条件是二维图像质量要好。到目前为止以经食管三维图像采集(TEE)的质量为佳。经胸三维图像采集要

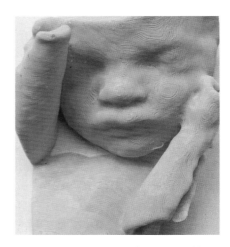

图 6-9-1 三维胎儿面部 3D 打印效果

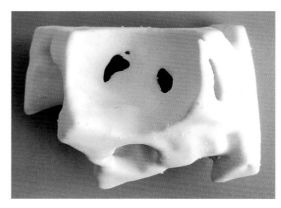

图 6-9-2 二尖瓣穿孔 3D 打印效果

看声窗是否理想及其他条件。总之包括三维超声探头的晶片数、三维图像采集的空间分辨率、计算机图像处理的速度、三维图像处理软件的优化等都需要进一步的提高,以适应三维超声真正在临床上的开展与应用。

(温炳彦)

参 考 文 献

1. Chaux J, Parikh S, Prieto M, et al. 2D and 3D Ultrasound. 2011.

2. Nanda NC, Scorrell VL. Atlas of Three-Dimensional Echocardiography. 2002.

3. 王新房,谢明星. 超声心动图. 第5版. 北京:人民卫生出版社,2015.

4. Xu HX, Zhang QP, Lu MD, et al. Comparison of two-dimensional and three-dimensional sonography in evaluating fetal malformations. J Clin Ultrasound,2002,30(9):515-525.

5. Xu HX, Lu MD, Zhou YQ, et al. Three-dimensional gray

scale volume rendering of the liver: preliminary clinical experience. J Ultrasound Med, 2002, 21 (9):961-970.

6. Xu HX, Liu L, Lu MD, et al. Three-dimensional power Doppler imaging in depicting vascularity in hepatocellular carcinoma. J Ultrasound Med, 2003, 22 (11):1147-1154.

7. Xu HX, Lu MD, Xie XH, et al. Treatment response evaluation with three-dimensional contrast-enhanced ultrasound for liver cancer after local therapies. Eur J Radiol, 2010, 76 (1):81-88.

8. Xu HX, Lu MD, Xie XH, et al. Three-dimensional contrast-enhanced ultrasound of the liver: experience of 92 cases. Ultrasonics, 2009, 49 (3):377-385.

9. Gilja OH, Smievoll AI, Thune N, et al. In vivo comparison of 3D ultrasonography and magnetic resonance imaging in volume estimation of human kidneys. Ultrasound Med Biol, 1995, 21 (1):25-32.

10. Mohaupt MG, Perrig M, Vogt B. 3D ultrasound imaging-a useful non-invasive tool to detect AV fistulas in transplanted kidneys. Nephrol Dial Transplant, 1999, 14 (4):940-943.

11. Elwagdy S, Samy E, Sayed M, et al. Benign prostatic hyperplasia: clinical benefits on three-dimensional ultrasound extended imaging (3D-XI). Int J Urol, 2008, 15 (4):332-339.

12. Strasser H, Pinggera GM, Gozzi C, et al. Three-dimensional transrectal ultrasound of the male urethral rhabdosphincter. World J Urol, 2004, 22 (5):335-338.

13. Kanao K, Kikuchi E, Nakashima J, et al. Three-dimensional ultrasonography in evaluation of benign prostatic hyperplasia. Int J Urol, 2004, 11 (12):1087-1091.

14. Zalesky M, Urban M, Smerhovsky Z, et al. Value of power Doppler sonography with 3D reconstruction in preoperative diagnostics of extraprostatic tumor extension in clinically localized prostate cancer. Int J Urol, 2008, 15 (1):68-75.

15. Mitterberger M, Pinggera GM, Pallwein L, et al. The value of three-dimensional transrectal ultrasonography in staging prostate cancer. BJU Int, 2007, 100 (1):47-50.

16. Taylor LS, Rubens DJ, Porter BC, et al. Prostate cancer: three-dimensional sonoelastography for in vitro detection. Radiology, 2005, 237 (3):981-985.

第七章　超声组织定征技术

第一节　超声组织定征机制

超声组织定征(ultrasonic tissue characterization, UTC)是探讨组织声学特性与超声表现之间相互关系的基础与临床研究方法,通过各种超声方法对生物活体组织的特征进行测量。UTC 是近年发展起来的一种无创性超声检测技术,可对超声图像进行量化检测,以期达到区别不同组织、正常及异常组织情况以及辨别组织病变性质、程度的目的,具有较高的临床应用价值。但由于超声波在生物组织中传播时,会产生反射、散射、衍射、吸收以及声速改变等复杂性的变化,超声波和组织相互作用的机制尚未十分明了。上述这些作用是同时存在的,难以将其中任何一种作用独立出来进行定量测量,这是进行超声组织定征的最大困难。因此,超声组织定征的研究,关键是如何寻找和发展能够将某种作用与其他作用相对孤立起来,并能测量分析它的方法、技术,进而将测出的结果与组织的结构状态信息关联起来。目前人们只能从声速、声衰减、散射、组织硬度、回声强度、声学参数测量与组织成分的对照、高频超声等不同方面对超声组织定征进行探讨。其中,在国内研究较多且较有发展前途和实用价值的方法是射频法的超声背向散射积分和声参量成像视频法的回声强度。背向散射参数测定技术是超声组织定征研究中相对较为成熟的方法,在诊断心脏疾病、肝脏病变等多种全身性疾病方面有良好的应用前景。但是,目前由于所使用的仪器及相关分析软件仍不完善,探头频率、增益、扫描深度及个体差异等因素的影响,使在不同研究对象间、不同的研究中甚至同一研究对象在不同时间的研究不具有可比性,难以标准化,同时目前所用分析软件的误差较大,组织的声学特性的角度依赖性等问题亟待解决,从而使研究结果的客观性、准确度等都存在问题,使其难以在临床上广泛实际应用。

目前广泛应用的二维(B 型)超声诊断法,是利用声阻抗差异产生的组织界面反射和组织的后散射组成的回波的幅度调制亮度而成像的,它能反映组织和器官的形态及内部结构方面的信息。但回波幅度的影响因素较多,除了与声阻抗差异有关的反射系数外,还与入射角度、衰减程度、仪器的调节(如 TGC 和增益)等有关,难以有效地反映组织和病变的性质。常规二维超声成像是对超声探头发出的超声波经人体内组织各不同界面反射回来的信号进行处理,以回波幅度量化为显示灰阶(如256),在显示器上获得解剖结构的显示。但这个回波幅度是原始射频(RF)信号的外包络,即处理的是经原始射频信号检波得到的信号。其实原始射频中包含了许多组织特性的信息,若对同一方向回来的信号连续接收分析,可知在不同深度经频谱分析后的信号完全不同,即蕴含了不同组织的特性。超声信号在人体组织内传播,与组织发生了各种交互作用,但回波信号只有原始射频信号才保留了组织所有特性的信息。回波射频信号是组织对超声波各种交互作用的结果,其中包括了三种主要作用:(1)线性作用:相长干涉和相消干涉,组织和(或)病理结构的衰减特征;(2)非线性作用:在软组织或体液传播中波形畸变产生的谐波信息,以及由超声造影剂气泡产生的谐波及次谐波等信息;(3)组织在外力作用而下产生特性变化致使局部传播速度的变化等。

原始射频信号全波段内的信息包含了超声在人体组织内线性、非线性等作用,分析频谱分量和频率成分可以获得组织信息及用于区分各组织的特性。射频超声局部定征参数分析法可以进行组织定征(图 7-1-1)。

在使用 LES 分析局部频谱信息时,时间-频率表示法和小波分析很重要(图 7-1-2)。

射频超声局部定征参数分析法可以进行组织定征(RULES)的分析过程(图 7-1-3):①频信号获取和局部频谱处理;②ES 局部定征参数的统计分析;③结合 LES 参数均匀分布程度确定组织的病理情况;④在二维图像上叠加彩色方式显示组织定征的结果。

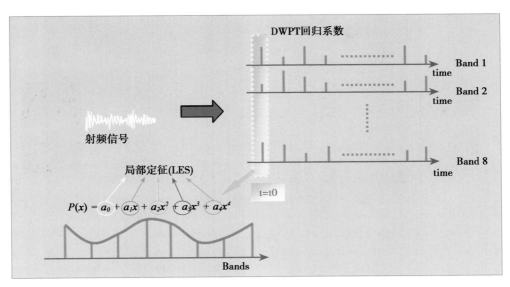

图 7-1-1　射频信号 LES 分析示意图

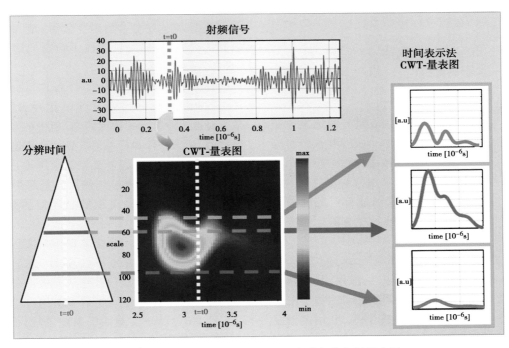

图 7-1-2　射频信号时间-频率图及小波频谱分析示意图

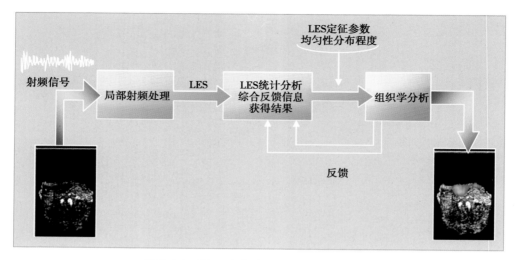

图 7-1-3 RULES 超声组织定征过程示意图

在 LES 获得和分析中,需要一种快速分析多影像多参数的全新并列处理机(fast echographic multi-parameter multi image novel apparatus,FEMMINA),它接收超声设备输出的实时 RF 信号,通过快速处理 LES 及统计分析后,与数据库对照分析得出组织定征结果,再将结果转成彩色形式直观地显示良、恶性病变等信息。

(姚克纯)

第二节 射频信号处理技术

一、射频信号处理技术物理基础

射频(radio frequency,RF)是拥有一定发射频率的、高频交流变化的电磁波。而超声原始射频(raw radio frequency,RRF)信号则是指一组来源于超声设备,经人体组织反射后又由探头接收到的一种电信号,这一信号被探头调制成特定的脉冲频率,可以被主机识别和处理,通过独有的运算方法实时计算和显示测量结果。

超声射频信号血管内中膜定量分析技术(quality intima-media thickness,QIMT)的应用,是建立在射频信号对特定组织的探测以及后续的整个工作流程基础上的,而非常规的射频方法。它由主机发射的射频信号(基于一组原始射频信号),经过探头的接收,再实时快速反馈,在没有任何后处理的前提下完成所有的影像信息收集并加以分析计算,最大限度地保证了其高效精确以及全自动的测量功能。这就意味着所有操作人员在检查诊断过程中,在改变扫查深度、动态范围和局部放大等参数时,完全影响不到测量的精确度。QIMT 的理论和基础研究是在相关系统的帮助下完成的,并且经过了临床验证。该系统来自一个研究平台,可以实现很多的高级研究功能。当时,全世界 20 多个中心使用该系统,为研究做出了贡献。相关系统的关键在于其测量和计算均是基于对射频信号的监测。这意味着测量的准确度与射频是无关的。来自相关实验室相同的功能被整合到了相关系列彩色多普勒超声仪上,高水平整合的系统为临床医师提供了清晰并快捷的用户界面,加快了检查的速度和流程(图 7-2-1)。

相关系统是运行在一个外部 PC 机上的软件,通过射频输出端口连接在 Picus 超声系统上,射频数据是通过运行相关软件的 PC 机上的专用采集卡获得的,相关软件和相关用户界面分别位于超声系统和 PC 机上,监控器负责驱动超声输出到 PC 输出的转换。常规超声控制使用的是超声键盘和轨迹球,而相关的控制使用的是连接的鼠标和 PC 键盘。

目前,相关系列彩色多普勒超声仪已经替代前面所描述的配置当中的 Picus 系统,这意味着系统准确度的提高,为射频信号定量分析带来了明显的一致性,为研究人员提供了许多新的可能。相同的稳定的 ART. LAB 功能性子系统,特别是 QIMT 和 QAS 分析,被整合到了超声仪系列产品上,无需外置 PC 设备。相关运算的核心已经被推广为一个固化的库文件,端口连接到了数字信号处理器上。信息分析的方法是基于射频信号水平的,图 7-2-2 表示的是一个标准超声信号的处理过程,从采集探头到显示器。

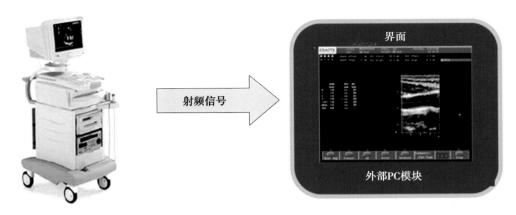

图 7-2-1　ART. LAB 系统

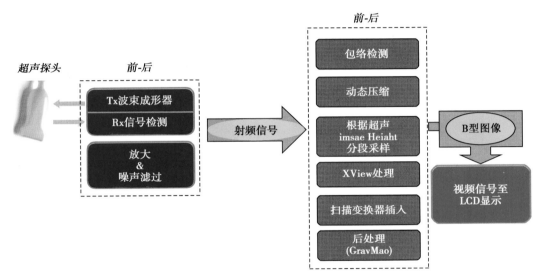

图 7-2-2　标准超声信号的处理过程
灰色框代表超声波形转换为二维图像所需的处理的列表

处理的信息显示必须适合操作者的眼睛。这意味着通过影像处理器对原始射频信号的改变需要有利于临床医师,但这可能会导致对测量的目标仅能使用近似微米级范围。另外的一些参数可以被改变用来优化最终成像的不同回声。没有进行图像处理的超声信号通常称为射频信号,也称为原始信号,而最终的定义被随便地看作灰色框之间任意位置的信号。

什么是真正的射频信号?超声探头发射频率从 1~20MHz 的声学脉冲波在组织中传播,并产生反射波,其载频与原始脉冲相同。探头获得反射波并转换成电信号,根据声波的振幅和频率,保留其全部特性。全数字化的前端完成 16 位数字格式的转换,包括数字化滤波和放大。每一个超声通道产生一个射频信号波,射频信号范围为 16 比特,意味着 65 536 个数值(图 7-2-3)。

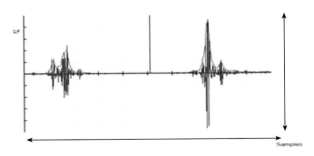

图 7-2-3　每一个超声通道产生一个射频信号波形

采样的数量依赖于系统扫查的深度,系统当前的模拟到数字的采样工作频率为 50Hz,其中深度为 37cm 时采样数量为 1200,至少高于超声图像垂直方向像素数量的 3 倍。射频信号波形经过处理产生二维超声图像,并显示在标准显示器上,操作者会进行分析。

希尔波特滤波器（hilbert filter），它的作用是使正频率部分相移 90°，负频率部分相移 90°，这称为 90° 希尔波特移相。希尔波特变换滤波器的一个主要作用就是构造解析信号。解析信号即没有负频率成分的复信号，将一个实信号加上它的希尔波特变换作为它的虚部即构成解析信号。通信中的单边带通信系统就是利用解析信号实现的，它可以节约一半的频带。把希尔波特变换推广到二维超声，可用于图像的边缘提取。希尔波特变换也可以推广到广义解析信号，实现任意角度的希尔波特相移（正负频率相位大小相等，正负相反）。其结果是根据人眼睛的分辨能力，超声图像无法显示低于显示器分辨率（视频输出）的信息。关于超声回波信号相位的更多信息也无法在标准 B 型超声图像上显示。基于这些原因，视频系统测量永远无法得到射频系统测量的精度。射频追踪的基本概念是通过运算的起点来检测血管壁并随后进行追踪。这是通过使用全部射频向量的包络实现的，射频向量是通过持续攻击（sustain attack）低通滤波器获得的。这一方法的基础是建立一个参考信号 SA(x,y,t)，衰减作为深度的函数 Depth(x)，如果衰减低于包络则复位到瞬时振幅。

对于每一个射频向量，通过使用一个复合的互相关模型，一个膨胀波形就会被检测出来，从而能够计算出管壁的速度，包括前壁和后壁的速度。这个膨胀波是一个时间的函数，能够通过整合连接速度计算出来。这一结果是对血管壁沿着射频向量线进行的实时精准的测量，并给出固有的直径测量，同样也是时间的函数，并进一步通过检测该曲线的周期获得心动周期。直径波形的分辨率与扫描器工作的采集帧频有关，由于互相关模型工作的速度域的关系，一定可以检测出最大管壁膨胀速度并避免混叠的影响。

$$V_{max} = \frac{c}{4f_c} \cdot FR \qquad （式 7-2-1）$$

QIMT 测量是来自 ART. LAB 实验经验的第一个整合功能。增厚的内中膜被认为是动脉粥样硬化的一种先兆。内中膜厚度与心血管疾病高危因素的相关性已经得到公认，内中膜厚度与外周血管疾病和动脉粥样硬化相关性疾病的关系也是密不可分的。部分前瞻性研究报告显示：动脉血管内中膜厚度增厚与急性心肌梗死密切相关。由此可见，QIMT 功能在超声检查和临床科研应用中将扮演重

要的角色。在选择的区域内，射频采样的数量高于视频成像的相应的像素数量。图 7-2-4 中红色框内有 50 个像素，而在相同的区域射频信号域内有超过 400 个采样。一个正常的健康个体平均 IMT 厚度在 600 μm 左右（接近 0.5mm），而颈动脉内径接近 6mm，通常超声探头的位置必须很好地放置于颈动脉膨大部并穿过其长轴。关于探头正确位置的反馈的获得是在实时 IMT 检测的帮助下实现的，它提供了标准差因子指示稳定性，从而实现测量的准确度。RF 是射频的缩写。在通信工程中，术语 "RF" 信号用于表示包含用于无线电的频带中频率信息的信号通讯。术语 RF 已经被超声波行业采用，它被用作未处理数据的标准符号，其中频率信息是完整的。在超声波成像中，接收的射频信号是波束成形器输出的（图 7-2-5）。

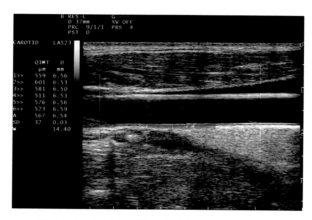

图 7-2-4　QIMT 测量启动后超声屏幕参数显示

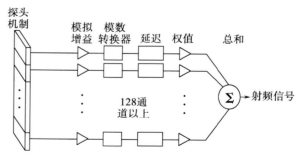

图 7-2-5　波束成形器示意图

现代超声波探头（线性和相位阵列换能器）由多个矩形的压电材料元件组成。压电元件能够将变化的压力转换为电信号。在接收时，来自每个单独探头元件的模拟信号首先被放大（模拟增益），以确保使用最佳模数（A/D）转换器的动态范围。模拟增益因子随着深度的变化而不同，从

大多数深度区域放大信号（TGC，时间增益补偿）。采样信号被单独延迟以将声束聚焦到一定深度方向。对延迟信号进行加权以获得所需的变迹和声束本身资料。最后，加权和延迟信号相位相加，这就是 RF 信号。

波束成形器输出端的射频信号采样率为 20MHz，分辨率为 20 位。A/D 转换器的采样率为 40MHz，分辨率为 12 位。通过对 128 个通道（128 = 2^7）求和来添加 7 位，当采样速率从 40MHz 降低到 20MHz 时，最后一位被添加。同样重要的是要注意，在采集系统的 RF 数据时，模拟增益施加到各个通道上的权重不受前面板上的增益旋钮和 TGC 的滑块影响，但是，如果发射功率发生变化，整体增益会被调整。

二、QIMT 检查流程及操作规范

颈总动脉管壁主要由三层结构组成：内膜、中膜和外膜（图 7-2-6）。内膜是动脉管壁的最内层，由一层内皮细胞构成，直接与血液接触。中膜是动脉管壁的中层结构，由平滑肌细胞和弹性组织构成，位于内膜和外膜之间。外膜是包绕动脉外面的结缔组织层。测量时，管壁内膜和中膜厚度通常一起测量，统称为内中膜厚度（IMT）。

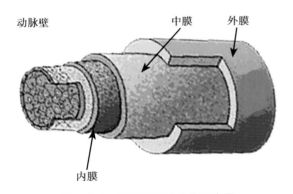

图 7-2-6 动脉壁三层结构示意图

原始射频信号实时的自动血管内中膜测量技术（QIMT）是动脉壁厚度测量的一种方法（图 7-2-7）。其运用原始超声射频信号机制，实时、动态、自动检测血管内中膜变化，将影像数字化，为临床提供了一个灵活、便捷的评价血管硬化程度、治疗及干预效果的新工具。由于测量采用的是从探头获取的射频信号，即超声原始信号，测量准确度不受超声仪器荧光屏上图像整体质量的影响，不需对存储图像进行后处理。测量在实时状态下完成，并有实时的自动测量质量和准确度的反馈体系，以保证测量的准确度和可重复性。

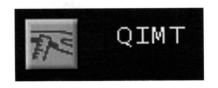

图 7-2-7 QIMT 技术图标

射频信号是将来自组织的超声反射信号以电的形式呈现，该信号仍然受探头所产生脉冲频率的调制。QIMT 软件包对 IMT 的定量测量，不受检查者常规调节的参数如深度、动态范围、放大等的影响。由于是基于射频信号的处理，测量的准确性是非常高的。实验室测量该技术精度可达 17μm，在体测量最大误差为 30μm。鉴于 IMT 每年的平均增加量为 10μm 左右，只有高精度的测量方法才可以获取准确的信息，这对于追踪观察干预、药物治疗或改变生活方式等引起的 IMT 变化非常重要。

QIMT 测量过程非常简单。选择血管扫查条件，探头频率为 5~12MHz，按下工具按键，选择 QIMT 软件即可。测量只需几分钟，结果会直接显示在屏幕左侧，不需要存储图像脱机分析（图 7-2-4）。而且，QIMT 技术使得使用者可以马上得到测量质量的反馈。在扫查颈总动脉的过程中，检查者可以实时观察 IMT 测量情况，这种实时的特点可以让检查者随时优化探头位置，使得扫查平面与颈总动脉远侧壁保持最佳垂直位置。

图像左侧显示所测量的最后 6 个心动周期的 QIMT 和血管直径（D）。最后 6 个心动周期的 QIMT 和血管直径的平均值作为最后的 QIMT 和血管直径数值，连同其相应的标准差（SD）也自动计算出来，并显示在仪器屏幕上。W 代表颈总动脉感兴趣区宽度。SD 值越小（低于 10~15μm），说明 QIMT 跟踪越好。QIMT 跟踪过程中，屏幕会实时显示一个黄色的方框，里面标明有数字，当跟踪测量数据可靠时，数字一般需小于 14。

QIMT 测量完毕后，测量结果在单独的界面中显示，并自动与 ARIC 研究（动脉硬化风险社区研究）结果中相应的正常 IMT 做比较（图 7-2-8）。

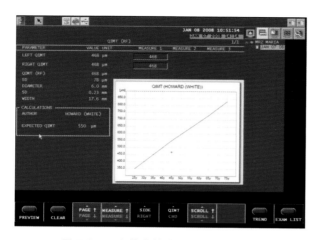

图 7-2-8 血管表单中 QIMT 测量界面

（袁丽君）

第三节 超声背向散射积分分析技术

以声学密度定量分析为代表的超声背向散射积分技术，是通过定量地分析某些声学参数来研究组织特性，以达到组织定征的目的。超声背向散射积分技术作为声学密度定量分析技术，为组织原始回声信号的定量分析提供了新途径。

传统的声学密度定量分析技术，即视频分析法，是应用计算机技术对人体组织的回声信号形成二维灰阶超声图像进行分析，也就是对该灰阶图的灰阶等级水平及其分布进行分析。常用的方法有：灰阶直方图、计算机定量分析回声的灰阶值及其分布和纹理参数分析。由于视频信号是组织的回声信号经过检波、对数压缩等处理后所得到的信号，并非组织的原始回声信号，因其受动态范围的限制，信号被压缩并有丢失，因此，视频分析法并非真正的声学密度定量分析方法，由于影响视频信号的因素较多，重复性较差，分析结果不可靠，故称之为半定量分析法。

在超声成像过程中，探头的晶片做机械振动产生超声，故探头的晶片是声源。从声源来的超声波在介质中传播时，若遇到两种具有不同声阻抗的介质（声阻抗差大于1‰）所形成的界面，且界面大于超声波波长时产生反射，若界面为障碍物的大小明显小于超声波波长则产生散射。散射是各向性的，朝向探头的散射即为背向散射，能为探头所接收。由于血液中红细胞的直径与超声波波长相比是较小的，所以红细胞为散射体。尽管血液中的红细胞

背向散射波振幅比较弱，但它却是研制超声多普勒血流仪的依据，而且是多普勒频移信号的主要组成部分。入射超声束内红细胞的数量越多，散射源就越多，超声探头接收的背向散射信号的强度就越大。探头所接收的背向散射信号与同时接收的反射信号相比是非常微弱的，故在经传统成像方式形成的二维图像上，由大界面来的反射回声表现为高回声，如器官的包膜回声及血管壁回声等，而由微小界面来的散射回声则表现为低回声或无回声，如实质器官组织为低回声，胆汁、尿液等为无回声。然而由于背向散射信号来源于组织的微细结构，其更能反映组织的结构特性。为了有效地提取和分析微弱的背向散射信号，研究出一种以背向散射机制为基础的超声技术，即背向散射积分技术。

利用超声波的反射性质，即当发射超声波进入人体内，就会从组织器官中产生反射，探头接收人体组织的回声信号，超声仪将对不同界面来的信号经放大、滤波，并进行各种信号的延迟合成得到射频信号，也就是组织回波的原始信号，若将射频信号经检波并输入视频处理器，进行对数压缩、数字扫描转换等处理后，再输入监视器显示，则形成常规的二维超声图像。背向散射积分技术是通过特制的时间门控电路，在射频信号被处理前，提取相关区域（取样容积内）的射频信号，并将其功率谱与一理想平面反射器的回声信号功率谱相比，取其有效频率范围进行积分，单位为分贝（dB），并将积分值显示出来。目前具有该技术的仪器均为联机分析系统，一旦取样，仪器将自动报出感兴趣区域局部背向散射积分值。

（姚克纯）

第四节 声参量分析技术

一、组织特性分析技术

组织特性分析技术主要是对人体组织的弹性参数值及其分布进行测量和分析。其机制是利用特殊设计的声源，如聚焦调制或双束相交等产生的低频间断性辐射力对待测组织进行激励，测量其动态位移，根据其动态位移计算出相应的应变，得出了应力和应变值，就可求出其弹性参数值，最后将人体组织的这种弹性参数值以彩色或灰阶编码超声弹性图方式显示。

二、非线性声参量 B/A 分析技术

B/A 是反映超声波非线性效应的声学参量之

一,是超声波通过介质时产生非线性效应大小的一个量度,将 B/A 参量作为分析特性参量进行的方法即 B/A 声参量分析技术。其基本机制是:超声探头向介质中发射两个独立的超声波,即探测波与泵波。泵波的物理特性为低频率大功率,它能使介质产生强制性的非线性变化,由此来实现对高频率小功率探测波的相位进行调制。相位的调制量与介质的 B/A 值和泵波声压的乘积呈正比。因为泵波的声压是已知的,所以可以求得介质中的 B/A 值分布。研究结果表明,介质中的 B/A 值分布与其他线性声参量相比,对组织特性变化的灵敏度更高。软组织中密度与声速等参量的差异小于 5%,而 B/A 参量的差异则可达 50%,而且对比造影剂中微泡的共振还可导致非线性参量 B/A 值的急剧增加,比正常组织的 B/A 值高出数百倍。因此,将 B/A 声参量技术与增强超声造影成像相结合,可望为超声组织定征的分析技术开辟新的方法。但是,由于 B/A 参量不能在常规二维超声上用脉冲回波法直接测得,必须采用特殊探头发射波型,专门的信号提取和处理技术,并对接收数据进行换算和反演,才能重建出 B/A 值随位置分布的参量的超声技术。该技术在理论及方法学上已有较为成熟的研究,但要真正用于临床研究还需克服诸多难题。

三、声速及声衰减参量分析技术

声速及声衰减参量分析技术是以超声波在介质中的传播速度或超声波通过介质时的声衰减量超声物理特性参量进行分析的技术。目前有利用超声物理现象为机制的骨扫描仪,能同时测量超声波在人体骨组织中的传播速度和声衰减量,并具有骨组织测定分析系统,克服了以往一维超声技术造成的取样的盲目性。声速及声衰减参量分析拓宽了超声组织定征的研究。

(姚克纯)

参 考 文 献

1. Cavalcante JL, Lima JAC, Redheuil A, et al. Aortic stiffness-current understanding and future directions. J Am Coll Cardiol, 2011, 57(14): 1511-1522.

2. Vlachopoulos C, Aznaouridis K, Stefanadis C. Prediction of cardiovascular events and all-cause mortality with arterial stiffness. A systematic review and meta-analysis. J Am Coll Cardiol, 2010, 55(13): 1318-1327.

3. Yuan LJ, Xue D, Duan YY, et al. Maternal carotid remodeling and increased carotid arterial stiffness in normal late-gestational pregnancy as assessed by radio-frequency ultrasound technique. BMC Preganacy Childbirth, 2013, 13: 122.

4. Yuan LJ, Xue D, Duan YY, et al. Carotid intima-media thickness and arterial stiffness in preeclampsia by analysis with a radio-frequency ultrasound technique. Ultrasound Obstet Gynecol, 2013, 42(6): 644-652.

5. 杨春江, 王志刚. 超声组织定征在心肌疾病诊断中的应用及进展. 中国超声诊断杂志, 2005, 6(1): 78-80.

第八章 心肌应变和应变率技术

第一节 心肌应变和应变率技术的概念

心肌应变(strain)及应变率(strain rate,SR)的概念是由 Mirsky 和 Parmley 于 1973 年首先系统阐述的。人体非侵入性测量应变的技术首先应用于MRI。MRI 测量心肌应变和应变率的优点在于在可取的空间分辨率的情况下,提供三维的速度信息,但其帧频低于 30 帧/秒,不能提供足够的随时间变化的信息,而超声的组织多普勒成像(TDI)能够在高帧频的情况下提供实时的局部速度信息,同时在二维模式下具有高的纵向分辨率和足够的横向分辨率,可以实时测量心肌各点的运动速度,根据两点间的运动速度变化和距离变化得到心肌的应变率,但目前此种方法还仅限于显示纵行心肌的运动。众所周知,心肌的机械运动是一种螺旋扭转运动,这与心肌纤维独特的螺旋状排列结构有关,而这种心肌纤维结构在心室扭转运动中起到关键作用,它使心脏在心动周期中发生纵向、环向和径向三个方向的运动,每种运动对心脏功能都有很大的影响。因此,测定心肌环向和径向的运动对观测心脏运动和功能具有重要意义。二维斑点组织追踪技术,即二维动态图像来测定组织运动速度,实现了矢量心肌应变(vector strain imaging,VSI™)和应变率技术。它可以测量心肌纵向、环向和径向三个方向的运动,真实地反映了心脏实际的运动情况。三维斑点组织追踪技术从三维立体空间追踪心肌回声斑点的运动轨迹,量化评估心肌空间的运动速度、位移、形变及扭转等,尤其是对心肌应变的分析,较二维斑点追踪技术更准确。由此为临床提供了更加客观、真实的信息,为全面评价心肌运动及功能创造了有利条件。

(姚克纯)

第二节 心肌应变和应变率技术的机制

心肌应变是指心肌瞬时的长度变化率,从静息状态到组织发生改变的百分比(图 8-2-1)。

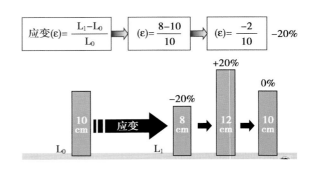

图 8-2-1 组织变形的程度

$$S = \frac{L_1 - L_0}{L_0} = \frac{\Delta L}{L_0} \qquad (式 8-2-1)$$

L 是心肌即时长度,L_0 是心肌原始长度,ΔL 是心肌瞬时的长度变化(图 8-2-2)。

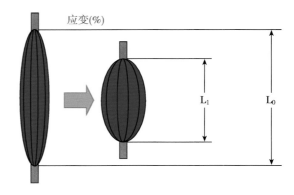

图 8-2-2 应变的示意图

理论上,应变长度应该最大化,以便提高回归分析的质量,是应变速率评估的基础。为了保持空间分辨率不变,应变长度需要的区域应该小于需要评估应变率而选中的区域。使用更短的应变长度将会改善空间分辨率,但是会增加噪音。

心肌应变率是心肌应变随时间的变化率,计算单位是 1/s 或 s^{-1}。

$$SR = \frac{S}{t} = \left(\frac{\Delta L / L_0}{t}\right) = \frac{\Delta L}{L_0 t} \quad (式\ 8\text{-}2\text{-}2)$$

应变率是在多普勒组织速度成像(tissue velocity imaging,TVI)基础上进行计算,应变率可以通过心肌运动速度计算得出,单位是 1/s,($V_a - V_b$)表示 a、b 两点的即时组织速度差,d 表示两点之间的即时距离(图 8-2-3)。

$$SR = \frac{(V_a - V_b)}{d} \quad (式\ 8\text{-}2\text{-}3)$$

因此,测得了心肌即时的组织速度,就可以求得心肌应变和应变率,以二维动态图像为基础(而不是使用组织多普勒的方法),利用二维或三维斑点组织追踪技术来测定组织运动速度,从而建立了心肌矢量应变和应变率分析方法。

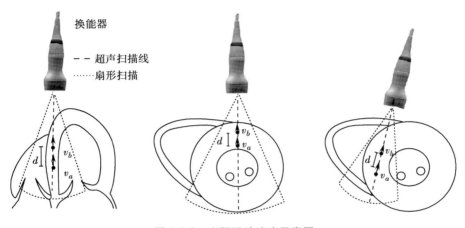

图 8-2-3 心肌运动速度示意图

(姚克纯)

第三节 心肌应变和应变率技术分析方法

在二维动态图像上,操作者手动描记心内膜后,设备以图像亮度为基础逐个像素自动分析和补偿心脏的局部运动(平移、拉长和增厚)并获得瞬时速度,速度在二维图像上以矢量方式叠加显示,箭头长度表示速度的大小,箭头方向表示运动方向(图 8-3-1)。

根据从二维图像所获得的组织速度,可以通过二维斑点组织追踪技术求得心肌切面、扇区、节段和各点的应变和应变率等,并将其以彩色编码图、主体拓扑及曲线等形式显示(图 8-3-2,图 8-3-3),也可以将心肌局部节段应变力采用三维立体拓扑图形式显示(图 8-3-4)。

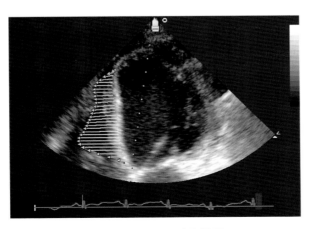

图 8-3-1 心肌运动向量图

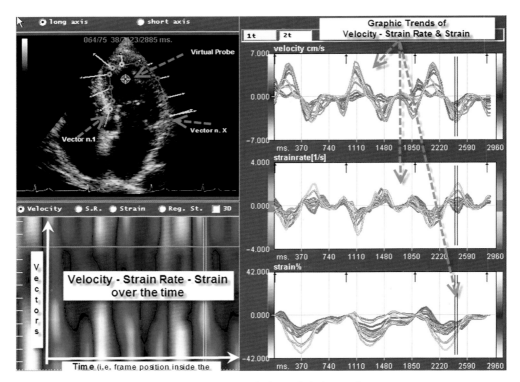

图 8-3-2　心肌速度、应变力、应变率显示窗口

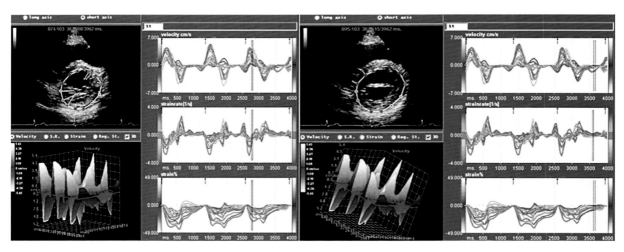

图 8-3-3　心肌短轴收缩期（左图）及舒张期（右图）速度、应变力、应变率显示窗口

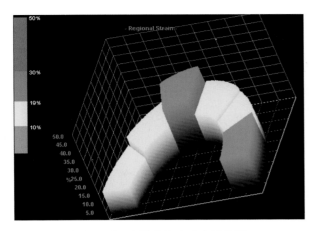

图 8-3-4 心肌节段应变力拓扑图

(姚克纯)

第四节 心肌应变和应变率技术优势

一、独特的虚拟探头显示方式

基于二维的速度成像方式（B²VI）可以根据虚拟探头的不同定位获得多角度速度值（矢量方式），而 TDI 方式只能获得探头处在其物理位置时的应变和应变率（图 8-4-1）。

二、无角度依赖性

基于二维分析获得的 B²VI（二维速度成像）技术不受角度依赖，这样可以便捷地测量室壁的运动，特别是侧壁的径向和环向的运动，而源于 TDI 的应变和应变率成像只能测量心肌纵轴方向上的速度（图 8-4-2）。

三、高帧频

由于其方法基于二维动态图像，因此比组织多普勒成像 TDI 有更高的帧频，可以获得高时间分辨率的局部心肌运动信息（图 8-4-3）。

四、曲线 M 型功能

该技术具有曲线 M 型功能，并且可以在此基础上叠加心肌的速度、应变、应变率图像（图 8-4-4）。

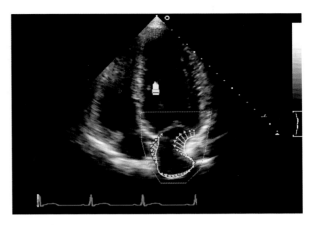

图 8-4-1 虚拟探头显示方式

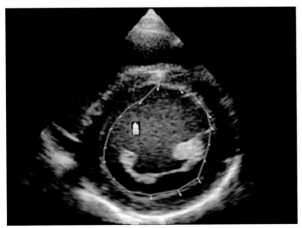

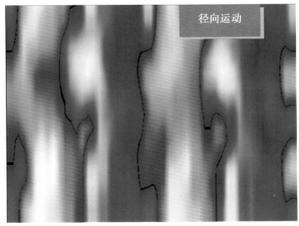

图 8-4-2 B²VI 方法显示心肌径向运动

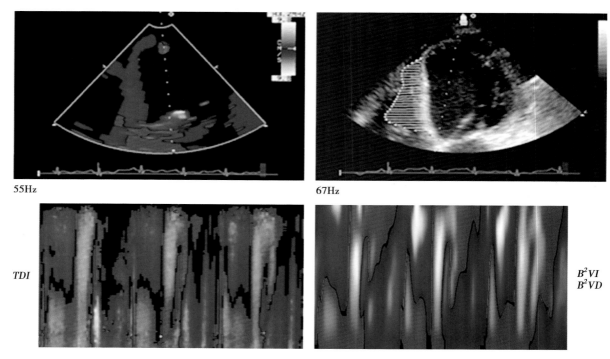

图 8-4-3 源于 TDI 和二维的应变率方法对比

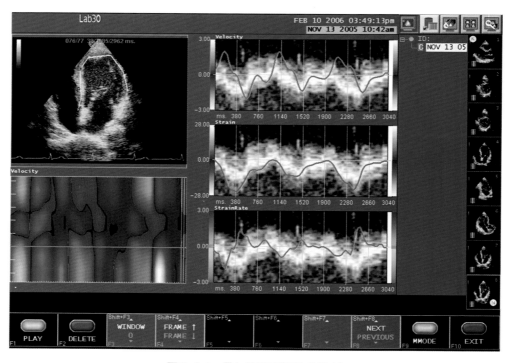

图 8-4-4 叠加有应变率的曲线 M

（姚克纯）

第五节　未来展望

四维应变是一种后处理的研究方法,追踪显示三维空间中随时间变化过程中逐帧的三维图像的固有特性,该三维图像被命名为"自然声标记"。

四维应变有潜力成为评估心肌功能并检测多种心脏疾病早期的亚临床心肌改变及量化缺血性心脏病的区域内心肌功能的参考指标。目前的软件是非常健全的,可重复并方便用户使用,但其临床价值还有待研究。

目前市场上推出了多种定量超声工具,这些工具均基于一些创新技术,如组织速度成像(TVI)、组织追踪、应变和应变率技术、组织同步成像(tissue synchronization imaging, TSI)以及二维应变和自动化功能成像(automated function imaging, AFI)。这些多普勒或二维特征追踪基础技术可详细测量部分心肌壁运动和功能,同时增加新的参数成像显示。应用包括部分和全部功能研究、应力超声、舒张功能分析、心肌病、心脏再同步成像及其他研究。

由于受限于信号的角度依赖性,多普勒技术在某些心肌区域的应用被排除在外,例如,心尖部以及胸骨旁的大部分心肌,尤其是短轴切面。二维特征追踪技术克服多普勒技术局限性,可以追踪任意方向上的二维图像。然而,平面外的心肌壁运动仍然受限。

四维应变是追踪时间轴上的三维图像,这也意味着不存在平面外心肌壁运动追踪检测的问题。四维应变可以视为二维应变的自然延伸。相比可选择的三维应变测量工具,如磁共振成像标记,超声四维应变在可用性、可行性及可购性方面具备更大优势(图8-5-1)。

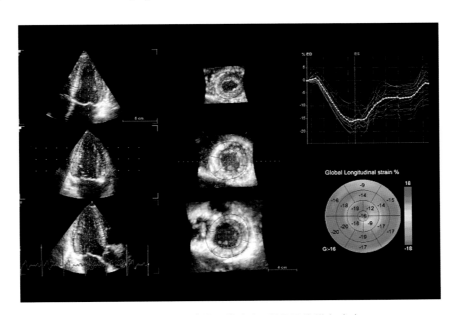

图 8-5-1　正常心脏的四维应变,所显示为纵向应变

一、四维应变感兴趣区域

四维应变追踪开始于收缩末期的一个感兴趣区域(region of interest, ROI)。四维应变分析是完整的四维自动左心室量化工具的最后一步,包括体积和左室质量测量。创建这两个测量的网被重新用于四维应变的感兴趣区。四维应变 ROI 自动生成于收缩末期,并逐步建立于心内膜网和心外膜网。心内膜网是基于一个用于测量收缩末期容积的心内膜网。心外膜网由测量左室质量时得出,并从舒张末期传播至收缩末期。使用者可通过放置吸引点并将附近的 ROI 边界拉向使用者感兴趣的区域,更改 ROI 的形状(图8-5-2)。

二、四维应变追踪算法

四维应变使用一种在三维空间中执行并基于帧到帧块匹配的追踪算法。这包括依次在三维框架中发现的三维模式和下一个模式之间寻找一个匹配。在定义一个感兴趣区域(ROI)后开始进行计算,包括左心室心肌。在 ROI 内的所有区域均被追踪,例如从心内膜到心外膜,显示一部分左心室的追踪显示结果,追踪显示穿过心肌从心内膜到心

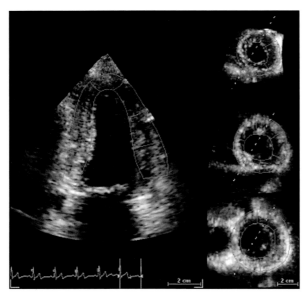

图 8-5-2　四维应变 ROI 自动生成于收缩末期，并逐步建立于心内膜网和心外膜网

外膜的所有区域。箭头表示从一帧到下一帧的估测位移。红色的箭头说明错误匹配造成的离群值（图 8-5-3）。

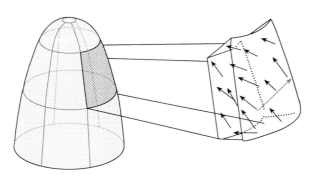

图 8-5-3　从心内膜到心外膜，显示一部分左心室的追踪显示结果

每一匹配的质量被计算，每个追踪结果与其邻近区域进行比对用于检测离群值，这些离群值将在对追踪结果进行空间加权前被删除。这一结果接下来将被映射到平均心肌网，以稳定的方式表现整个心肌（图 8-5-4）。这样，左心室网格模型的形状被更新至每一帧。所有定量结果均来自这一模型。

需要注意的是，帧与帧之间的时间越长，被移动的组织可能越长，并且每个团块匹配搜索区域可能越大。由于搜索是在三维空间中进行的，因此，与帧之间的时间对比，搜索区域将随着三的幂增大。因而，使用者可能会观察到反直觉效果：随着帧率上升处理时间在减少。然而，将帧率调至最大

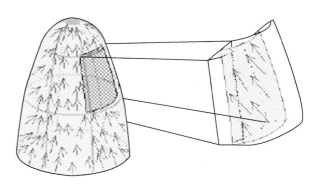

图 8-5-4　左心室的平均心肌网格模型

是不明智的，因为这将减少图像的线密度。帧率必须高于自然声标记的最低水平才能被依次识别。一般来说，帧率应该至少为心率的 40%。例如，心率为每分钟 60 次时，帧率应为 24 帧，100 次/分时应为 40 帧。获得多种心率是获得这些帧率的首选方式。

三、四维应变追踪质量

计算应变结果是有效的，追踪算法已经能够准确地追踪组织，这是至关重要的。影响追踪精度的因素包括图像质量、帧率和线密度。一种可利用视觉检测追踪准确度的显示器被使用，因此使用者可以手动同意或拒绝个体段的结果。四维数据集被切分，可显示三个顶端和三个短轴切片，允许检测追踪的在顶端和短轴方向上的每一部分。也可用其他的布局进行仔细检测。此外，应变痕迹可用于评价追踪形态。

使用者可拒绝次优化的片段，此时这些片段的结果将被删除。另外，所有的应变值不会把这些数值计算在内。如果超过三个片段被拒绝，那么总应变值将不被计算。

四、四维应变偏移

由于心脏是以循环的方式移动的，预测应变在心跳的开始和结束应是相同的。任一偏移是在追踪过程中的错误象征。该算法自动拒绝超过 12% 偏移的节段（图 8-5-5）。假设追踪误差平均地分布在整个心动周期中，以此为前提，此时可能对应收缩末期至少 4% 的错误。

在图 8-5-5 中，使用者可能会怀疑 +11% 的收缩末期应变是一个真正的变形还是一个误差，但是通过观察循环末期的应变，使用者理解为这是一个误差，相应的部分会自动被排除在分析之外。然而，使用者可以推翻这一理解，尽管它可能是偏移。一

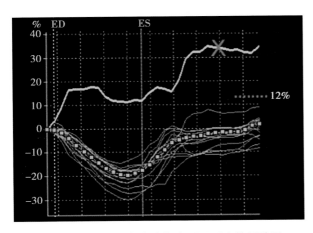

图 8-5-5 纵向应变追踪偏移 12% 以上的示踪图

般来讲,使用者应该检查整个追踪以及 ROI 如何更好地跟随组织的切面图像来决定是否要排除该段。

五、四维应变参数

根据追踪结果,四维应变衍生了几个参数,包括纵向、圆周和径向应变以及区域应变(图 8-5-6)。

(一)纵向和圆周应变

应变是测量物体的相对变形。左心室心肌应变可以在不同的方向上测量,包括纵向和圆周。

轴向测量被定义为 $SL=100\times(L-L_0)/L_0$。L 是片段的瞬时轴向长度,L_0 是舒张末期的初始长度。该测量长度为该节段的平均壁内纵向长度。圆周应变(SC),以完全相同的方式定义,只使用该节段的圆周长度。

(二)区域应变

区应变测量相对区域变化,结合纵向和圆周应变的影响。在磁共振成像标记中,与大多数其他应变指标相比,区域应变可以更好地区分正常和缺血区。

区应变被定义为 $SA=100\times(A-A_0)/A_0$,A 为瞬时节段区域,A_0 为舒张末期初始节段区域。换句话说,区应变是区域段的相对变化(图 8-5-7)。

图 8-5-7 说明,随着区域减少,肌肉的厚度增加。如果假设体积不变,径向应变可以根据该区应变计算。

(三)径向应变假设体积守恒(VolC)

假设该节段体积 V 恒定,径向应变可根据区域应变进行估测。径向应变被定义为 $SR=100\times(R-R_0)/R_0$,$R=V/A$ 是该节段的径向长度,R_0 是舒张末期的初始长度。通过替换,径向应变公式也可为 $SR=-100\times SA/(SA+100)$,SA 为区应变。

(四)总应变

在四维应变中,总应变根据加权平均节段应变值计算所得。初始节段区域(A0)作为权重。拒绝节段不包括在四维应变总应变值的计算。同时,如果超过三个部分被拒绝,不计算总应变。四维应变中总应变值的四个参数均可用:纵向、圆周、区域和

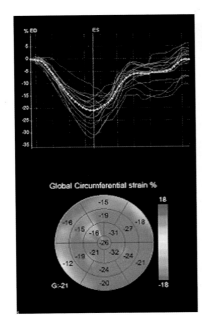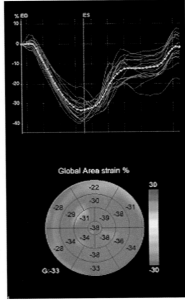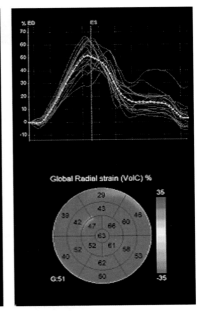

图 8-5-6 正常心脏的四维应变

结果显示圆周应变(A)、区域应变(B)和径向应变(C);在每个显示面中,除白色追踪总应变外,上方显示每一条黄色轨迹分别代表 17 段的每一段应变;下方所示一种颜色编码的"牛眼"图,用以表示瞬时应变值;总瞬时应变显示用"G"表示,见左下方"牛眼"图

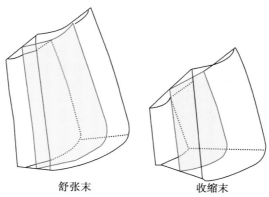

舒张末　　　　　收缩末

图 8-5-7　随时间发生变化,心肌单节段的变化图

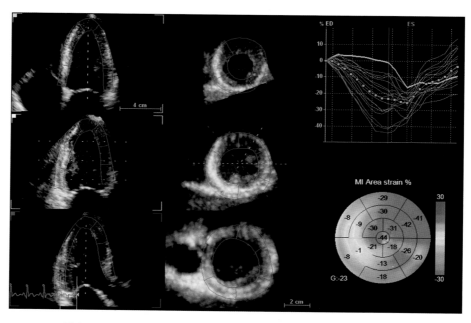

图 8-5-8　显示下壁心肌梗死患者的四维应变面积,下壁中段更显著

径向。总瞬时应变值标记为 G:右下的"牛眼"图(图 8-5-8),用红线标记的总区域应变追踪点为 −23%。

总纵向应变需进行峰值检测。这意味着除了瞬时值,典型的舒张末期压值,紧邻牛眼图,在测量结果窗口,可获得总纵向峰值应变(GPSL)值。注意,如果当前显示的帧不是在总纵向应变追踪的峰值,那么这两个值可能不同。还需要注意的是,在 AFI,总应变以稍微不同的方式计算。

（五）牛眼图

计算的参数可以以多种方式呈现,包括彩色编码的牛眼图。心室被分为 17 段,整个心动周期的瞬时应变数值用数字和颜色编码显示在牛眼图中。注意当比较二维 AFI 和四维应变时,在二维 AFI 的应变值为收缩期峰值,包括正向峰值,而在四维应

变中,应变值从当前帧,通常为收缩末期帧被使用。

超声心动图应变和应变率技术是一种评估心肌功能的更可靠的方法,在二维图像的基础上,利用斑点组织追踪技术计算感兴趣区内各阶段心肌的变形,及早发现心肌功能障碍具有很高的灵敏度。该技术可量化心室内的收缩不同步和评估部分心肌功能,其潜在的临床应用范围广泛,包括存活心肌的评价、心肌功能的定量评价和早期发现不同病因的心脏疾病(如缺血性心脏病、扩张型心肌病)等。此外,应变和应变率的数据还提供了重要的预后信息。目前,虽然超声心动图应变和应变率技术在临床应用中取得了令人鼓舞的成就,但仍存在不足之处。相信随着超声成像技术和计算机技术的不断发展,二维及实时三维应变和应变率将为心血管疾病的基础研究、临床诊断及治疗效果评价

等提供更新的手段,具有广阔的应用前景。

（姚克纯）

参 考 文 献

1. Sutherland GR, Di Salvo G, Claus P, et al. Strain and strain rate imaging:a new clinical approach to quantifying regional myocardial function. J Am Soc Echocardiogr, 2004,17(7):788-802.

2. Voigt JU, Flachskampf FA. Strain and strain rate:New and clinically relevant echo parameters of regional myocardial function. Z Kardiol,2004,93(4):249-258.

3. Yip G, Abraham T, Belohlavek M, et al. Clinical applications of strain rate imaging. J Am Soc Echocardiogr, 2003,16(12):1334-1342.

4. Pislaru C, Abraham TP, Belohlavek M. Strain and strain rate echocardiography. Curr Opin Cardiol, 2002,17(5):443-454.

5. D'hooge J, Heimdal A, Jamal F, et al. Regional strain and strain rate measurements by cardiac ultrasound:principles,implementation and limitations. Eur J Echocardiogr, 2000,1(3):154-170.

6. Orderud F, Kiss G, Torp H. Automatic coupled segmentation of endo-and epicardial borders in 3D echocardiography. IEEE Ultrasonics Symposium,2008,1749-1752.

7. Orderud F, Kiss G, Langeland S, et al. Combining edge detection with speckle-tracking for cardiac strain assessment in 3D echocardiography. IEEE Ultrasonics Symposium,2008,1959-1962.

8. Haim A, Weiss JL, Rogers WJ, et al. A noninvasive comparative study of myocardial strains in ischemic canine hearts using tagged MRI in 3-D. Am J Physiol,1995,268(5 Pt 2):Hl918-Hl926.

9. Langeland S, Rabben SI, Heimdal A, et al. 4D Strain:validation of new 3D speckle tracking and left ventricular tool in simulated echocardiographic data. Moderated poster presentation at Euroecho 2010. Abstract:P658. Not all features may be available in your current software package. Please.

10. 周肖,智光.应变率成像检测存活心肌.解放军医学杂志,2007,32(6):644-645.

第九章 超声生物力学技术

医学超声作为最为普及和重要的影像学工具在疾病诊断和治疗中发挥着重要作用,超声的解剖性成像技术(灰阶结构成像)及人体血流动力学分析(多普勒血流和频谱技术)日趋成熟。近年来随着超声功能性成像技术的进展,超声对比造影成像技术和超声生物力学技术逐步在科研与临床应用中发挥越来越重要的作用。特别是超声对比造影技术在灌注水平上对疾病进行诊断,提升了超声在临床上的诊断与鉴别诊断的能力,如美国放射学会最新发布的关于肝脏对比造影的指南(CEUS LI-RADS),已将超声对比造影技术列为对肝脏局灶性病变鉴别诊断的灵敏度和特异度均高于增强 CT 扫描的影像学工具,超声功能性成像的第二大类技术-超声生物力学作为新的超声功能性成像技术经过十余年的基础研究和临床应用的推广进入到了一个高速发展期。越来越多的文献提示这些技术给医学超声的多模态带来更多的大数据和诊断信息,是目前超声医学领域中最为活跃的领域和发展方向之一。

第一节 生物力学技术的基本概念、机制与分类

一、生物力学的基本概念

20 世纪 60 年代,生物力学成为一门完整、独立的学科,其奠基人是世界著名生物力学之父-Y. C. Yung(冯元桢)教授,其第一部专著是 *Theory of Aero Elasticity*。1966 年后,冯元桢教授专心致力于新兴交叉学科-生物力学的开拓,成为举世公认的生物力学的开创者和奠基人。冯元桢教授曾说过"我发展生物力学的初衷是:我发现生物界所有的功能,从血液循环到神经传递,到骨骼运动,都有力的作用。我希望研究这些生理现象的力学机制,到数学的层次,或许有助于生物学的进展和应用,造福人类;生物力学既是应用力学,又是应用数学。用数学与力学的眼光来看待生物现象。数学的作用是用其来了解自然现象,应用数学是用数学作为

工具来了解和处理自然界的问题,最后可用数学模式来表达、解决问题。生物学是研究生命的科学,而把力学机制与技术应用于生物学,解释生命过程中所发生的各种力学现象而形成的新兴边缘学科称为生物力学。生物力学探索的目的是了解生命系统的力学,它帮助人们了解生命。"

二、生物力学的机制

(一) 生物力学研究方法

生物体是由原子和分子构成的,首先将研究的对象看成有许多质点组成,每个质点包含有大量的原子和分子。材料又可视为是连续介质,它的物理参数和运动特性可以用连续函数来描述。连续力学研究方法为:

1. 研究生物体形态学,了解器官、组织和材料的结构和超细结构以及几何构形。

2. 测定材料或组织的力学特性,如应力-应变关系。

3. 由物理学(弹性力学)基本定理及组织的应力-应变关系,建立运动方程,确定器官与组织的边界条件,求解方程。

4. 进行生理实验,将实验结果与理论预计相比较。

5. 探讨实验与理论的实际应用并指导临床。

(二) 生物力学所关注的领域

1. **心血管系统中的临床问题** 如:心脏瓣膜修复中的力学问题,心脏辅助装置,体外循环,人工心脏,心脏移植中相关问题,心脏介入治疗中的植入物的微观力学问题,动脉管壁上斑块的剪切力,动脉脉波分析等。

2. **定量生理学** 如:生理学的系统分析,生物组织的流变学,生物膜和血管壁的渗透率,扩散现象,界面问题(如血液在人造植入材料上的凝血现象),微循环。

3. **外科** 创伤生物力学,矫形外科学,人工器官和材料学。

4. **人身安全和防护** 如:职业保护和保健,飞

行和交通安全,运动力学,灾害中人体防护研究,康复医学。

5. 仿生学,动物和微生物的运动等。

（三）生物力学中关于弹性力学基本方程

在生物力学中采用的能量方程、质量守恒、动量守恒、状态方程（虎克定律）为基本的运算方程。其中变量为应力和应变。弹性介质和黏弹介质其本构方程不同,弹性介质为（应力-应变关系）非时变的计算方程,而黏弹介质的本构方程是时变的,有滞后、松弛、蠕变现象。严格地说,多数生物组织都是黏弹体。

滞后:加载时的应力-应变关系与卸载过程的应力-应变关系有差异。

松弛:材料突然发生应变,并继续保持应变不变,材料内应力随时间而减小。

蠕变:材料突然受应力作用,并继续保持应力不变,材料仍继续发生应变。

1. 简单黏弹体　用弹性常数 E 的弹簧模拟材料弹性,用黏滞系数 η 表示材料的黏性（图 9-1-1）,组成三种简单的黏弹体的本构方程:

速度 du/dt,位移 u,力 F

Maxwell 模型

$$\frac{du}{dt} = \frac{1}{E}\frac{dF}{dt} + \frac{F}{\eta},$$

Voigt 模型

$$F = Eu + \eta\frac{du}{dt},$$

Kelvin 模型（标准线性固体）

$$F + \tau_\varepsilon\frac{dF}{dt} = E_0\left(u + \tau_\sigma\frac{du}{dt}\right) \qquad （式 9-1-1）$$

其中,常应变松弛时间 $\tau\varepsilon = \eta 1/E1$,常应力松弛时间 $\tau\sigma = (\eta 1/Eo)[1+(Eo/E1)]$。

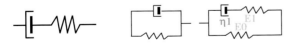

图 9-1-1　弹性常数 E 及黏滞系数 η 的模拟图

2. 线性黏弹体的本构方程　引入应力 σ、应变 e 和应变率 de/dt,三种简单黏弹体的本构方程:

Maxwell 体

$$\frac{de}{dt} = \frac{1}{E}\frac{d\sigma}{dt} + \frac{\sigma}{\eta},$$

Voigt 体

$$\sigma = Ee + \eta\frac{de}{dt},$$

Kelvin 体

$$\sigma + \tau_\varepsilon\frac{d\sigma}{dt} = E_0\left(e + \tau_\sigma\frac{de}{dt}\right) \qquad （式 9-1-2）$$

对于 Kelvin 体,引入黏滞张量 η_{ijkl},可得到:

各向异性

$$\sigma_{ij} = C_{ijkl}e_{kl} + \eta_{ijkl}\frac{de_{kl}}{dt}$$

各向同性

$$\sigma_{ij} = \left(\lambda + \lambda'\frac{d}{dt}\right)e_{kk}\delta_{ij} + 2\left(\mu + \mu'\frac{d}{dt}\right)e_{kl} \qquad （式 9-1-3）$$

3. 复杂黏弹体的本构方程　G_{ijkl} 和 J_{ijkl} 分别为松弛张量和蠕变张量:

积分形式

$$\sigma_{ij}(x_i, t) = \int_{-\infty}^{t} G_{ijkl}(x_i, t-\tau)\frac{\partial e_{kl}(x_i, \tau)}{\partial \tau}d\tau$$

$$e_{ij}(x_i, t) = \int_{-\infty}^{t} J_{ijkl}(x_i, t-\tau)\frac{\partial \sigma_{kl}(x_i, \tau)}{\partial \tau}d\tau$$

微分形式

$$\left(p_0 + p_1\frac{\partial}{\partial t} + p_2\frac{\partial^2}{\partial t^2} + \cdots + p_n\frac{\partial^n}{\partial t^n}\right)\sigma(t)$$

$$= \left(q_0 + q_1\frac{\partial}{\partial t} + q_2\frac{\partial^2}{\partial t^2} + \cdots + q_n\frac{\partial^n}{\partial t^n}\right)e(t)$$

$$（式 9-1-4）$$

4. 线性黏弹体的运动方程　对于各向同性 Kelvin 体,将本构方程代入运动方程,得到以位移为变量的运动方程:

本构方程 $$\sigma_{ij} = \left(\lambda + \lambda'\frac{d}{dt}\right)e_{kk}\delta_{ij} + 2\left(\mu + \mu'\frac{d}{dt}\right)e_{kl} \qquad （式 9-1-5）$$

运动方程 $$\rho\frac{\partial^2 u_i}{\partial t^2} = \sigma_{ij,j} + \rho f_i \qquad （式 9-1-6）$$

位移运动方程 $$\rho\frac{\partial^2 u_i}{\partial t^2} = (\lambda + \mu)u_{j,ji} + (\lambda' + \mu')$$

$$\frac{\partial u_{j,ji}}{\partial t} + \mu u_{i,jj} + \mu'\frac{\partial u_{i,jj}}{\partial t} + \rho f_i \qquad （式 9-1-7）$$

纵波（不计体力） $$\left[(\lambda + 2\mu) + (\lambda' + 2\mu')\frac{d}{dt}\right]u_{j,ji}$$

$$= \rho\frac{\partial^2 u_i}{\partial t^2} \qquad （式 9-1-8）$$

横波（不计体力） $$\left(\mu + \mu'\frac{\partial}{\partial t}\right)u_{i,jj} = \rho\frac{\partial^2 u_i}{\partial t^2}$$

$$（式 9-1-9）$$

生物组织是黏弹物质,应力与应变之间存在蠕变、松弛及滞后现象,因此,需要采用黏弹的本构方程才能精确描述。

当运动的周期远小于组织的应力松弛和应变蠕变的时间常数(S)时,把组织作为弹性体来处理,不仅是很好的近似,而且使问题得到简化。

(陆兆龄)

第二节 超声生物力学技术的基本概念、机制与分类

何谓超声生物力学?它是将超声作为一种工具与手段来研究生物力学的技术,具有无创、无放射线、实时、重复应用并适合任何应用环境等这些独特的特性和优势,与传统力学技术比较可以在活体上进行,这是非常大的优势,可以实时获得关于应变、应变率、应变比值、剪切波传波速度、时间、位移等系列参数。

一、超声生物力学的形成

研究生物力学有其非常特别之处,在体生物材料一般处于受力状态(如心脏、血管、肌肉等),一旦游离出来,则处于自由状态,即非生理状态(如心脏、血管、肌肉一旦游离,当即明显收缩变短或呈松弛状态)。应用在体和离体状态的材料进行实验,其结果差异很大。超声作为一种无创的实时在体研究活体灌注与生物力学的工具是极为理想的。研究者首先在心血管领域进行了许多探索,例如采用定量组织多普勒技术进行应变与应变率成像,但实际上多普勒技术在最初进行血流研究时是在两个多普勒取样点之间进行频移及流速差的计算,是一维技术,不是真正的跟踪技术,反映心肌变形的能力较差。虽然组织多普勒超声的设计者们希望涉及力学测量,但是实际结果不够精确。多普勒技术所固有的角度依赖问题、采样的帧率问题、取样的范围问题等使得结果变异很大,重复性较差。组织多普勒可能没有准确计算心肌变形的力学性质,未能真正反映心肌的形变过程,过于粗糙。即便这样组织多普勒技术的历史地位还是公认的,它在承前启后中发挥了历史性的作用。它使超声心动图的工作者们有机会去关注心血管的生物力学问题,了解了生物力学许多基本理论与概念。现在我们可以提取灰阶超声的原始信号采用斑点跟踪、像素跟踪等方法进行生物力学的演算与研究。它解决了超声扫查角度与成像帧频、分辨率等瓶颈问题,

使心血管超声生物力学研究的临床实用性和可靠性、重复性得到很大的改观。

在心血管以外的领域,最初阶段是以助力式弹性成像(elasticity imaging,EI)为代表的技术应用于乳腺、甲状腺等器官的临床应用阶段。采用人工加压或者利用人体自身器官运动形成的力使靶目标产生形变,从而获得应变模量的相关参数,之后利用声脉冲辐射力技术(acoustic radiation force impulse,ARFI)来推动靶目标,并利用其使组织产生纵波与横波的信息来进行成像与量化,将弹性成像技术扩展到浅表器官以外的肝脏、肾脏、脾脏、胰腺、子宫等。

超声生物力学技术已逐步过渡到临床应用的阶段,虽然这些技术与传统超声技术相比较,还不够成熟与完善,但是其在研究中的不断改进和新的发现与成果,使医学超声从形态学、血流动力学、微循环灌注学进入到生物力学的研究领域,成为功能性成像中重要的分支。

二、超声生物力学的基本分类

依研究对象与相关的超声技术可以将超声生物力学技术作以下分类。

(一)超声生物流体力学

研究对象是生物体循环中血流的力学。

(二)超声生物静态结构力学

研究对象是生物体中不具备自主运动的器官,如乳腺、甲状腺、肝脏、肾脏、前列腺等实质器官,亦可将该技术用于研究具备自主运动的动脉管壁上斑块的质地或心室壁上消融点的质地改变。

(三)超声生物运动结构力学

研究对象是生物体中具有自主运动的器官,如心脏、血管。

故可以将超声生物力学分成两个大的部分-超声生物流体力学和超声生物结构力学,后者又包括超声生物静态结构力学和超声生物运动结构力学。超声生物静态结构力学主要研究肝肾等实质器官、乳腺等器官、血管斑块等。超声生物运动结构力学主要研究心脏、胎儿心脏、血管等。

三、超声生物力学的基本机制

本章节只讨论超声生物结构力学的基本机制,不讨论超声流体力学的内容。

(一)超声运动生物结构力学的基本机制

运动的器官如心脏、胎儿心脏、血管,它们本身受心脏泵作用的影响,具有自主运动。这些年

来,关于心脏螺旋条纹结构的概念更为超声运动生物结构力学奠定了基础。著名的 Vesalius 于 1543 年的作品《人体的结构》中的彩色插图展示了心脏的交叉部分,提示了它的分层结构;同时,可以从 1753 年的《Heister 解剖学》中得知心脏的纤维以各种各样的方式交叉着,1778 年版本的《百科全书》中提到,心脏解剖显示了双层的螺旋纤维,外层在基底部与顶部之间形成了某种螺旋状的旋转。图 9-2-1 所示心脏解剖分析的照片,来源于 J Bell Pettigrew。

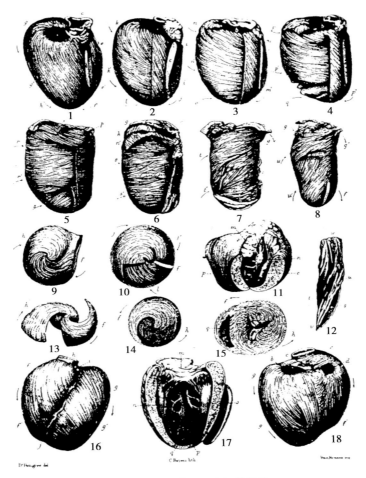

图 9-2-1 心脏解剖分析的照片

超声运动生物结构力学的技术通常采用斑点跟踪技术作为基础,斑点追踪技术的机制可以归类如下:

1. 斑点的物理学来源 超声图像来源于脉冲回波的信号,一个超声波脉冲被发射后接着回波信号即被检测出来。通常反射发生在不同组织产生不同回波的界面处,如血液-肌肉的交界处或特殊的区域,其大小是大于波长,但如心肌内的胶原纤维反射振幅相对较小,其大小是小于波长,通常称为散射反射。散射发生的区域被定义为散射区或简单地称为散射体。每一个散射体接受入射波时反射它,但振幅较小(这取决于单个散射体确切的声学特性和几何特征)。心肌组织包含许多散射体,通过探头检测到的信号是重叠的,即单个散射体产生的单个反射之间发生干涉现象。由于从探头到每一个散射体的距离存在轻微的差异,超声反射波到达的时间也稍微不同,上述结果偶尔会产生建设性(相长)干涉(即一个高振幅信号),偶尔会产生破坏性(相消)干涉(即一个低振幅信号)。

2. 斑点的二维速度评估的基本机制 把超声图像显示的一个特定节段的心肌组织作为一个灰度值的图案,这样一个图案来自灰度值的空间分布,即我们通常所说的斑点图案。这一图案包含有心肌组织的声学特征,并且(假设是)每一个心肌节段是均匀一致的。因此,它在超声图像上可以被看作是心肌节段的指纹。如果超声图像内的心肌节段的位置发生改变,可以假设是它的声学指纹的位置发生了相应的改变。在心动周期内追踪超声图像的声学图案,即可在二维图像中跟随这一心肌节段的运动。

3. 斑点的运动轨迹与捕获 一个二维的扫描方式为何可以获得心肌组织运动的立体空间轨迹?如果组织显示一个特定的散射信号背离探头运动,那么沿着图像扫描线,由于超声波的传播时间增加了,故所有单个反射波将延迟到达。但无论怎样,它们之间的相对到达时间几乎不变,它们之间的干涉也保持不变,就可以在一个同样的时间延迟信号被捕捉到。其结果是在超声图像中,我们可以看到同样的灰度值空间分布-斑点图案被显示在一个远离探头的位置。反之,如果组织运动平行于探头,则心肌节段内的散射体将不会继续反射超声波,因为它们不会再在超声波束范围内,这一特殊信号(斑点图案)不能再沿超声扫描线检测出来。但是,如果我们改变超声探头的位置,去采集二维图像的下一条扫描线,相关的散射体位置就即刻被识别,可以测量到相同的射频信号与斑点图案。在超声图像中,我们可以看到同样的斑点图案出现在相邻的扫描线区。一个运动的心脏对扫描线若即若离就正好是这种现象。这种聪明的侧方的检测方法的唯一要求是组织运动要慢于声束的运动,即要慢于连续的图像扫描线的采集。因为超声波的传播速度近似为1530m/s,而典型的心肌组织运动速度仅为声速的1/1000,符合该条件。因此,我们可以确定射频信号的运动和相关的斑点图案能够表示相应的心肌组织的运动。

4. 斑点的转换与保真 如果单个散射体反射的干涉能够保持,则斑点图案就能够被准确地识别。这一结果仅在振幅和单个反射的相对延迟时间在连续图像帧之间保持恒定时成立。换句话说,在连续的图像帧之间,探头和散射区域的相对位置应该不变。

旋转、变形(如应变),以及平面外运动都将引起相对位置/振幅的改变,并因此导致采集图像帧之间斑点图案的改变。由于斑点追踪是通过超声图像内这些图案来识别心肌组织节段的位置的,这样的斑点失相关使得方法产生局限,因此这样的追踪是行不通的。为了减少连续图像帧之间的旋转、变形(应变)和平面外运动的限制,可以通过高速图像采集来解决。换句话说,通过高帧频采集数据可以减小斑点失相关的影响。很明显,图像的伪像比如混响也能引起帧间的斑点图案的相关性,需要加

以避免。通常,高质量的数据集合是优化斑点追踪结果的先决条件。故在采集图像时需要高的扫描帧频,通常是大于50帧/秒,在高频的心脏探头可以达到80帧/秒以上,同时需要应用声学采集技术(acoustic capture),以保证每帧图像均被完整采集到,这样才能保证序列完整。

5. 斑点追踪技术的计算方法 心肌可以被看作是一个弹性材料模型,心肌中间的粒子始终位于心内膜和心外膜之间。如果运动估算结果显示位置发生了改变,就需要修正。体调整也是运动估算结果显示位置的一个重要方面,这对于研究方法的性能和准确度有着重要的影响。因此必须要求测量遵循一个(合适)先验的速度特征定义并结合斑点追踪和调整两方面的性能进行评估,这样就可以个异化地展现最为精准的数据。斑点追踪处理结合连续调整处理的结果是对超声数据组每一帧图像内所有像素的速度向量的评估,也就是一个动态速度向量域。这一向量域可以通过在灰阶图像上添加向量直接观察到(图9-2-2),其中向量的长度代表瞬时速度的大小(振幅)。

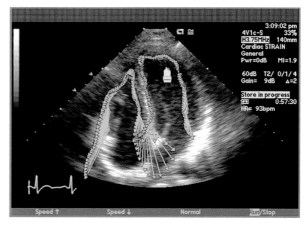

图 9-2-2 灰阶图像上添加向量

另一方面,速度向量可以分解成与其特定生理相关的分量。例如,在胸骨旁长轴切面,速度向量可以分解成法向分量和长轴分量,而在胸骨旁短轴切面,可以分解成法向分量和圆周分量。给定的速度向量域是已知图像内所有的像素,这些基于速度向量估算的边界在整个心动周期内能够自动地连续运动。超声图像扫描线间运动方向不像基于多普勒方法那样,没有角度依赖。很明显,自动边界检测能够提高这些速度追踪的准确度。当同一目标,即心肌或血管壁内相邻的两个点以不同的速度运动时,目标会改变形状,心肌运动速度的空间梯

度可以代表心肌变形的速率，即应变率，随后通过对应变率曲线的时间积分可以得到应变。实际上，如果知道了心动周期每一时刻的形变率，则很容易计算出形变的总量。给定的斑点追踪能让我们测量所有像素点的速度向量在平面内的所有分量。沿图像扫描线方向上的速度分量(v_A)的梯度（轴[A]方向上的梯度）代表着图像沿扫描线方向的应变率($\acute{\varepsilon}_{AA}$)同样的方法，垂直于图像扫描线方向上的速度分量(v_L)在垂直于声束方向上($\acute{\varepsilon}_{LL}$)（侧[L]方向）的梯度反映的是垂直于扫描线方向上的形变率。最终，剪切形变率可以通过计算垂直于声束方向的速度分量(v_L)沿声束线（A方向）方向的梯度获得，且反之亦然。所有二维形变率的分量可以表示为一个应变率张量，即一个2×2阶矩阵：

$$\begin{pmatrix} \acute{\varepsilon}_{AA} & \acute{\varepsilon}_{AL} \\ \acute{\varepsilon}_{LA} & \acute{\varepsilon}_{LL} \end{pmatrix} = \begin{pmatrix} \dfrac{\partial v_A}{\partial A} & \dfrac{\partial v_A}{\partial L} \\ \dfrac{\partial v_L}{\partial A} & \dfrac{\partial v_L}{\partial L} \end{pmatrix} \quad （式 9-2-1）$$

一旦知道了这个张量，则任何方向上的形变率都可以使用类似于分解速度向量的不同分量的方式计算出来。例如长轴方向、法向方向和圆周方向等。再者，由于要对速度向量进行分解，因此需要在图像内定义相应的生理轴方向。在心动周期中

根据实际的速度向量追踪心肌的不同的点。然后，对心动周期内的任意点，沿特定方向，比如长轴上独立的两点间距离($L[t]$)，可以与该方向上的初始距离(L_0)比较。这种在该方向上定义应变曲线的方法直接使用了应变的定义，即应变(ε)等于长度的相对变化：$(L(t)-L_0)/L_0$。一旦知道了应变曲线，则应变率可以通过其对时间的一阶导数求得。采用速度向量成像技术测得的心脏左心室长轴应变率见图9-2-3。

（二）超声静态生物结构力学的基本机制

人体内不具备自主运动的器官，例如甲状腺、乳腺、肝脏、肾脏、脾脏、前列腺、子宫等，它们不像心脏和血管一样会发生自主的收缩和舒张使其自身产生形变。但无自主运动的人体软组织与器官也是很好的弹性体，它的特征为：在外力作用下会发生形变，当外力不超过某一限度时，除去外力后它即恢复原状。

无论是会发生自主运动或非自主运动的软组织在形变时都会具有应力、应变和应变率，其基本的概念为应力(stress)，软组织器官由于内因或外因而变形时，其内部各部分之间产生相互作用的内力，以抵抗这种外因的作用，并力图使其从变形后的位置恢复到变形前的位置，这是可以应用超声生物力学技术的基础。对非心脏组织静态非自主运动结构力学的研究主要应用弹性成像(elas-

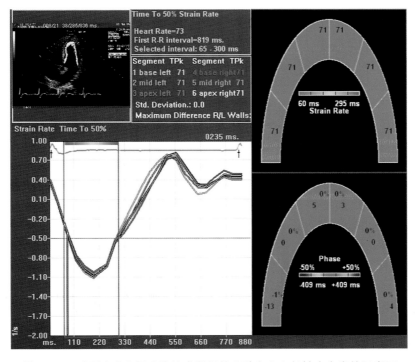

图 9-2-3 采用速度向量成像技术测得的心脏左心室长轴应变率的示意图

tography)技术,过去二十年来,利用生物软组织的弹性属性进行成像已成为许多研究工作所努力的重点。组织弹性有关的成像参数(例如应力包括形变、杨氏模量和泊松比等)有可能提供一个适合的途径来区分正常和异常的组织类型。软组织硬度的机械属性在很大程度上依赖于其组织成分(如脂肪、纤维、胶原质等)和宏观及微观范畴的相对结构(Fung 1993)。例如关于乳腺组织,Krouskop 等人的实验表明,在正常乳腺组织中,腺体和纤维组织的硬度分别比脂肪组织强约 8dB 和 20dB。因此,正是这些不同组织构成的团块所表现出的机械属性的动态范围构成了正常组织弹性的基础和多相性。

对这些无自主运动的静态器官进行超声生物力学的研究,首先最主要的一步是要给予一个外力,使靶目标可以产生形变。

按照使靶目标产生形变的外力来源进行分类包括:人工加压式弹性成像(助力式)、声脉冲辐射力弹性成像(声力式)和可控制的外部振动三大类。助力式就是利用探头加压、自主呼吸、心脏跳动、瓦氏动作等;声力式是利用声脉冲辐射力的机制发射脉冲波到靶目标。

可控的外部振动式是利用机械振动产生的动力推动组织。按照外力推动靶目标并提取其超声生物力学信息的参数和成像种类来分类,弹性成像可分为应变弹性成像和剪切波弹性成像,其中应变弹性成像可分为平均血压/生理性活动、血压(施压式应变弹性成像)和声辐射力(应力式应变弹性成像),剪切波弹性成像可分为剪切波速度测量(点式剪切波弹性成像)和剪切波速度成像/测量(二维剪切波弹性成像)。

从利用外力使靶目标产生形变提取信号的种类进行弹性成像划分就是两大类和四小类:

1. 应变弹性成像

(1) 手动施压或生理活动-施压式弹性成像,

其助力施压频率是 1～100MHz。

(2) 声辐射力-声力式应变弹性成像,其声力施压频率是 100～1000MHz。

2. 剪切波弹性成像

(1) 剪切波速度测量-点式剪切波弹性成像(point SWE),其声力施压频率是 100～1000MHz。

(2) 剪切波速度成像/测量-二维剪切波弹性成像,其声力施压频率是 100～1000MHz。

3. 两大类四小类弹性成像的机制

(1) 应变弹性成像-施压式弹性成像机制:利用探头或者一个探头加压板装置,沿着探头的纵向(轴向)压缩(正常及病变)组织,再分别采集组织压缩前、后的射频信号,如果具备灵敏的采样技术,在检查中依靠患者的呼吸与心脏搏动造成的位移和<10%的压力即可完成采样,从而得到应变分布与弹性系数分布(图9-2-4)。

根据杨氏模量(Young modulus),当组织受到应力 σ 的作用时,结合其形变的程度 ε,利用公式 $E=\dfrac{\sigma}{\varepsilon}$ 计算出相应的杨氏模量,利用超声成像技术结合数字信号处理技术,对组织的不同的弹性模量进行颜色编码,得出组织内弹性系数(即弹性模量)的差异。弹性系数越大表示组织的硬度越大,形变越小,而弹性系数越小的组织则硬度越小,形变越大。在弹性限度内物质材料抗拉或抗压的物理量是沿纵向的弹性模量,其公式为 strain(应变)= d(受压形变后的长度)/L(初始长度)。根据胡克定律,在物体的弹性限度内,应力与应变呈正比,在生物体内组织被压缩时,组织内所有的点都会产生一个纵向压缩方向的应变。如果组织内部弹性系数分布不均匀,组织内应变分布也会有所差异。弹性系数大的区域引起的应变较小,反之,弹性系数小的区域引起的应变较大。简言之,超声弹性成像是根据各种不同组织,包括正常和病理组织的弹性系数(应力/应变)不同,推论加外力或交变振

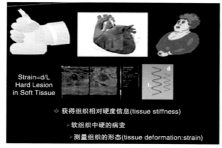
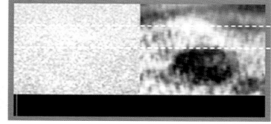
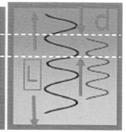

图 9-2-4　应变分布与弹性系数分布

动后其发生的应变,主要为不同的形态改变,收集被测体某时间段内的各个片段信号,根据压迫前后反射的回波信号获取各深度上的位移量,随之通过其产生的形变前后的变化来编码灰阶或彩色,这种来自助力为推动力技术的不足之处是外加压的力度具有个体差异,来自体表的压力容易产生容积伪像,这常常是源于整体位移大于局部位移所致。质量指标(quality factor,QF)技术就是来检测整体位移与局部位移的,由于组织受压后不但其物理形状导致失相关,而且组织整体的运动也常常会造成显著的演算差异,采用 QF 技术可以比较组织形变前后是否在可信的变化范围内,这样就可以显著地提高弹性成像的准确度(图 9-2-5)。

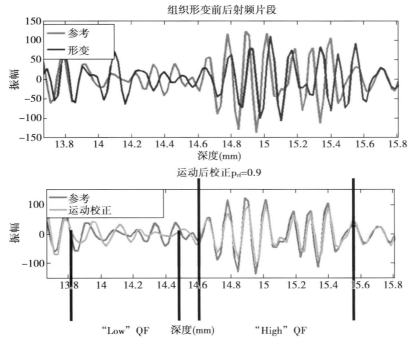

图 9-2-5 组织形变前后质量指标

脂肪组织修正技术:由于声波在脂肪组织中传播的速度与非脂肪组织不同,并易产生畸变,使弹性成像的结果受到影响,脂肪组织速度修正技术可以纠正这些误差。

弹性成像后的图像可以和本底的二维灰阶图像进行比较,在本底灰阶图像上测量的值与范围影印重叠到弹性成像的图像之上进行比较,检测直径变化率$(L_1-L_0)/L_0$和面积比 A_1/A_0(图 9-2-6)。

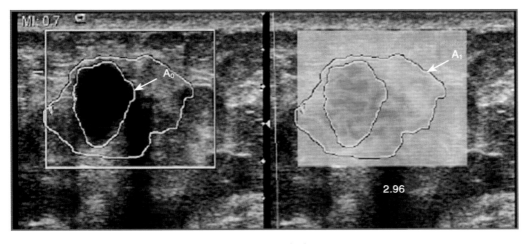

图 9-2-6 面积比

亦可完成弹性值比（strain ratio），这是真正的应变值（位移％），它是每个感兴趣区内所有像素的平均。图9-2-7所示为建立一个区域和另一个区域相对硬度的比较值。

每个设备按彩色编码评估组织质地会有所不同，可以选择硬度最小显示为紫色，硬度最大显示为红色，绿色为组织的平均硬度，红色和黄色表示组织硬度大于平均硬度，而紫色和蓝色表示组织硬度小于平均硬度。亦可为反向的颜色设置，即硬度最大显示为紫色，硬度最小显示为红色，绿色为组织的平

均硬度，红色和黄色表示组织硬度小于平均硬度，而紫色和蓝色表示组织硬度大于平均硬度。选择前者编码方案，硬度从小到大颜色顺序为紫→蓝→绿→黄→红，评分以1~5分代表组织从"软"到"硬"。如是反向选择，则硬度从大到小颜色顺序为紫→蓝→绿→黄→红。亦可采用灰阶编码成像，可选定黑色为最硬，白色为最软，硬度由小变大的颜色梯度和差异为白色→灰白色→灰色→黑灰色→黑色；亦可为完全反向显示，硬度由大变小的颜色梯度和差异为白色→灰白色→灰色→黑灰色→黑色（图9-2-8）。

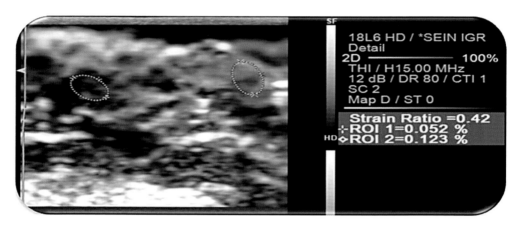

图9-2-7 相对硬度的比较值

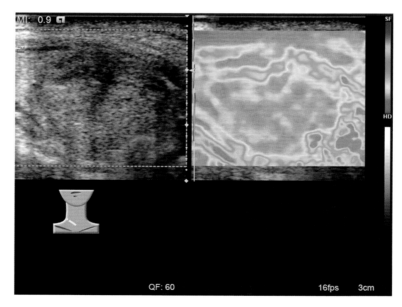

图9-2-8 颜色梯度和差异

（2）应变弹性成像-声辐射力-声力式应变弹性成像机制：声力式弹性成像-采用声脉冲辐射力技术（acoustic radiation force impulse，ARFI）。其机制是向指定的感兴趣区内发射一个低压脉冲波，使

感兴趣区局部产生微小的形变，该脉冲波发射时间短于1毫秒，聚焦声脉冲作用于被选定的组织感兴趣区内，使其产生瞬时和微米级位移（1~10μm），同时发射声脉冲序列来探测组织的位移。

依靠获得的位移值的数据来进行量化和成像（图9-2-9）。

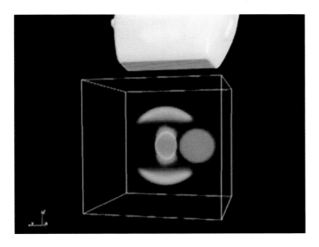

图 9-2-9　声脉冲辐射力成像

关于 ARFI 安全性的问题是必须关切的问题，如同任何模式的超声成像，ARFI 带来组织热和空化的风险值得关注。超声发射声束通过组织，能量是从声波转到介质导致组织产热，但是由于声脉冲的发放时间短于 1 毫秒，为完成一次所需要的能量值相对小，温度约会增加 0.7℃，这个值位于可以接受的 1.0℃ 升温的限度以下；空化多见于在采用低频时和当机械指数（MI）大于推荐的 1.9 限度时，由于 ARFI 采用类似彩色多普勒成像采用的较高频率，而且 MI 小于 1.0，故发生空化的可能性低。靶目标位移大小取决于组织弹性，因此 AFRI 技术可用以评价组织弹性。位移的产生可以是纵向的形变，利用形变前后值的改变进行声力式应变弹性成像，亦有将其技术称之为声触诊组织成像技术（virtual touch image，VTI）其机制见图 9-2-10。

具体使用方法是先确定需要探测组织弹性的感兴趣区，向感兴趣区发射推进脉冲，同时发出序列的超声脉冲波束来接受组织形变的信息，利用互相关法运算和彩色或灰阶编码来成像（图9-2-11）。

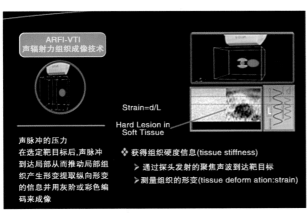

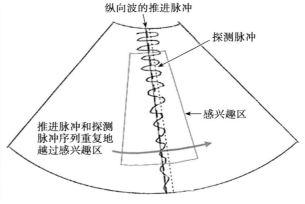

图 9-2-10　声触诊组织成像

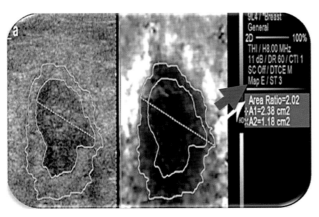

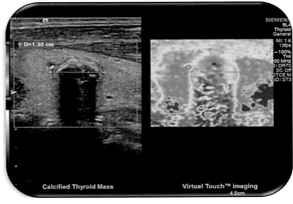

图 9-2-11　彩色或灰阶编码来成像

每个设备按彩色编码评估组织质地会有所不同,如前所述。亦可以进行灰阶图像与声力式应变式弹性图的内径比或面积比的计算,还可以利用相关软件来进行 DICOM 像素值(灰度值)的计算。

(3) 剪切波弹性成像-剪切波速度测量-点式剪切波弹性成像机制:剪切波弹性成像-剪切波是分子位移的横向分量,在声波作为推动靶目标的动力外同时对信号进行提取。通过斑点追踪及快速平行采集技术,获得实时弹性图。测量靶位置剪切波速度 C_s,利用公式 $C_s = \sqrt{\dfrac{\mu}{\rho}}$ 计算该位置相对的剪切模量 μ,其中杨氏模量与剪切模量的关系为 $E = 3\mu$。根据剪切模量的分布定性判断组织的质地,通常剪切模量越大,代表组织硬度越大。剪切波速度测量-点式剪切波弹性成像(point SWE)机制,其机制同样是采用 ARFI 向指定的感兴趣区发射一个低压脉冲波,使感兴趣区局部产生微小的形变,利用其横向形变所产生的剪切波来进行成像-声触诊组织量化技术(virtual touch quantification,VTQ)(图 9-2-12)。

具体使用方法是先确定需要探测组织弹性的感兴趣区,该感兴趣区有设定好的固定大小,线阵探头是 5mm×5mm,凸阵探头是 10mm×5mm,向感兴趣区发射推进脉冲,同时发出序列的超声脉冲波束来接受组织形变产生的信息,获得的是感兴趣区内剪切波的平均速度,因为获得的是平均速度,故要固化感兴趣区的大小(图 9-2-13)。

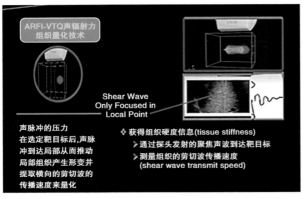

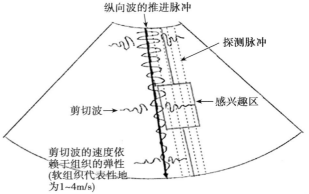

图 9-2-12　声触诊组织量化

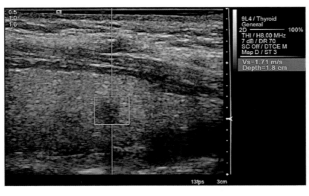

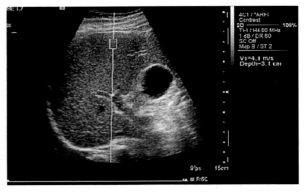

图 9-2-13　固化感兴趣区

获得横向剪切波的传播速度并进行量化(VTQ)。适用不同深度的器官,对组织作定性定量,从而显示并量化组织的"硬度"。

(4) 剪切波弹性成像-剪切波速度成像/测量-二维剪切波弹性成像机制:其机制同样是采用 ARFI 向指定的感兴趣区发射系列的低压聚集脉冲波,推动感兴趣区产生微小的形变,利用其横向形变所产生的剪切波来进行彩色编码的成像-声触诊组织成像与量化技术(virtual touch image and quan-tification,VTIQ)(图 9-2-14)。

由于剪切波的特性,即低强度,振幅仅为数微米,高衰减,传播距离非常短,在遇到各向异性的组织不会产生剪切波或者剪切波发生劈裂,故在VTIQ 内设置了 4 种类型图(图 9-2-15):①速度

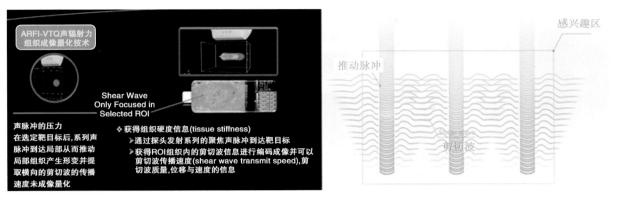

图 9-2-14　声触诊组织成像与量化

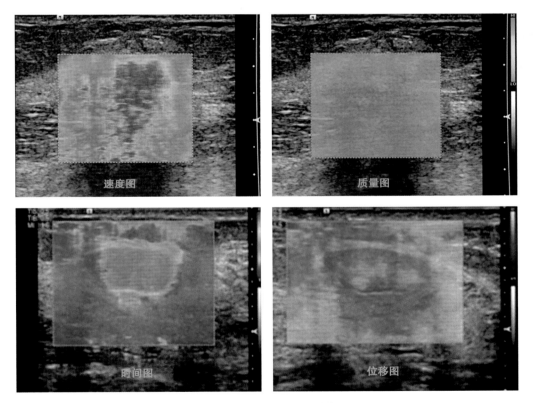

图 9-2-15　VTIQ 内设置四种类型图

图,可以在彩色编码彩色图像上测量任意点的剪切波速度,并可以调整速度的最高和最低阈值,从而帮助确定最高或最低剪切波速度的位置;②质量图,可以先确定剪切波产生的质量如何,高质量的剪切波为绿色,质量不好的为黄色;③时间图,可以了解剪切波传播的时间,有时可以帮助我们很好地确定病灶的边界;④位移图,可以帮助我们很好地了解靶目标在系列聚焦声脉冲作用下发生位移的状态。

在速度图内我们可以与灰阶图进行对照和同比测量,这样可以精准地在病灶内进行测量或与周边组合进行对比测量(图9-2-16)。

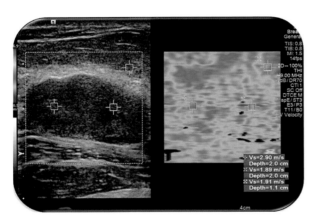

图 9-2-16 速度图与灰阶图进行对照和同比测量

(陆兆龄)

第三节 超声生物力学技术的临床应用及局限性

一、超声运动生物结构力学技术的临床应用及局限性

生物体是处在力学环境之中的,力学因素影响机体整体、器官、组织、细胞和分子各层次的生物学过程。心血管系统就是一个以心脏的窦房结发放自主的冲动为中心而传递至全部心血管系统的运动的力学系统,血液循环过程中包含着血液流动、血细胞和血管的形变、血液和血管壁之间会发生剪切力等相互的力学作用,其中蕴藏着丰富的力学规律。心血管疾病有共同的发病学基础和基本的病理过程,表现为心血管细胞的迁移、肥大、增殖和凋亡等,具有细胞表型和形态结构与功能的改变,即发生心脏重构(cardiac remodeling)、血管重建(vascular remodeling)。血管重建与心脏重构受生物、化学和物理等各种体内外因素的影响,其中力学因素在血管重建与心脏重构中的作用极大,更是功能能否恢复的关键之处。血流动力学的改变是适应这种重构的结果,过去我们常常看到与研究的是这种结果而没有去探究其根本,最主要的制约因素是我们缺乏研究活体生物结构力学的工具与手段。超声二维斑点追踪技术(2D speckle tracking imaging,2D-STI)技术是超声运动生物结构力学技术的典型代表,理论上可以克服传统二维超声心动图通过肉眼观察室壁运动的主观性和经验依赖性,可以从纵向、轴向、周向(图9-3-1)三个方向获得心肌各层的应变、应变率、位移与时间等参数。

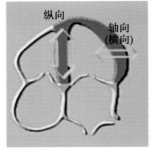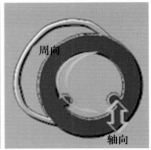

图 9-3-1 纵向、轴向、周向应变示意图

三种应变所遵循的超声生物力学的基本运算法则与可获得的结果如下:

1. 纵向(longitudinal) 沿心肌长轴方向上的改变:①纵向速度(L-V);②纵向位移(L-D);③纵向应变(L-S);④纵向应变率(L-SR)(图9-3-2)。

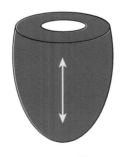

图 9-3-2 纵向示意图

2. 轴向(radial) 在向心方向上的改变:①径向速度(R-V):内膜的轴向速度相当于以往 M 型所测的斜率;②轴向位移(R-D):内膜的轴向位移相当于以往 M 型所测的运动波幅;③轴向应变(R-S):需同时描记内外膜,相当于以往 M 型所测的增厚率;④轴向应变率(R-SR):需同时描记内外膜,相当于增厚的速率(图9-3-3)。

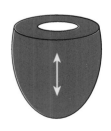

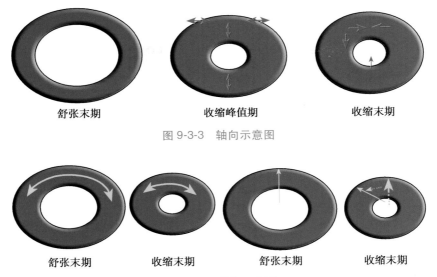

| 舒张末期 | 收缩峰值期 | 收缩末期 |

图 9-3-3 轴向示意图

| 舒张末期 | 收缩末期 | 舒张末期 | 收缩末期 |

图 9-3-4 周向示意图

3. 周向 (circumferential) 在环周方向上的改变:①周向速度(C-V):旋转速度;②周向位移(C-D):旋转角度;③周向应变(C-S):在环周方向上的应变;④周向应变率(C-SR):在环周方向上的应变速率(图 9-3-4)。

心脏的旋转和扭转(rotation and twist):在每个心动周期中,心尖会发生顺时针旋转,而心底会发生逆时针旋转,两个方向的旋转导致扭转的发生,这也是心室发生射血的基本动力(图 9-3-5)。

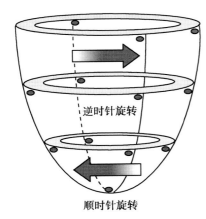

图 9-3-5 旋转和扭转示意图

MR 技术研究发现心尖部心内膜扭转角度为 14.5°,明显超过心外膜的 9.2°。外层心肌运动同样在心脏运动中做功,并且直接参与到心脏射血运动,这种运动是不可忽视的。基于斑点与像素追踪的二维应变技术克服了传统二维超声心动图依赖肉眼观察心室壁运动的主观性、经验依赖性、无节段精准数据等不足之处,可以更加灵敏和准确地按节段(美国超声心动图学会 ASE16 节段或美国心脏病学会 AHA17 节段)来评估心肌的运动(图 9-3-6),图 9-3-7 所示为按 ASE16 节段法来显示的各节段应变、速度、应变率、位移的数据图,俗称牛眼图。

该技术还可以将整层心肌分为心内膜下、中层、心外膜下心肌并获取各层心肌应变参数来精准定量各层心室壁运动状况,提高了超声对心肌供血状态和检测冠心病的客观性,因为冠心病时心内膜下心肌比心外膜下心肌更易发生缺血,且对缺血损害的影响更为灵敏。分层应变技术是基于 2D-STI 技术发展而来的一种更精确的应变分析技术,为准确评价冠心病患者左心室局部功能的定位与定量提供了可能。可以根据需要来选择心内膜下、中层、心外膜下心肌进行分层分析(图 9-3-8、图 9-3-9)。

速度向量成像技术还被广泛应用于胎儿心脏,由于胎儿心脏无法进行常规的心电图和放射影像学检查,并由于放射线辐射与无法实时动态显示等因素,故除了磁共振(MRI)以外,超声成为胎儿心脏影像学检查的首位选择。速度向量成像技术可以用来无创分析胎儿心肌宏观与微观超声生物力学的信息。图 9-3-10 所示为胎儿心脏的速度向量图,图中显示了胎儿节段的左心室达峰时间、应变率和相位信息。

速度向量成像技术还被广泛应用于血管,特别是外周动脉系统,血管的年龄就是生命的年龄,对血管生物力学系列参数的评估可以判定动脉壁的弹性与动脉斑块的稳定性,对预防和治疗起到指导作用。

16节段模型(ASE)

17节段模型(AHA)

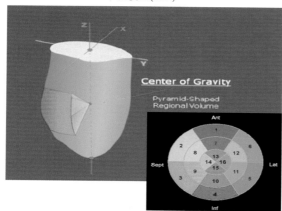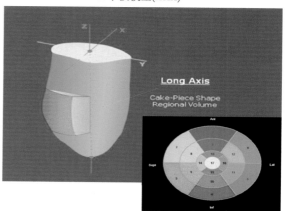

图 9-3-6　ASE16 节段和 AHA17 节段示意图

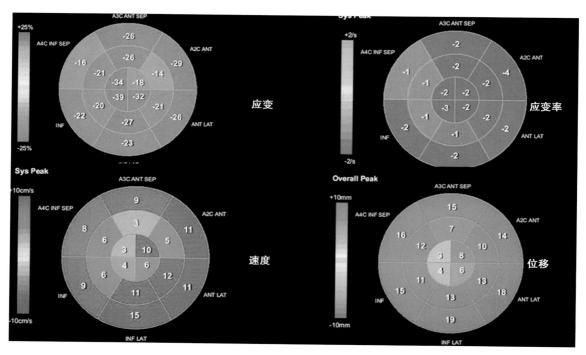

图 9-3-7　16 节段法显示的牛眼图

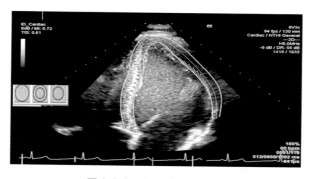

图 9-3-8　心肌分层分析图

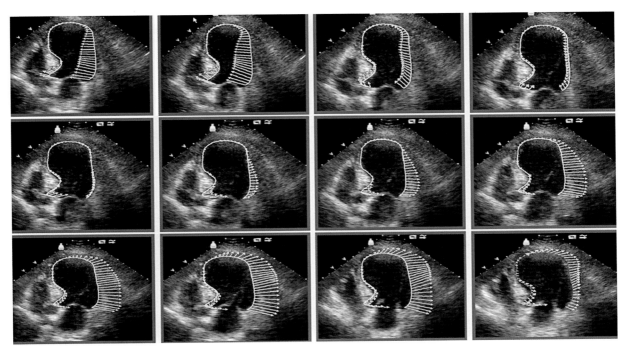

图 9-3-9　广泛前壁心肌梗死患者的速度向量图

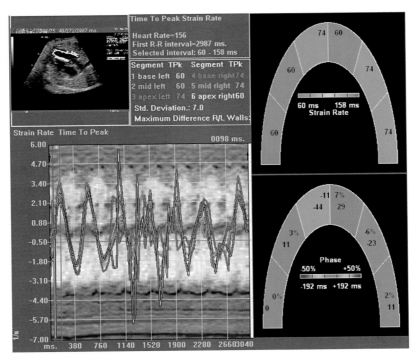

图 9-3-10　胎儿心脏的速度向量图

　　动脉健康评估软件包（artery health package，AHP）是利用弹性成像的机制，对采集回来的颈动脉内中膜（IMT）射频信号进行分析演算，并参照不同年龄、性别人群的资料库评估出动脉的实际年龄。它可以完成：①自动定位与标测；②彩色编码与测量；③计算出动脉的年龄与评估危险因子；④将成熟利用该软件的 ARIC 的研究程序预设其中；⑤可建立新的数据库作为参照。动脉健康评估软件的临床应用示例见图 9-3-11。

　　速度向量成像技术可以了解心脏与血管的同

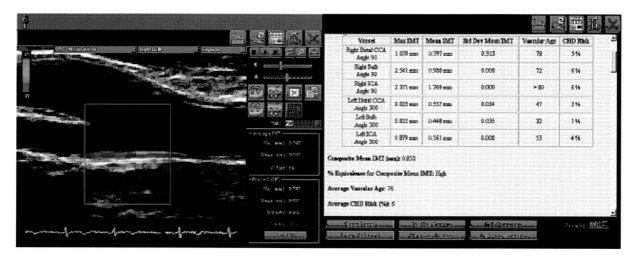

图 9-3-11 动脉健康评估软件的临床应用

步性,在获得左室流出道或升主动脉与身体任意一根远端血管的 VVI 图像,以及在同步心电信号与血管的 VVI 图像的分析数据中可以精确获得心脏与任意血管之间传导时间与速度,并以此来评估心脏与血管的同步性。图 9-3-12 中的系列图像(A~F)显示出从左室流出道到升主动脉,降主动脉到腹主动脉血管壁收缩,舒张波(弹性回缩波)传导的时间,波峰的速度;可以清晰显示出心脏与血管的同

步性,心脏与血管在力学上表现的差异性,从结构上左室流出道与升主动脉、降主动脉、腹主动脉是连续的结构,但我们可以看到在左室流出道收缩期,心脏呈现为向心的收缩,表现为正向的收缩速度波,而应变(strain)则是负向的,提示正常收缩时心肌肌纤维是缩短的。从升主动脉开始则在收缩期时动脉管壁呈现为扩张状态,故表现为负向的收缩期速度波,应变则表现为正向波。在其后又出现

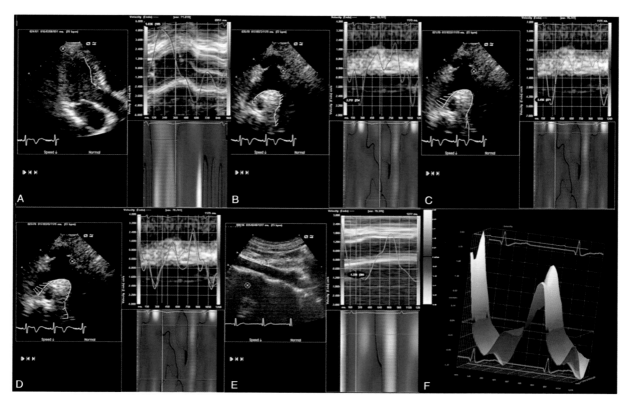

图 9-3-12 评估心脏与血管的同步性

舒张期的回缩正向波,提示血管在收缩扩张后的弹性回缩。从左室流出道开始到腹主动脉的收缩期,波峰时间上表现为依次的顺延,这些均符合动脉壁弹性腔及脉动流的理论。速度向量成像技术也是可用来量化心脏收缩波向外周血管传递的重要手段,用这种方法还可以评估任意的主干血管及其分支血管间的同步性。

正常血管为了保证正常的收缩与均匀的传导维持着一致的节段间与壁间的同步性,它可以表现在方向与速度上。当发生硬化与斑块时,这种同步性受到破坏。同步性的破坏是血管管壁因动脉硬化发生重构后最具破坏力的力学因子,它使完整的生物力学泵功能发生紊乱,在其向心端会造成压力负荷等增加,在其离心端则造成弹性腔与脉动流的内环境发生变化。随着研究的深入更多的结果将会不断地被发现。正常颈总动脉管壁的速度向量图见图 9-3-13A,具有斑块的颈总动脉壁的速度向量图见图 9-3-13B。

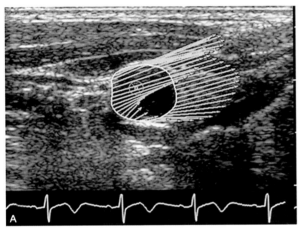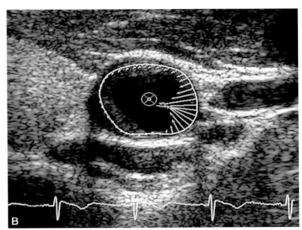

图 9-3-13　颈总动脉管壁正常及斑块的速度向量图

二、超声静态生物结构力学技术的临床应用

2009 年,助力式弹性成像技术为用于临床的静态生物结构力学技术,该项技术利用心血管的搏动、呼吸等作用于靶器官。

在助力式弹性成像方面乳腺癌患者除了表现在硬度的评分高以外,其弹性图与二维灰阶图的面积比也是一项非常有用的鉴别诊断的指标。图 9-3-14 为一乳腺癌患者的二维灰阶图和弹性图,病灶非常硬,在颜色评分上可以达到五级,灰阶图和弹性图的面积比达到了 2.96。

如果将面积比的节点放在 1.8,那么对乳腺癌鉴别诊断的灵敏度为 72.72%,特异度达到 91.67%,随着超声工业技术的进步,声脉冲辐射力技术(ARFI)问世后,又分别诞生了利用声脉冲辐射力

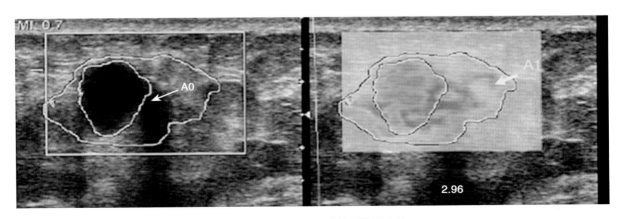

图 9-3-14　灰阶图和弹性图的面积比
A0 代表二维码模式下的测量时;A1:代表弹性(EI)模式下的测量值;先测二维模式,再测 EI 模式

使靶目标形变后产生纵波成像技术（VTI），利用声脉冲辐射力使靶目标的形变后产生横波（剪切波）量化技术（VTQ），利用声脉冲辐射力使靶目标的形变后产生横波（剪切波）成像与量化技术（VTIQ）。乳腺囊腺瘤的声脉冲辐射力成像技术（VTI）的弹性声像见图 9-3-15，病灶呈现为白色，按编码说明其很软并符合良性病灶的普遍性改变。

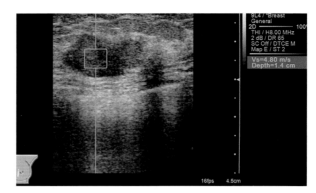

图 9-3-16 乳腺癌的剪切波速度

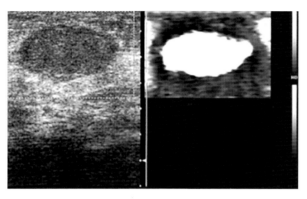

图 9-3-15 乳腺囊腺瘤的声脉冲辐射力成像

乳腺癌的声脉冲辐射力量化技术应用示例见图 9-3-16，测得病灶内剪切波的平均速度为 4.8m/s，符合乳腺恶性病变的剪切波速度的改变。

乳腺侵入性导管癌的声脉冲辐射力成像与量化技术（VTIQ）测得的病灶内剪切波峰值速度为 8.4m/s（图 9-3-17A）；乳腺纤维腺瘤（图 9-3-17B），病灶内剪切波峰值速度为 3.2m/s，两者有明显差异。

欧洲超声联合会（EFSUMB）在关于超声弹性临床应用的指南与推荐中提到，对乳腺病变"推荐所有模式的弹性成像技术，可以增加在良性与恶性病灶鉴别诊断上的信心。重新分级（如良性病变出现过硬的质地）时，要考虑活检"，在 BI-RIDS 分级

中被灰阶超声定位 4A 级时，超声弹性成像技术能够增加诊断信息，使病灶重新被定级到 3，这样半年复查即可；要么病灶被重新定级到 4B，就需要活检，以明确诊断，减少患者频繁复查或延误病情。

除了在乳腺疾病应用以外，超声弹性成像技术逐步扩展到甲状腺、前列腺、肌骨、肝脏、肾脏、脾脏等器官和组织。

甲状腺的病灶在超声检查中检出率相当高，传统超声有很好的灵敏度，但是要从常见的良性病灶鉴别出恶性病灶并不容易。文献报道利用声脉冲辐射力纵波成像技术（VTI）显示恶性病灶编码硬度的级别上要明显高于良性病灶，可将甲状腺结节的 VTI 声像图分为六级（图 9-3-18）。VES.1 级：黑色部分占到 0～20%；VES.2 级：黑色部分占到 20%～40%；VES.3 级：黑色部分占到 40%～60%；VES.4 级：黑色部分占到 60%～80%；VES.5 级：黑色部分占到 80% 以上，VES.6 级：黑色部分占到 100%。VTI 是鉴别甲状腺良恶性结节的灵敏指标。

图 9-3-19 为利用 VTIQ 检出甲状腺右侧叶低回声结节，VTIQ 测得剪切波速度大于 6m，病理为甲状腺癌。

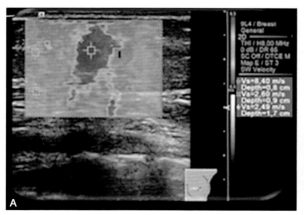

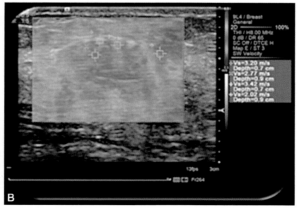

图 9-3-17 乳腺癌与乳腺纤维腺瘤的剪切波速度比较

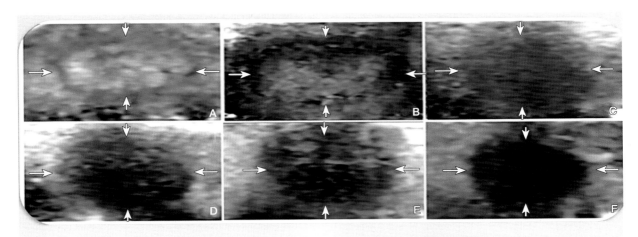

A. VES 1级：甲状腺结节黑色部分占0~20%；　　　B. VES 2级：甲状腺结节黑色部分占20%~40%；
C. VES 3级：甲状腺结节黑色部分占40%~60%；　　D. VES 4级：甲状腺结节黑色部分占60%~80%；
E. VES 5级：甲状腺结节黑色部分占80%以上；　　　F. VES 6级：甲状腺结节黑色部分占100%；

图 9-3-18　甲状腺结节 VTI 弹性分级 1~6 级

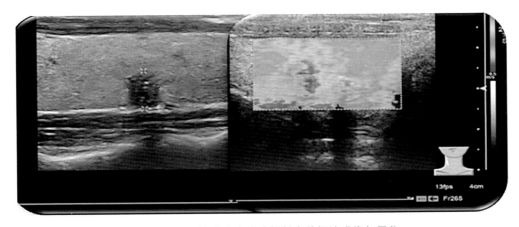

图 9-3-19　甲状腺癌声脉冲辐射力剪切波成像与量化

甲状腺结节复杂的背景、包括钙化等常常造成超声弹性成像鉴别诊断的困难,需要仔细分析伪像的产生背景。

肝脏作为腹腔实质性器官是超声弹性成像技术应用得广泛且成功的部位,声脉冲辐射力组织剪切波的量化技术(VTQ)对肝脏纤维化的评估获得了很好的经验。

在方法学上不同肝分区测量会有差异,适当屏气在肝 5 和 8 段取样会有好的重复性,要在同一部位进行 10 次测量,并保证其中 6 次的测值是有效的。IQR/Median 小于或等于 0.3 是推荐的质控指标。图 9-3-20 所示为 VTQ 用于肝脏检查。

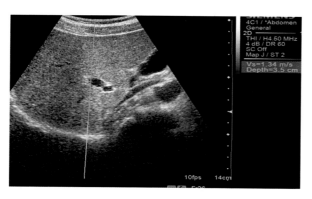

图 9-3-20　VTQ 用于肝脏检查

另外,VTQ 可用于在各类弥漫性肾病肾纤维化的诊断,许多原因均可导致肾纤维化,如肾脏在对抗慢性损伤修复受损组织的过程中,细胞外基质成分在肾脏中过度增生与沉积,纤维组织代替正常肾组织,导致慢性肾功能不全,最终发展为肾衰竭。阻断肾纤维化发展为肾功能不全或尿毒症是目前弥漫性肾脏疾病治疗学中的关键问题,但是同样,对肾纤维化的诊断目前除了肾穿刺活检外,还没有无创的影像学手段可解决。寻找无创的肾纤维化诊断技术是迫切的问题。利用 VTQ 可以对肾脏的质地进行评估。VTQ 尚可用在肾移植后排异反应的评估。

VTQ 还可以用在其他领域,2011 年发表在 *Eur J Radol* 的研究显示了来自 20 例健康人部分器官 VTQ 的检测值(平均值±标准差):肝脏 1.16±0.11,脾脏 2.49±0.56,胰腺 1.22±0.32,前列腺 1.32±0.36,右侧肾脏 2.37±0.59,左侧肾脏 2.37±0.95,右侧甲状腺 1.70±0.39,左侧甲状腺 1.63±0.33。

助力式/声力式弹性成像技术可以用于局灶性病灶的介入治疗,介入治疗前评估局灶性病灶有利于确定治疗方案,帮助检出软化或坏死灶,在治疗后确定局部病灶灭活后的物理性质。其目标是根据病灶质地在治疗前拟定理想的微波或射频的消融能量,在治疗后帮助评估疗效,检出残留区域。

诊断性医学超声在疾病的诊断方面进行了很多研究,包括形态学改变(组织器官大小,有无占位性病变,回声的变化等),彩色多普勒和彩色多普勒能量图的研究(血流的趋势流向、分布、性质,显示的级别程度等),频谱多普勒(各级动脉的血流参数,如峰值流速、搏动指数、阻力指数等,静脉血流流速等信息),超声对比造影(观察器官组织的灌注特征,动静脉渡越时间)等,但对于器官组织本身质地的情况,以上这些超声技术无能为力。根据质地可以从一个新的角度去了解疾病的发生与发展。如慢性肝病在中国仍呈高发趋势,除乙肝外,丙肝的发病率也上升很快,而且在丙肝从肝纤维化的早期向晚期肝硬化的进程中患者常无自觉症状,亦不产生超声可显示出的形态学改变、血流改变、灌注改变,其诊断需依靠穿刺活检。VTQ 可以作为一个无创的手段来进行诊断和监测。

每一种弹性成像技术均有其局限性和适应的范围,四种弹性成像技术的综合应用,可以弥补一些不足与相互补充。

超声生物力学技术是一项新兴的和发展中的技术,其为医学超声提供了一个非常重要的诊断信息,无论具备自主运动的器官或不具备自主运动的器官,均可以利用斑点追踪技术和助力式与声力式弹性成像技术来获得许多对诊断和鉴别诊断有帮助的信息,为我们不断探索人类的奥秘作贡献。

(陆兆龄)

参 考 文 献

1. Thomas JD. Strain imaging in echocardiography: converging on congruence? J Am Soc Echocardiogr, 2015, 28 (6): 649-651.

2. D'hooge J, Barbosal D, Gao H, et al. Two-dimensional speckle tracking echocardiography: standardization efforts based on synthetic ultrasound data. Eur Heart J Cardiovasc Imaging, 2016, 17(6): 693-701.

3. Hahn S, Lee YH, Lee SH, et al. Value of the strain ratio on ultrasonic elastography differentiation of benign and malignant soft tissue tumors. Ultrasound Med, 2017, 36 (1): 121-127.

4. Hao SY, Ou B, Li LJ, et al. Could ultrasonic elastography help the diagnosis of breast cancer with the usage of sonographic BI-RADS classification?. Eur J Radiol, 2015, 84 (12): 2492-2500.

5. Bamber J, Cosgrove D, Dietrich CF, et al. EFSUMB Guidelines and Recommendations on the Clinical Use of Ultrasound Elastography. Part 1：Basic principles and technology. Ultraschall Med,2013,34(2)：169-184.

6. Shiina T, Nightingale KR, Palmeri ML, et al. WFUMB Guidelines for Ultrasound Elastography. Ultrasound Med Biol,2015：1-22.

7. 张新力,李猛,冯卉,等.声触诊组织量化技术无创评价慢性肝病肝纤维化程度的初步的临床研究.中国超声医学影像学杂志,2010,9(1)：12-15.

8. Fan XJ,Xu MJ,Zhang Y,et al. The application of ultrasonic velocity vector imaging technique of carotid plaque in predicting large-artery Atherosclerotic stroke. J Stroke Cerebrovasc Dis,2015,24(6)：1351-1356.

9. Burnside ES,Hall TJ,Sommer MS,et al. Differentiating benign from malignant solid breast masses with US strain imaging. Radiology,2007,245(2)：401-410.

10. 李小龙,徐辉雄,伯小皖,等.声触诊组织成像和定量技术对 BI-RADS 4 类乳腺病灶良恶性的诊断价值.影像诊断与介入放射学,2015,24(4)：290-292.

11. Dietrich CF, Bamber J, Berzigotti A, et al. EFSUMB Guidelines and Recommendations on the Clinical Use of Liver Ultrasound Elastography,Update 2017（Long Version）. Ultraschall Med,2017,38(4)：e16-e48.

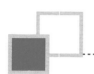

第十章 人体血流动力学基本知识

第一节 理想流体的流动

气体和液体由于它们的形状不固定,随容器形状而变化,因此,把气体和液体统称为流体(fluid)。流体内部各部分之间极易发生相对运动的特性称为流动性(fluidity),流动性是流体最基本的特性,它是流体与固体之间最主要的区别。研究流体运动规律的学科称为流体动力学(fluid dynamics),它是空气动力学、水动力学、生物流体力学等学科的理论基础。

流体运动的基本规律广泛应用于航空、气象、水利、化工等工程技术上,流体的运动还存在于我们的周围及生命体内,如血液循环和呼吸道内气体的输送,药物合成和制剂过程中药液的输送、流量的测量等。本章主要介绍流体动力学的一些基本概念和规律。

一、理想流体

实际流体的运动非常复杂,这是因为任何实际流体除了流动性之外,还具有黏性和可压缩性。所谓黏性(viscosity)是指当流体各层之间有相对运动时,相邻两层之间存在内摩擦力的性质。有些液体的黏性很大,例如甘油、血液等,然而很多液体的黏性很小,例如水、酒精等;气体的黏性则更小。所以在研究黏性较小的流体在小范围内流动时,流体的黏性可忽略不计。所谓可压缩性(compressibility)是指流体的体积随压强不同而改变的性质。液体的可压缩性很小,例如水在10℃时,每增加一个标准大气压,体积仅减少二万分之一;气体的可压缩性很大,但是其流动性很好,当气体在压强差很小的非密闭容器中流动时,气体的体积和密度变化都很小。因此,液体和流动中的气体都可近似地看成是不可压缩的。

综上所述,实际流体的流动虽然很复杂,但黏性和可压缩性只是影响流体运动的次要因素,流动性才是影响流体运动的主要因素。因此,在研究流

体运动时,为了突出流动性这一基本特征,对流体进行简化,引入理想流体(ideal fluid)模型来分析问题。所谓理想流体,是指绝对不可压缩,完全没有黏性的流体。简化研究对象是物理学常用的研究方法,在工程实际中也经常使用。

二、流线和流管

为了形象地描述流体的运动情况,在流体流动的空间作一些假想的曲线,曲线上任意一点的切线方向都与流体通过该点的速度方向相同,这些曲线称为流线(streamline)。处于同一流线的 A、B、C 三点的流速虽然不同,但在定常流动的情况下,A、B、C 三点的速度 v_A、v_B、v_C 都不随时间变化,流线的形状和分布也不随时间变化(图 10-1-1)。

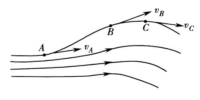

图 10-1-1 流线

在流体内部,由许多流线所围成的管状体称为流管(stream tube)(图 10-1-2)。由于任意两条流线不会相交,所以流管内外的流体都不会穿越管壁,即流管中的流体只能在流管内流动而不会流出管外,流管外的流体也不能流入管内。当流体做定常流动时,流管的形状也不随时间变化。这样,就可以把运动的流体看作由许多流管组成。通过研究流体在流管中的运动规律,就可以了解整个流体的运动情况。

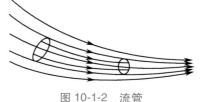

图 10-1-2 流管

在实际问题中,当流体在管道中做定常流动时,往往把整个管道作为一个流管来研究。

三、定常流动

对运动的流体而言,一般情况下,同一时刻通过空间各点的流速是不同的;而不同时刻,通过空间同一点的流速也不同,即流速是空间坐标和时间的函数,可用函数 v=f(x,y,z,t) 来描述。若流体流经空间任一点的流速都不随时间变化,流速仅是空间坐标的函数,即

$$v=f(x,y,z) \qquad (式 10-1-1)$$

这种流动称为定常流动(steady flow)。

在实际问题中,当流体的流动随时间变化并不显著或可以忽略其变化时,可近似看作定常流动。例如沿着管道或渠道缓慢流动的水流,在较短时间内可以认为是定常流动。

四、流体的连续性方程

单位时间内垂直通过流管任意截面的流体体积称为体积流量(volume rate of flow),简称流量,用 Q 表示,单位是 m^3/s。若截面积为 S,则定义 v=Q/S 为截面处的平均流速。在实际问题中,为方便研究问题,往往忽略截面上流速的差异,用平均流速代表流体在截面处的流速。

在不可压缩、做定常流动的流体中任取一个细流管,并在流管中任意取两个与流管垂直的截面 S_1 和 S_2(图 10-1-3),相应截面积上的平均流速分别为 v_1 和 v_2。在 Δt 时间内流过截面 S_1 和 S_2 的流体体积分别为:

$$V_1=S_1v_1\Delta t \qquad (式 10-1-2)$$
$$V_2=S_2v_2\Delta t \qquad (式 10-1-3)$$

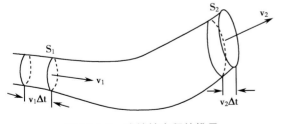

图 10-1-3 连续性方程的推导

对于不可压缩并且做定常流动的流体,流入流管的流体体积应该等于流出流管的流体体积,即

$$S_1v_1=S_2v_2 \qquad (式 10-1-4)$$

式 10-1-4 称为流体的连续性方程(continuity equa-

tion)。

因为 S_1 和 S_2 是在流管上任意选取的两个截面,所以对同一流管的任意垂直截面来说

$$Sv=Q=常量 \qquad (式 10-1-5)$$

连续性方程也可写成式 10-1-5 的形式。它表明,不可压缩的流体做定常流动时,流管的截面积与该处流速的乘积为一常量。因此,同一流管中截面积大处流速小,截面积小处流速大。

连续性方程的应用很广泛,它反映了流量、流速和截面积三者之间的关系。在化工和制药过程中,对流量、管径、流速要综合考虑。当流量确定后,若设计的管径小,流速就大,将增大流体流动的能量损耗;若设计的管径大,流速就小,又会增大管道材料的耗费。因此,在工艺设计中必须两者兼顾,通常对流速的选取有一定的经验范围。

若流体的密度为 ρ,从连续性方程可得:

$$\rho S_1v_1=\rho S_2v_2 \qquad (式 10-1-6)$$

式 10-1-6 说明单位时间内通过截面 S_1 流入流管的流体质量应等于从截面 S_2 流出流管的流体质量,即单位时间内垂直通过流管任一截面的流体质量是常量。因此,连续性方程说明流体在流动中不仅体积流量守恒,质量流量也是守恒的。

实际上输送近似理想流体的刚性管道可视为流管,如管道有分支,不可压缩流体在各分支管的流量之和等于总管流量。设总管的截面积为 S_0,流速为 v_0,各分支管的截面积分别为 S_1、S_2、S_n,流速分别为 v_1、v_1、v_n,则连续性方程为:

$$S_0v_0=S_1v_1+S_2v_2+\cdots\cdots+S_nv_n \qquad (式 10-1-7)$$

例题:有一冷却器,由 15 根内径为 20mm 的列管组成,冷却水由内径为 60mm 的导管流入列管中,若导管中的水流速度为 2.0m/s,试求在列管中的水流速度。

解:设导管内径为 d_1,列管内径为 d_2。根据有分支管道的连续性方程有:

$$S_0v_0=S_1v_1+S_2v_2+\cdots\cdots+S_nv_n$$

即

$$\frac{\pi}{4}d_1^2v_1=15\times\frac{\pi}{4}d_2^2v_2$$

得

$$v_2=\frac{1}{15}\left(\frac{d_1}{d_2}\right)^2v_1=\frac{1}{15}\times\left(\frac{0.060}{0.020}\right)^2\times2.0$$
$$=1.2m/s$$

即列管中的水流速度为 1.2m/s。

在人体血液循环系统中,血液自心脏流出后,

动脉经过多次分支再分支,运输血液经毛细血管到组织,毛细血管直径约 $7 \sim 9\mu m$,虽然十分细小,但数量非常多,总截面积为主动脉的数百倍。血管的截面积自主动脉至毛细血管截面积逐渐增大,到毛细血管达到最大值。随后,毛细血管汇合成静脉,经过汇合再汇合,总截面积又逐渐减少。单位时间内流回心脏的平均血流量应等于自心脏所流出的血流量,这样就可用液流连续机制求血流速度或求血管截面积,在直径 10mm 的动脉中血流速度大约为 $0.5 \sim 1.0m/s$,而毛细血管中血流速度少于 1mm/s,这样慢的流速,有利于 O_2 和 CO_2 在毛细血管中的交换。

(章新友)

第二节 伯努利方程

一、伯努利方程的推导

理想流体做定常流动时,流体运动的基本规律是丹尼耳·伯努利(D. Bernoulli)于 1738 年首先推导出的伯努利方程,它不是一个新的基本机制,而是把功能机制表述为适合于流体动力学应用的形式,下面来推导这一方程。

设理想流体在重力场中做定常流动,在流体中取一细流管(图 10-2-1)。用 S_1 和 S_2 表示这个流管中任取 X、Y 两个横截面的面积。选取 t 时刻处在截面 X 和截面 Y 之间的流体为研究对象,经过很短时间 Δt,这部分流体运动到截面 X′和截面 Y′。由于 Δt 很短,X 到 X′和 Y 到 Y′的位移极小,因此,在每段极小位移中,截面积 S、压强 p、流速 v 和距参考面的高度 h 都可以认为不变。设 p_1、v_1、h_1 和 p_2、v_2、h_2 分别为 XX′和 YY′处的压强、流速和高度。

首先,分析在 Δt 时间内这段流体能量的变化。因为是理想流体做定常流动,所以 X′和 Y 之间流体的机械能保持不变,因此只需考虑 X 和 X′之间与 Y 和 Y′之间流体的能量变化。由于理想流体是

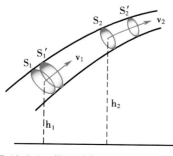

图 10-2-1 推导伯努利方程的示意图

不可压缩的,根据连续性方程 $S_1v_1 = S_2v_2$,设在 Δt 时间内,流过流管任一截面流体的体积为 ΔV,则有 $S_1v_1\Delta t = S_2v_2\Delta t = \Delta V$,即处于 X 和 X′之间流体的体积一定等于处于 Y 和 Y′之间流体的体积。而且这两部分流体的质量也一定相等,设其质量为 Δm。

这段流体在 Δt 时间内动能的变化为 $\Delta E_k = \frac{1}{2}\Delta mv_2^2 - \frac{1}{2}\Delta mv_1^2$,重力势能的变化为 $\Delta E_p = \Delta mgh_2 - \Delta mgh_1$,那么在时间 Δt 内这部分流体总机械能的变化为:

$$\Delta E = \Delta E_k + \Delta E_p = \frac{1}{2}\Delta mv_2^2 + \Delta mgh_2 - \frac{1}{2}\Delta mv_1^2 - \Delta mgh_1$$

然后,分析引起上述机械能变化的外力和非保守内力所做的功。由于理想流体是没有黏性的,不存在内摩擦力(即不存在非保守内力)。因此,只考虑作用在这段流体上的外力,即周围流体对它的压力所做的功。流管外的流体对这部分流体的压力垂直于流管表面,因而不做功。这段流体的两个端面 S_1 和 S_2 所受的压力分别为 $F_1 = p_1S_1$ 和 $F_2 = p_2S_2$。在 Δt 时间内,作用在 S_1 上的压力 F_1 做正功 $A_1 = F_1v_1\Delta t$;作用在 S_2 上的压力 F_2 做负功 $A_2 = -F_2v_2\Delta t$,因此,周围流体的压力所做的总功为:

$$A = A_1 + A_2 = p_1S_1v_1\Delta t - p_2S_2v_2\Delta t = p_1\Delta V - p_2\Delta V$$

根据功能机制 $\Delta E = A$,即

$$\frac{1}{2}\Delta mv_2^2 + \Delta mgh_2 - \frac{1}{2}\Delta mv_1^2 - \Delta mgh_1 = p_1\Delta V - p_2\Delta V$$

移项得:

$$\frac{1}{2}\Delta mv_1^2 + \Delta mgh_1 + p_1\Delta V = \frac{1}{2}\Delta mv_2^2 + \Delta mgh_2 + p_2\Delta V$$

各项除以体积 ΔV 得:

$$\frac{1}{2}\rho v_1^2 + \rho gh_1 + p_1 = \frac{1}{2}\rho v_2^2 + \rho gh_2 + p_2 \quad (式 10-2-1)$$

考虑到截面 S_1、S_2 的任意性,上式也可表示为:

$$\frac{1}{2}\rho v^2 + \rho gh + p = 常量 \quad (式 10-2-2)$$

式中,$\rho = \frac{\Delta m}{\Delta V}$ 为理想流体的密度。式 10-2-1 或式 10-2-2 称为伯努利方程(Bernoulli equation)。它表明:理想流体做定常流动时,同一流管的不同截面处,单位体积流体的动能 $\left(\frac{1}{2}\rho v^2\right)$、单位体积流体的

势能(ρgh)与该处压强(p)之和为一常量。它实质上是理想流体在重力场中流动时的功能关系。

应该指出：①在推导伯努利方程时，用到流体是不可压缩和没有黏性这两个条件，而且认为流体做定常流动，因此，它只适用于理想流体在同一细流管中做定常流动；②如果 S_1、S_2 均趋于零，则细流管变成流线，伯努利方程还可表示同一流线上不同点的各量的关系；③对一细流管而言，v、h、p 均指流管横截面上的平均值，且在很短时间 Δt 内，在 vΔt 一段位移上将上述各值看作是常量；④由于 p、ρgh 和 $\frac{1}{2}\rho v^2$ 都具有压强的单位，因此，p、ρgh 与流体运动的速度无关称为静压强(static pressure)，而 $\frac{1}{2}\rho v^2$ 与流体运动的速度有关称为动压强(dynamical pressure)。

当流体在粗细不同的水平管中做定常流动时，将水平管视为流管，因为 $h_1 = h_2$，因此伯努利方程可简化为：

$$\frac{1}{2}\rho v_1^2 + p_1 = \frac{1}{2}\rho v_2^2 + p_2 \qquad （式10-2-3）$$

二、伯努利方程的应用

（一）空吸作用

根据连续性方程可知流速与截面积呈反比，结合式10-2-3可推知：理想流体在一根水平管中做定常流动时，截面积大处流速小、压强大，而截面积小处流速大、压强小。水平管粗细两处的截面积相差越大，流体在粗细两处速度差也就越大，最后会导致管子细处 B 的压强 p_B 低于大气压强 p_0，这时在该处接上一个细管 E 可产生吸入容器 D 中液体的现象（图10-2-2），这种现象称为空吸作用(suction)。喷雾器、水流抽气机（图10-2-3）以及内燃机中汽化器等都是利用空吸作用的机制而设计的。

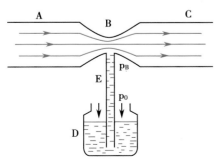

图10-2-2　空吸作用

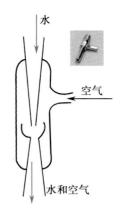

图10-2-3　水流抽气机

（二）流量计

文丘里流量计(Venturi meter)的机制如图10-2-4所示。测量液体的流量时，将流量计水平地连接到被测管路（如自来水管）上。由于流量计水平放置，应用伯努利方程可得：

$$\frac{1}{2}\rho v_1^2 + p_1 = \frac{1}{2}\rho v_2^2 + p_2$$

根据连续性方程 $S_1 v_1 = S_2 v_2$，可得 1 处液体的流速为：

$$v_1 = S_2\sqrt{\frac{2(p_1-p_2)}{\rho(S_1^2-S_2^2)}} \qquad （式10-2-4）$$

若两竖直管中液面的高度差为 $h' = h_1' - h_2'$，由于平衡时两管中流体在竖直方向处于静止状态，则流量计中 1、2 两处的压强差 $p_1 - p_2 = \rho gh'$，代入上式，得：

$$v_1 = S_2\sqrt{\frac{2gh'}{S_1^2-S_2^2}}$$

因此，液体的流量为：

$$Q = S_1 v_1 = S_1 S_2\sqrt{\frac{2gh'}{S_1^2-S_2^2}} \qquad （式10-2-5）$$

因为水平管中横截面积 S_1、S_2 为已知，所以只要测出两竖直管中液体的高度差 h'，就可求出管中液体的流速 v_1 和流量 Q。

气也可用文丘里流量计来测定体的流速和流

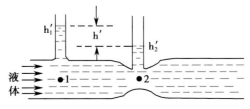

图10-2-4　文丘里流量计

量,其压强差采用图 10-2-5 中的 U 形管压强计来测量。同样可推导出气体的流量为:

$$Q = S_1 v_1 = S_1 S_2 \sqrt{\frac{2\rho' g(h_1' + h_2')}{\rho(S_1^2 - S_2^2)}} \quad (式\ 10\text{-}2\text{-}6)$$

式中 ρ 为气体的密度,ρ' 为 U 形管压强计中液体的密度,h_1'、h_2' 为两 U 形管压强计液柱的高度差。

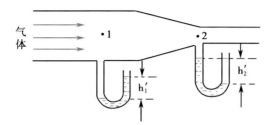

图 10-2-5　用于气体流量的文丘里流量计

（三）流速计

皮托管（Pitot tube）是用来测量液体或气体流速的流速计。皮托管的形式很多,但机制基本相同（图 10-2-6）。在横截面积相同的管道中,有液体从左向右流动,在流动的液体中放入两个开有小孔并弯成 L 形的细管 L_1 和 L_2。管 L_1 上的小孔 A_1 开在管的侧面,与流体流动的方向相切,管 L_2 上的小孔 A_2 位于管的前端,逆着液流方向。由于液流在 A_2 处受阻,故该处流速 $v_2 = 0$。

将小孔 A_1、A_2 置于同一高度上。若用 p_1、p_2 分别表示小孔 A_1、A_2 处的压强,用 v_1 表示小孔 A_1 侧边的流速（即管道中液体的流速）,又 $v_2 = 0$。根据伯努利方程,可得:

$$\frac{1}{2}\rho v_1^2 + p_1 = p_2 \quad 或 \quad \frac{1}{2}\rho v_1^2 = p_2 - p_1$$

式中的压强差由两个 L 形管中液体上升的高度差决定,如果 L_1 和 L_2 中液柱的高度分别为 h_1'、h_2',则:

$$p_2 - p_1 = \rho g(h_2' - h_1')$$

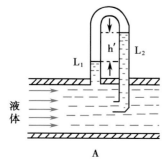

A

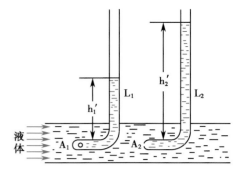

图 10-2-6　皮托管机制示意图

因此,液体的流速为:

$$v_1 = \sqrt{2g(h_2' - h_1')} \quad (式\ 10\text{-}2\text{-}7)$$

通常将 L_1 和 L_2 的组合体称为皮托管（图 10-2-7）,既可测管道中液体的流速,又可测管道中气体流速的皮托管。测量时一般将管道中高度不同各点的压强差忽略不计。在测量液体流速时,如图 10-2-7A 所示,L_1、L_2 两管的液面高度差为 h',从而得出液体流速为:

$$v_1 = \sqrt{2gh'} \quad (式\ 10\text{-}2\text{-}8)$$

在测量气体的流速时,只需将皮托管倒过来,在 U 形管中放一些液体（图 10-2-7B）。设液体的密度为 ρ',气体的密度为 ρ,压强计中两液面的高度差为 h',则 $p_2 - p_1 = \rho' g h'$（忽略两液面的气体高度差产生的压强）,从而有:

$$\frac{1}{2}\rho v_1^2 = \rho' g h'$$

故

$$v_1 = \sqrt{\frac{2\rho' g h'}{\rho}} \quad (式\ 10\text{-}2\text{-}9)$$

例题:密度 ρ 为 $0.90 \times 10^3 kg/m^3$ 的液体在粗细不同的水平管道中流动（图 10-2-8）。截面 1 处管的内直径为 106mm,液体的流速为 1.00m/s,压强为 $1.176 \times 10^5 Pa$。截面 2 处管的内直径为 68mm,求

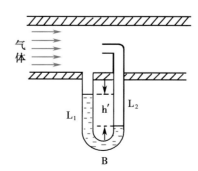

B

图 10-2-7　用皮托管测量液体和气体的流速

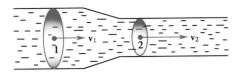

图 10-2-8　例题

该处液体的流速和压强。

解：

（1）求流速 v_2：已知 $d_1 = 106mm = 0.106m$，$d_2 = 68mm = 0.068m$，$v_1 = 1.00m/s$，根据连续性方程

$$\frac{\pi}{4}d_1^2v_1 = \frac{\pi}{4}d_2^2v_2$$

则

$$v_2 = \left(\frac{d_1}{d_2}\right)^2 v_1 = \left(\frac{0.106}{0.068}\right)^2 \times 1.00 = 2.43m/s$$

（2）求压强：因为 $h_1 = h_2$，根据伯努利方程得

$$\frac{1}{2}\rho v_1^2 + p_1 = \frac{1}{2}\rho v_2^2 + p_2$$

即

$$p_2 = \frac{1}{2}\rho(v_1^2 - v_2^2) + p_1$$

将各已知数据代入上式

$$p_2 = \frac{1}{2} \times 0.90 \times 10^3 \times (1.00^2 - 2.43^2) + 1.176 \times 10^5$$
$$= 1.15 \times 10^5 Pa$$

（章新友）

第三节　实际流体的流动

实际流体在流动时总是或多或少具有黏性，故实际流体也称为黏性流体。对于黏性较大的流体，如甘油、血液、重油等，在流动过程中其黏性不能忽略；对于黏性很小的流体，虽然可近似看作理想流体，但在远距离输送时，由黏性所引起的能量损耗也必须考虑。显然，黏性对流体的运动会产生影响，下面将对黏性流体的运动规律进行研究。

一、黏性定律

在一支竖直放置（下端有活塞）的圆管中先倒入无色甘油，然后再加上一段着色甘油，其间有明显的分界面。然后打开管下端的活塞使甘油缓缓流出，经过一段时间后，可观察到着色甘油与无色甘油的分界面呈舌形（图 10-3-1A）。如果把管壁到管中心之间的甘油看成是许多平行于管壁的圆筒状薄层，如图 10-3-1B 所示，不难看出甘油是分层流

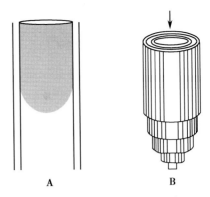

图 10-3-1　黏性流体的流动

动的，各流体层流速不同，沿管中心流动的速度最大，距管中心越远，流速越小，在管壁上甘油是附着的，流速近似为零。

当相邻两流体层之间因流速不同而相对运动时，在两流体层的接触面上，就会出现一对阻碍两流体层相对运动的摩擦力。这对大小相等、方向相反的摩擦力称为黏性力（viscous force）或内摩擦力（internal friction）。

在黏性流体中，黏性力的存在使得流速从管中心到管壁逐层递减，速度分布如图 10-3-2 所示。若流体沿 z 方向流动，在垂直于流速的 x 方向上相距 dx 的两流体层之间的速度差为 dv，则 dv/dx 表示在 x 方向上单位距离的流体层之间的速度差，称为速度梯度（velocity gradient）。一般来说，不同 x 值处的速度梯度不同，距管中心越远，速度梯度越大。

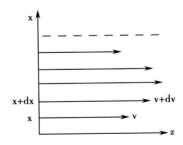

图 10-3-2　黏性流体在管中的流速分布

实验证明，流体内部相邻流体层之间的黏性力大小与两流体层之间的接触面积 S 呈正比，与该处的速度梯度 dv/dx 呈正比，即

$$F = \eta \frac{dv}{dx}S \qquad （式 10-3-1）$$

式 10-3-1 称为黏性定律（viscous law）。比例系数 η 称为黏度系数（coefficient of viscous）或黏度，单位是帕·秒（Pa·s）。黏度是衡量流体黏性大小

的物理量,它不仅与物质的种类有关,而且与温度密切相关,表 10-3-1 给出了几种流体的黏度。一般说来,液体的黏度随温度的升高而减小,气体的黏度随温度的升高而增大。

表 10-3-1　几种流体的黏度

流体	温度(℃)	黏度(10^{-3}Pa·s)
空气	0	0.01709
	20	0.01808
	100	0.02175
水	0	1.792
	20	1.005
	100	0.284
甘油	20	830.0
水银	0	1.69
	20	1.55
	100	1.22
汽油	18	0.65
酒精	20	1.20
蓖麻油	17.5	122.5
润滑油	20	172.0

遵循黏性定律的流体称为牛顿流体(Newton fluid),其黏度在一定温度下是常量,如水、血浆、乙醇等。不遵循黏性定律的流体称为非牛顿流体,其黏度在一定温度下不是常量,如血液、悬浮液、原油等。

二、黏性流体的伯努利方程

在理想流体的伯努利方程推导中,忽略了流体的黏性和可压缩性,因此,该方程只适用于理想流体做定常流动。而对于黏性流体做定常流动,一般说来,流体的可压缩性仍可忽略,但流体的黏性以及由此引起的能量损耗必须考虑。

仍利用图 10-3-2,只是细流管中流动的是黏性流体,同样采用功能机制来分析。黏性流体 MN 段流到 M′N′ 过程中,除了流体段前后的压力对流体做功外,由于流体黏性的存在,黏性力对流管内的流体做负功。设黏性力所做的功为:

$$A' = -wV \qquad (式 10-3-2)$$

式中 w 是单位体积的不可压缩黏性流体从 MN 运动到 M′N′ 时,克服黏性力所做的功或消耗的能量。于是,根据功能机制有 $\Delta E = A + A'$,即

$$\frac{1}{2}mv_2^2 + mgh_2 - \frac{1}{2}mv_1^2 - mgh_1 = (P_1 - P_2)V - wV$$

整理后得

$$P_1 + \frac{1}{2}\rho v_1^2 + \rho gh_1 = P_2 + \frac{1}{2}\rho v_2^2 + \rho gh_2 + w \qquad (式 10-3-3)$$

式 10-3-3 称为黏性流体的伯努利方程,它反映了不可压缩的黏性流体做定常流动的基本规律。由于黏性的影响,流管中黏性流体在任意两截面处单位体积流体的动能、势能和压强的总和不相等,而是沿流动方向逐渐减少。

如果不可压缩的黏性流体在均匀管道中做定常流动,由于 $v_1 = v_2$,式 10-3-3 变为

$$P_1 - P_2 + \rho g(h_1 - h_2) = w$$

当 $h_1 = h_2$ 时,有

$$P_1 - P_2 = w \qquad (式 10-3-4)$$

也就是说,黏性流体在均匀水平管中做定常流动时,能量的损耗表现为压强的减小。因此,要使黏性流体在均匀水平管做定常流动,管道的两端必须维持一定的压强差,以外力对流体做功的方式来补偿由于黏性力所引起的能量损耗。

当 $P_1 = P_2$ 时,有

$$\rho g(h_1 - h_2) = w \qquad (式 10-3-5)$$

也就是说,在外界压强相同的情况下,黏性流体在非水平均匀管道中做定常流动时能量的损耗表现为重力势能的减小。因此,要使黏性流体在非水平均匀管道做定常流动,管道的两端必须有一定的高度差,以降低流体重力势能的方式来弥补由于黏性力所引起的能量损耗。

由以上分析可见,黏性流体远距离传输时,必须根据能量损耗 w 的大小来提供适当的压强差或高度差,以使出口处流体的压强或速率满足所需要求。

三、泊肃叶定律

法国生理学家泊肃叶(Poiseuille)通过研究血液在血管内的流动,得出了黏度为 η 的不可压缩的牛顿流体在半径为 R、长度为 L 的水平圆管中做定常流动时的体积流量为:

$$Q = \frac{\pi R^4(P_1 - P_2)}{8\eta L} \qquad (式 10-3-6)$$

式 10-3-6 称为泊肃叶定律(Poiseuille law),式中 $P_1 - P_2$ 为管道两端的压强差。它表明,在管子半径确定的条件下,压力梯度 $(P_1 - P_2)/L$ 随流量 Q 线性增加;在给定压力梯度的条件下,流量 Q 与管子半

径 R 的四次方呈正比。

对于非水平均匀圆管,体积流量为:

$$Q = \frac{\pi R^4}{8\eta L}(\Delta P + \rho g \Delta h) \quad （式 10\text{-}3\text{-}7）$$

式中 ΔP 为圆管两端的压强差,Δh 为圆管两端的高度差。式 10-3-7 表明,非水平均匀圆管的体积流量不仅与圆管两端压强差有关,而且与流体在圆管两端的单位体积势能差有关。当均匀圆管处于水平时,$\Delta h = 0$,式 10-3-7 变为式 10-3-6。即为了维持黏性流体的定常流动,在水平管中黏性阻力由管两端的压强差产生的推力来平衡,在非水平管中黏性阻力由压强差和重力共同克服。

若 $Z = 8\eta L/\pi R^4$,那么,式 10-3-7 可写成:

$$Q = \frac{(\Delta P + \rho g \Delta h)}{Z} \quad （式 10\text{-}3\text{-}8）$$

式 10-3-8 中 Z 称为流阻(flow resistance),医学上称之为外周阻力,单位为 $Pa \cdot s/m^3$。它的大小由液体黏度和管道的几何形状决定。

四、斯托克斯黏性定律

物体在黏性流体中运动时,其表面附着一层流体,这层流体随物体一起运动,因而与周围流体层之间存在黏性力,它会阻碍物体在流体中运动。

实验研究表明,黏性阻力与流体的黏度和物体的线度、速度呈正比,比例系数由物体的形状决定。对于球形物体,比例系数为 6π。故当半径为 r 的球形物体在黏度为 η 的流体中以速度 v 运动时,所受的黏性阻力为:

$$f = 6\pi\eta rv \quad （式 10\text{-}3\text{-}9）$$

式 10-3-9 称为斯托克斯定律(Stokes law)。

若半径为 r、密度为 ρ 的小球在密度为 ρ' 的黏性流体中自由下沉,小球受到竖直向下的重力、竖直向上的浮力和竖直向上的黏性阻力共同作用。开始时,重力大于浮力和黏性阻力之和,小球加速下沉;随着小球的速度不断增大,小球受到的黏性阻力也随之增大,当速度达到一定值时,重力、浮力和黏性阻力三力达到平衡,有

$$\frac{4}{3}\pi r^3 \rho g = \frac{4}{3}\pi r^3 \rho' g + 6\pi\eta rv$$

则小球匀速下降的速度为:

$$v = \frac{2gr^2(\rho - \rho')}{9\eta} \quad （式 10\text{-}3\text{-}10）$$

这个速度称为收尾速度(terminal velocity)或沉降速度(sedimentary velocity)。由式 10-3-10 可知,当小球(如空气中的尘粒、雾中的小雨滴、黏性液体中的细胞等)在黏性流体中自由下沉时,沉降速度与小球的大小、重力加速度呈正比。仔细观察雨滴下落的情景,可以证明这个结论。同样,在药物制剂生产中,如果药物剂型是混悬液,为了减小悬浮质的沉降速度,提高药液的稳定性,可以通过增加悬浮质的密度、黏度和减小药物颗粒的半径来实现。

在药学中,测定液体的黏度是检验药品的方法之一。如果已知小球的半径、密度以及液体的密度,根据小球在液体中匀速下沉一定距离所需的时间,得出沉降速度 v,通过计算可求液体的黏度 η,这就是常用的沉降法测定液体黏度。如果液体的黏度、密度等已知,则可以通过测量小球的沉降速度求出小球的半径。美国物理学家密立根(Milikan,RA)曾用这个方法测定在空气中自由下落的带电小油滴的半径,进而测定出每个电子所带的电荷量,这就是著名的密立根油滴实验。

五、层流、湍流与雷诺数

黏性流体的流动形态可分为层流、湍流和介乎两者之间的过渡流。当黏性流体流速较小时,相邻流体层之间仅做相对滑动而没有横向混合的流动状态称为层流(laminar flow)。流体在做层流时,流体分层流动而且不会产生声音,例如甘油的流动、液体在毛细管中的流动等多为层流。

当黏性流体的流速增大到某一数值时,流体不再保持分层流动的状态,各流体层相互混合,甚至出现旋涡漩涡,这种不规则的流动状态称为湍流(turbulent flow)。流体在做湍流时,流动显得杂乱而不稳定,能量的消耗和阻力将急剧增加,流动时会产生声音,这是湍流区别于层流的特点之一,在水管及河流中经常可以看到这些现象。

黏性流体的流动形态是层流还是湍流,可用雷诺数(Reynold number)来判断。雷诺数是雷诺(Reynold)通过大量实验,将影响流体流动形态的各种因素概括为一个无量纲的数值,以此作为判定层流向湍流转变的依据。雷诺数 R_e 的定义是:

$$R_e = \frac{\rho vr}{\eta} \quad （式 10\text{-}3\text{-}11）$$

式 10-3-11 表明,由层流向湍流的转变,不仅取决于流体流速 v 的大小,而且还与流体密度 ρ、流管半径 r 和流体黏度 η 有关。

实验结果表明：$R_e<1000$ 时，流体做层流；$R_e>1500$ 时，流体做湍流；$1000<R_e<1500$ 时，流动不稳定，流体可做层流或湍流，称为过渡流。

（章新友）

第四节　血管的弹性与血液的流动

一、血管壁与血管的弹性

人体血管弹性是维持血管正常生理功能的重要特性，人体血液循环的脉动性就是血流与弹性血管壁相互持续作用的结果。在分析人体动脉中的流体力学现象时，必然要涉及血管的弹性。早在 18 世纪，提出过力学中杨氏模量的 Young，就在其著作《论血液的运动》（1808 年）一文中，首先论述了脉搏的传播速度和动脉血管弹性的关系，并导出了公式。

如果血管弹性下降，将会对心血管系统产生多方面的影响，例如引发单纯性收缩期高血压；降低血管系统对心脏泵血的容纳量；增加脉动对重要器官的冲击破坏风险等。许多疾病或不良生活习惯会引起血管弹性下降，例如高血压、糖尿病、肥胖、吸烟、高胆固醇等。

（一）血管壁

血管壁是指血液流过的一系列管道，除毛细血管和毛细淋巴管以外，血管壁由内膜、中层和外膜三层组成，其中每层都含不同量的胶原，血管壁内还有营养血管和神经分布（图 10-4-1）。

1. 内膜　血管内膜由内皮层、基膜（结缔组织）、外层（即内膜弹性层）组成。内膜一般无平滑肌细胞，只有在内膜发生增生时，内膜中方出现平滑肌细胞，但这是一种非正常状态。

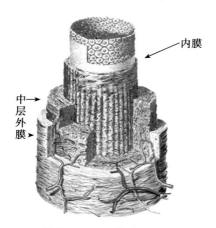

图 10-4-1　血管壁示意图

2. 中层　中层是血管壁最厚的一层结构。从力学上来讲，也是承受应力最大的一层结构。从质量传输的观点来讲，胆固醇的沉积也主要发生在大动脉的中层。不同部位的血管，构造性能差异很大。中层具有多层环状结构，环层间有结缔组织层相隔，环层内含有弹性纤维、胶原蛋白纤维和平滑肌细胞。

3. 外膜　外膜是一层松散的结缔组织。在大于 1mm 的血管壁外膜内有淋巴管、神经纤维和滋养毛细血管，血管壁中层外缘的营养主要是靠这些滋养毛细血管提供。静脉中的淋巴管能伸进中层，但动脉的中层没有淋巴管。

（二）血管的弹性

目前所知，影响血管力学行为的主要物质是弹性蛋白、脂质蛋白纤维和平滑肌。弹性蛋白纤维的杨氏模量较小，约为 $(3\sim6)\times10\,\mathrm{dyn/cm}$，抗张强度较低，应力-应变曲线滞后环面积很小，应力松弛也不明显，很接近于完全弹性体。血管的弹性主要由弹性蛋白纤维提供。胶原纤维的弹性模量很高，可达 $10\,\mathrm{dyn/cm}$，抗张强度很高。滞后环和应力松弛现象较弹性蛋白纤维显著，胶原纤维在血管中是载荷的主要承受者，若血管中没有胶原纤维，血管就无法承受动脉中的巨大压力。平滑肌的滞后环面积较大，平滑肌的应力松弛非常显著，应力松弛可趋于零。血管的力学性质不仅取决于它的组分及各组分的含量，更取决于它的构造及细胞结构，但细胞结构对其力学性质影响的定量测量比较困难。实际上，血管是结构复杂的活体复合材料，属于黏弹性体，目前还没有准确、完善的本构方程描述它。因此，在研究具体问题时，一般要先弄清哪些血管性质与所研究的问题有关，从而达到简化模型的目的。

（三）弹性与变形

由于血管弹性的存在，血管壁与血流将会发生耦合运动。血管壁的运动关系主要分两种：一是压力与半径的关系（径向运动），一是压力与长度的关系（轴向运动）。

1. 压力-半径关系　这一关系在动脉系统血流动力学的研究中是最重要的。在弹性动脉中，管径的脉动与压力脉动波基本上是同形同步的。另外离心脏越远，R 越小（R 为血管半径），P 越小（P 为血管内压力），即血管看上去"越硬"，因此将血管看成刚性管越合理。再就是同一根血管，平均压力越大，R 越小（即压力上升引起血管硬化），其原因是弹性纤维被拉直了。

2. 压力-长度关系　体内的血管系统,由于受到因血液黏性引起的血流牵拽力、血管弯曲处血流惯性冲击力的作用,血管会随管内压力的脉动而周期性地产生轴向长度变化。血管在长度方向上的变化基本上也是与压力脉动波同形同步的。在管外约束较小,且血液牵拽力较大的肺动脉,升主动脉的轴向长度变化较大,而其他血管变化较小。

(四) 基于射频信号血管硬度定量测定

1. QAS技术物理基础和技术介绍　动脉弹性,取决于动脉壁的僵硬度(stiffness)或可扩张性和动脉腔内径的大小。基于射频信号的血管硬度(弹性)定量测量(quality aerial stiffness,QAS)技术是通过跟踪颈总动脉内径变化,并将无创测量的肱动脉血压近似为颈总动脉内血压,从而获得一系列血管弹性参数,包括扩张系数(dilatation coefficient,DC)、顺应性系数(compliance coefficient,CC)、脉搏波传导速度(pulse wave velocity,PWV)等。

(1) 脉搏波(传导)速度:PWV是动脉硬度的一个重要指标。动脉硬度越大,脉搏波传导速度越快。Bramwell-Hill方程给出了PWV与膨胀系数(DC)之间的数学关系:

$$PWV = \frac{1}{\sqrt{\rho \cdot DC}}$$
$$= \sqrt{\frac{D^2 \cdot \Delta P}{\rho \cdot (2 \cdot D \cdot \Delta D + \Delta D^2)}} \qquad (式10\text{-}4\text{-}1)$$

心脏收缩时,会产生一个脉搏,并且此能量波在整个循环系统中传导。此脉搏波的传导速度(脉搏波速度或PWV)与动脉的硬度(弹性)有关。在射频技术研究中,局部血压(局部收缩压或舒张压,Loc PSys/PDia)的估测需要以下假设,它与膨胀波形的线性关系(Van Bortel等,2001)曲线是一个时间的函数,至少要乘以一个比例因子(此处为δ):

$$P_{Local}(t) = \delta \cdot D_{(t)} + p_d \qquad (式10\text{-}4\text{-}2)$$

其中,$P_{Local}(t)$表示局部血压,δ表示放大系数,$D_{(t)}$表示膨胀波形,P_d表示舒张压。此处的放大系数可以表示为对时间的积分:

$$\delta = \frac{\int P_{Local}(t)dt - P_d}{\int D(t)dt} = \frac{MAP - P_d}{\int D(t)dt} \qquad (式10\text{-}4\text{-}3)$$

平均动脉压(MAP)和舒张压在整个巨大的血管树上是恒定的。由于$MAP - P_d$的差异在整个血管树内假设是常数,我们可以在下面的公式中使用肱动脉压测值近似,它与肱动脉压力波有很好的相关性。

$$MAP = 0.4 \cdot (BP_s - BP_d) \qquad (式10\text{-}4\text{-}4)$$

目前,MAP参数和BP_d参数可以被用来计算公式10-4-2的比例因子,考虑到QAS软件可以自动计算出膨胀曲线的时间积分,则膨胀波与局部压力曲线之间的放大比例是相关的,尤其是可以通过局部脉压差(ΔP)的计算,显示局部收缩压和局部舒张压之间的差异。

$$\Delta P = \delta \cdot \Delta D \qquad (式10\text{-}4\text{-}5)$$
$$\Delta D : Distension(扩张)$$

局部压力可以通过下面的公式来估算:

$$LocalPsys = BP_d + \Delta P \qquad (式10\text{-}4\text{-}6)$$

在许多有关动脉血管硬度(弹性)的方法学论文中,ΔP被广泛用来计算血管的硬度(弹性)。ADV软件报告的这些重要指数是非常有用的-硬度(弹性/膨胀)系数(DC)、顺应性系数(CC)、α系数、β系数。其中,硬度(弹性/膨胀)系数(DC)可表达为:

$$DC = \frac{\Delta A}{A \cdot \Delta p} = \frac{2 \cdot D \cdot \Delta D + \Delta D^2}{D^2 \cdot \Delta p} \qquad (式10\text{-}4\text{-}7)$$

于收缩期对于给定的压力变化,相应的血管直径会绝对变化。顺应性系数(CC)可表达为:

$$CC = \frac{\Delta A}{\Delta p} = \frac{\pi \cdot (2 \cdot D \cdot \Delta D + \Delta D^2)}{4 \cdot \Delta p} \qquad (式10\text{-}4\text{-}8)$$

α系数(α)可表达为:

$$\alpha = \frac{A \cdot \ln\left(\frac{P_s}{P_d}\right)}{\Delta A} = \frac{D \cdot \ln\left(\frac{P_s}{P_d}\right)}{2 \cdot D \cdot \Delta D + \Delta D^2} \qquad (式10\text{-}4\text{-}9)$$

是来自Meinders Heoks公式的弹性系数。这里假设压力波和膨胀波之间呈一个指数关系。此公式表示压力与横截面积之间的变化关系,假设动脉是圆柱形的,直径和扩张可以用来替代面积。β系数(β)可表达为:

$$\beta = \frac{D \cdot \ln\left(\frac{P_s}{P_d}\right)}{\Delta D} \qquad (式10\text{-}4\text{-}10)$$

驱动压力与血管的直径和扩张直接相关,β值与回声追踪(echotracking)系统计算的值相同。

心室射血所产生的压力波动沿着动脉树传播,速度由动脉壁的弹性和几何性质及所含液体的特征(密度)决定。由于血液是含在弹性管道(动脉)

中不可压缩的液体,能量传播主要发生在动脉壁上而不是通过血液进行,因此动脉壁的性质、厚度和动脉管腔是 PWV 的主要影响因素。根据两个不同部位间的距离及脉搏压力波起止时间的时间差值所测定的 PWV,已经被广泛用于动脉弹性和硬度测量的指标。

（2）增强压指数:动脉增强压(arterial augmentation pressure,AP)= LPs − P(T1);动脉增强指数(arterial augmentation index,AIx)= (P_2 − P_1)/(P_2 − P_0)= 反射波高度(增强压)/整个收缩期压力波高度。

AIx 直接反映的是压力波反射情况,指血液从中心动脉流向外周的过程中,因遇到阻力形成的反射波情况。该反射波在收缩晚期形成增强压。通过对外周或颈动脉收缩晚期的波形进行分析,可以计算出能够反映动脉弹性的 AIx。在心动周期中,动脉管径的变化可以作为一个函数。它显示在以往显示心电图的位置,在 B 型图像的上面。在整个心动周期中主要检测直径变化的最大值,特别是舒张和收缩不同时相时直径的最大差值。AIx 受许多因素影响,如心率、左室射血分数及射血时间影响。

QAS 技术还有很多其他反映血管硬度的指标,这里不一一赘述。

2. QAS 技术操作及界面显示　与 QIMT 技术相同,QAS 技术自动测量血管(如颈总动脉)同一节段[由感兴趣区(ROI)框所在位置决定]的舒张期和收缩期内径。系统循环测量 6 个连续心动周期的动脉膨胀(DIST)和内径(位于界面左侧栏),其平均值(AVG)和标准差(SD)以及 ROI 宽度同时显示出来(图 10-4-2)。操作者将肱动脉血压值输入后,通过射频信号实时自动分析产生的动脉扩张曲线(蓝色线)即可自动获得颈总动脉僵硬程度参数。图中没有中断的、连续的橙黄色线表示检测良好。

绿色叠加线代表血管扩张的位置。

QAS 技术获得的动脉僵硬度参数展示界面见图 10-4-3。除了肱动脉收缩压和舒张压(BrP sys and BrP dia)之外,左侧表格中的参数均为自动获取。右下角的局部动脉压曲线上各点分别为:等容收缩期起点(SIC),主动脉瓣开放(AVO),反折点(T1)和主动脉瓣关闭(AVC)。

3. QAS 技术临床应用　动脉血管弹性或僵硬度是反映早期动脉硬化的重要指标。传统检测方法是测量血管一段距离范围内如颈动脉-肱动脉、颈动脉-股动脉的血管硬度,该方法需要测量血管两点间的距离,易产生误差,影响数据的准确度。QAS 技术则主要测量局部血管弹性,反映局部血管僵硬度。如前所述,QAS 技术可提供的血管弹性参数主要有:脉搏波传播速度(PWV)、僵硬度指数 α 和 β、扩张系数(DC)、增强压指数(AIx)等。在应用该技术观察了中晚孕先兆子痫患者颈动脉血管弹性的研究中发现,与正常妊娠相比,这些患者颈总动脉 PWV 增快、DC 降低、AIx 增大,提示先兆子痫患者血管弹性下降。对这些患者分娩后平均 3 个月的颈动脉血管弹性回访检查显示,颈总动脉弹性指标基本恢复正常,但血管张力仍然较大,主要与这些患者分娩后一段时间内血压仍偏高、颈总动脉内径未恢复到正常有关,提示这可能是先兆子痫患者分娩后将来发生心血管病风险增高的原因之一。

（五）血管弹性的养护

随着年龄的增长,血管壁的弹性会越来越小,而且脆性也会增加,进而引起心脑血管疾病,影响身体健康。所以如何对血管弹性进行养护、怎样增加血管弹性是大家都关心的问题。要增加血管的弹性首先要改善血液的黏度,如果黏度改善好了,那么对血管的压力减小,血管的弹性就会慢慢进行

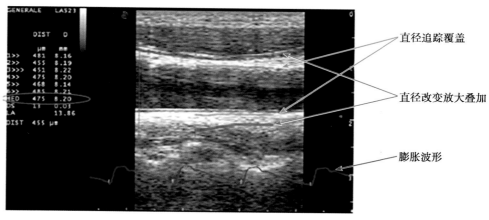

直径追踪覆盖

直径改变放大叠加

膨胀波形

图 10-4-2　QAS 测量显示

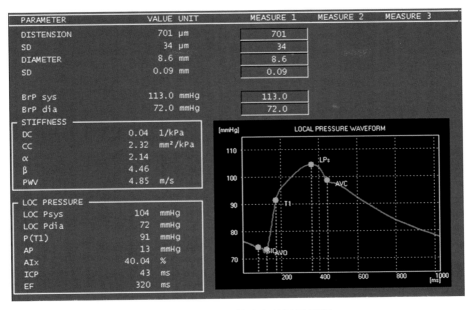

图 10-4-3 QAS 技术参数展示界面

DC,扩张系数(或称为膨胀系数);CC,顺应性系数;α,阿尔法僵硬度;β,beta 僵硬度;PWV,脉搏波传导速度;LOC Psys,局部收缩压;LOC Pdia,局部舒张压;P(T1),折点处压力;AP,动脉增强压;AIx,动脉增强压指数;ICP,等容收缩期;EF,射血分数

自我恢复。一是经常锻炼身体,多做有氧运动,特别是高血压患者,增加血管弹性的方法最好的就是有氧运动。有氧运动能加速机体血液循环,提高新陈代谢,提高血管壁弹性。二是注意健康饮食习惯:定时定量进餐,均衡饮食,杜绝偏食。多食用水果、蔬菜以及含多不饱和脂肪酸高的食物,比如每天一小把坚果(核桃、杏仁、腰果等),蜂蜜含有丰富的维生素 C、维生素 K、维生素 B_2、维生素 B_6 及胡萝卜素,能改善冠状血管的血液循环,防止血管硬化。平时少吃油腻垃圾食物,饮食宜清淡。三是睡眠充足,劳逸结合。合理作息不熬夜,休息得好才能保证身体功能的健康运行。四是保持良好心态。

二、血液循环的物理模型

生物系统是非常复杂的,应用物理学机制来讨论循环系统中血液的流动时,必须加以简化处理。整个循环系统可看作是由心脏和血管所组成的闭合管路系统。人体血液循环系统见示意图 10-4-4,心脏周期性地收缩与舒张起着泵的作用。心脏收缩时血液从左心室射入主动脉,经大动脉、小动脉、毛细血管输送到全身,再由小静脉经上、下腔静脉流回右心房,这一过程称为体循环。同时血液从右心室进入肺动脉,经肺部毛细血管、肺静脉回到左心房,这一过程称为肺循环。血管的管壁具有弹性,血管管壁弹性和管径大小受神经系统的控制而改变。血液是由红细胞、白细胞、血小板等有形成分分散于血浆中的悬浮液,属于非牛顿黏性流体。但在近似处理中,常把血液看作牛顿黏性流体,把血管系统也看作刚性管的串联、并联或混联(串-并联),显然,这只能对循环系统的一些现象作粗略的定量估算。

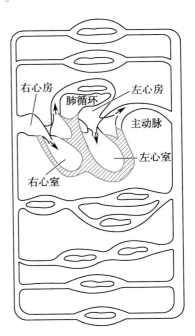

图 10-4-4 人体血液循环系统示意图

三、血流速度

血液虽然由心室断续搏出，但由于主动脉管壁具有弹性和存在外周阻力，而且根据生理学的测定，通常单位时间内从左心室射出的平均血量与流回右心房的平均血量相等，因此，血管中血液的流动基本上是连续的。在心脏收缩期内，血液大量射入主动脉，由于外周阻力的作用，血液不能及时流出，主动脉管被撑开而储蓄血液。在心脏收缩停止时，无血液进入主动脉，被扩大的主动脉管恢复原状，推动所蓄血液向前继续流动，结果使前面的血管扩张。血管的这种周期性地扩张与收缩的运动状态沿着血管向前传播，与波动在弹性介质中的传播类似，因此常称为脉搏波（pulse wave）。脉搏波的传播速度比血管的血流速度快得多，例如脉搏波在大动脉中的传播速度约为 $3\sim5m/s$，在小动脉中的传播速度约为 $15\sim30m/s$。

根据生理功能将血管进行分类，同类血管可以看成彼此并联，而各类不同的血管可以看成串联关系。由于血液具有一定的黏度，同一截面的血流速度不相同，所以通常所说的血液速度是指截面上的平均速度。根据连续性方程，各类血管中的血流速度与其总截面积呈反比（图10-4-5）。根据图中的数据可知，主动脉的截面积约 $3cm^2$，而彼此并联的毛细血管的总截面积达 $900cm^2$。当血流量为 $90cm^3/s$ 时，主动脉中血流速度高达 $30cm/s$，而毛细血管中血流速度仅为 $1mm/s$ 左右。

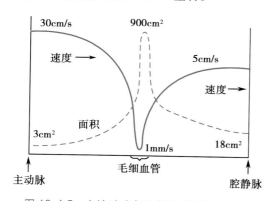

图 10-4-5 血流速度与血管总截面积的关系

当血流流过若干流阻不同的串联血管时，则总流阻与分流阻的关系为：

$$Z = Z_1 + Z_2 + \cdots + Z_n \qquad （式 10-4-11）$$

当血流流过若干流阻不同的并联血管时，则总流阻与分流阻的关系为：

$$\frac{1}{Z} = \frac{1}{Z_1} + \frac{1}{Z_2} + \cdots + \frac{1}{Z_n} \qquad （式 10-4-12）$$

血管是比较复杂的弹性管道，血流速度时刻随着心脏的搏动而波动，且血液又是一种黏性较大的流体，因此，血液在复杂血管中的流动只是近似符合流体力学规律。

四、血压

血压是血管内血液对管壁的侧压强，医学上常用它高于大气压的数值来表示。血压的高低与血液流量、流阻及血管的柔软程度有关，用生理学术语来说，就是与心输出量、外周阻力及血管的顺应性有关。心血管系统的压强（即血压）随着心脏的收缩和舒张而变化。心脏收缩时，大量血液射入主动脉，由于血液不能及时流出，主动脉蓄血而血压升高，心脏收缩期中主动脉血压的最高值称为收缩压（systolic pressure）。心脏舒张时，主动脉回缩，血流不断排出，血压随之下降，舒张期中主动脉血压的最低值称为舒张压（diastolic pressure）。收缩压的高低与主动脉的弹性和主动脉中所容的血量有关，舒张压的高低与外周阻力有密切关系。收缩压与舒张压之差称为脉压（pulse pressure），扪脉时所感到脉搏的强弱与脉压有关，脉压随着血管远离心脏而减小，到了小动脉几乎消失。通常用平均动脉压（mean arterial pressure）来表示整个心动周期内动脉压的高低，它是主动脉血压在一个心动周期的平均值（图10-4-6）。

$$\bar{p} = \frac{1}{T} \int_0^T p(t)\,dt \qquad （式 10-4-13）$$

式 10-4-13 中，T 为心动周期。另外，为了计算方便，也常用舒张压加上 1/3 脉压来估算，即

$$\bar{p} = p_{舒张} + \frac{1}{3} p_{脉压}$$

由于血液是黏性流体，存在内摩擦力做功而消耗机械能，因此血液从心室射出后，它的血压在流动过程中是不断下降的。根据泊肃叶定律，主动脉

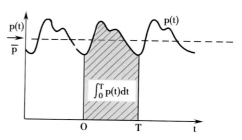

图 10-4-6 平均动脉压

和大动脉管径大,流阻小,血压下降得少;到小动脉,流阻增大,血压也下降得多。血液循环系统的血压变化见图10-4-7。

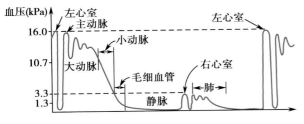

图 10-4-7　血管系统的血压变化

五、心脏做功

血液循环之所以能够持续进行,是因为心脏周期性地做功,补偿血液流动过程中内摩擦力做功而消耗的机械能。心脏所做的功,可以由单位体积血液在主动脉的机械能(压强能、动能与势能)与单位体积血液在腔静脉的机械能之差而求得。因为血液循环由体循环和肺循环两部分组成,心脏做功可分为左心室做功和右心室做功。如果不计心房与心室的高度差,根据黏性流体的伯努利方程,则左心输出单位体积血液所做的功 w_L 为:

$$w_L = (p_1-p_2) + \left(\frac{1}{2}\rho v_1^2 - \frac{1}{2}\rho v_2^2\right) \quad (式 10-4-14)$$

式 10-4-14 中,p_1、v_1 分别代表主动脉中靠近左心室处的血压和血流速度(v_1 即为心脏收缩时左心室的射血速度),p_2、v_2 分别代表腔静脉中靠近右心房处的血压和血流速度,v_2 很小可忽略不计,p_2 接近大气压,p_1-p_2 约等于主动脉平均血压。则

$$w_L = (p_1-p_2) + \frac{1}{2}\rho v_1^2 \quad (式 10-4-15)$$

同理,可以求出右心输出单位体积血液所做的功 w_R。由于肺动脉中的平均血压约为主动脉中的 1/6,血液在肺动脉中靠近右心室处的血流速度与主动脉的血流速度 v_1 大致相等,所以

$$w_R = \frac{1}{6}(p_1-p_2) + \frac{1}{2}\rho v_1^2 \quad (式 10-4-16)$$

整个心脏输出单位体积血液所做的功 w 为

$$w = w_L + w_R = \frac{7}{6}(p_1-p_2) + \rho v_1^2 \quad (式 10-4-17)$$

例如,人在静息状态下,主动脉平均血压约为 100mmHg,即 $p_1-p_2 = 1.33\times10^4 Pa$,左心室的射血速度 v_1 为 0.3m/s,血液密度 ρ 为 $1.05\times10^3 kg/m^3$,代入式 10-4-17 计算得 $w = 1.56\times10^4 J/m^3$。而在静息状态下,心脏每分钟输出血液量约为 5L,这相当于心脏每分钟做功为 78J。人运动时,心率加快,心脏每分钟输出血液量增加,心脏做功会更多。

六、血流动力学简介

血流动力学(hemodynamics)是研究血液在血管系统中流动和形变的科学,主要研究血流量、血流阻力、血压及它们之间的相互关系,血液在血管中的流动方式、血液的黏滞性、动脉管壁的弹性等特性,探讨血液黏度对人体的影响。

血液是一种由水、无机化合物、溶解气体、有机分子以及蛋白质、糖等高分子组成的复杂溶液,其中又悬浮着大量的血细胞,所以血液黏度是非牛顿黏度。另外,血管系统是有弹性和可扩张性的管道系统,所以,虽然血流动力学基本机制与一般流体力学的机制相同,但是又有其自身的特点。

血液在血管内的流动方式分为层流和湍流。血流速度、血管口径、血液黏度都会影响血液的流动状态。人体的血液循环在正常情况下属于层流状态,心室内存在着湍流状态(利于血液的充分混和)。在某些病理条件下,会在心脏处因湍流而产生心脏杂音,医生可以根据心脏杂音来协助诊断疾病。

血流阻力是血液在血管中流动时产生的内摩擦力或黏滞力,产生的能量主要以热能形式耗散。所以,血液在流动过程中能量逐渐减小,表现为血液流动过程中压力逐渐降低。血流阻力可以根据泊肃叶定律中的血流量和血管两端压强差计算。由于血流阻力与血管半径的四次方呈反比,因此在人体血管网络系统中,微动脉处的阻力最大。心脏射入大动脉的血液,由于小动脉流阻的迅速增大而不能立即全部排出,从而把一部分能量贮存在动脉管壁的弹性势能中,心脏射血停止后,血管壁收缩,推动血液继续向前流动,因此,虽然心脏间歇做工,但血液在血管中却连续流动。

血液黏度也是影响血流阻力的重要因素,黏度越高,血管阻力越大。由于血液是一种由多相系统组成的悬浮液,成分复杂,影响血液黏度的因素比较多,但主要因素有以下几个方面。

(一)血细胞比容

血细胞比容是指血液中血细胞占全血的容积比,它是影响血液黏度的重要因素,血液黏度随血细胞比容的增加而迅速增高。男性血细胞比容在

0.40~0.50 之间,女性在 0.37~0.48 之间。

(二) 血流的切变率

血流的切变率就是指血液进行层流时的速度梯度。匀质流体是牛顿流体,其黏度不随切变率的变化而改变。血液为非牛顿流体,其黏度随切变率的增高而降低。当切变率增高时,血流速度加快,红细胞向中轴方向集中,血浆蛋白质大分子的分子取向变化,都会降低血液流动时的阻力,导致血液黏度降低,此时血液流动接近层流状态。相反,当切变率降低时,红细胞处在聚集状态,血液黏度增高。

(三) 血管口径

当血管口径较大时,不会影响血液黏度;但当血管直径小于 0.2~0.3mm 时,只要切变率足够高,血液黏度就会随血管直径的减小而降低,这对于改善人体的微循环和减轻心脏负担具有重要的生理意义。

(四) 温度

温度降低时,血液黏度增高,所以当人体处于低温环境时,血流阻力增大,血液循环变缓。因此在体外循环、血液透析时要注意温度变化对血液黏度的影响。

各类心血管疾病都可引起相应的血流动力学变化,依据物理学的定律,结合生理和病理生理学,对循环系统中血液运动的规律性进行定量,对诊断心血管疾病,判断病情与转归,具有重要的临床意义。

(章新友　姚克纯)

参 考 文 献

1. 唐杰,姜玉新. 超声医学. 北京:人民卫生出版社,2009.
2. 姜玉新,张运. 超声医学高级教程. 北京:人民军医出版社,2012.

第十一章 超声图像分析与伪像

自 20 世纪 70 年代灰阶超声问世后,医学超声飞速发展,新技术和新方法层出不穷。彩色多普勒血流成像、超声造影成像、动态三维成像、实时心脏三维成像等新技术不断出现并广泛应用于临床,且已取得突破性的进展。但是二维灰超声成像技术仍然是现代医学超声的主体部分,是上述成像技术的基础。因此,医学超声工作者必须熟练掌握二维灰阶图像成像机制,二维灰阶图像与解剖学的关系,特别要熟练掌握二维灰阶图像成像与疾病发生、发展的病理学的关系,熟练掌握心血管血流动力学改变与超声图像的关系。在此基础上,还要熟练掌握临床技术并进行超声图像分析,掌握超声医学成像可能伴随的伪像(artifact)及存在的误区(pitfalls)。

第一节 超声图像分析

一、解剖学的轴和面

(一)解剖学方位

依据人体器官及其病变的位置关系,按照解剖学的姿势,解剖学方位有:

1. 近头侧为上,近足侧为下。

2. 近体表近者为浅,距体表远者为深。近身体腹面为腹侧,近身体背面为背侧。

3. 近人体正中矢状面者为内侧,远正中矢状面者为外侧。

4. 距肢体根部近者为近侧,远离肢体根部者为远侧。上肢前臂可用尺侧和桡侧,下肢小腿可用胫侧和腓侧。

(二)轴

依据人体器官及其病变的位置关系,按照解剖学的姿势,人体有相互垂直的三条轴,即矢状轴、冠状轴和垂直轴(图 11-1-1)。

1. **冠状轴** 即由左向右与地平面平行,与前两条轴垂直的轴。

2. **矢状轴** 即由前向后与地平面平行,与身

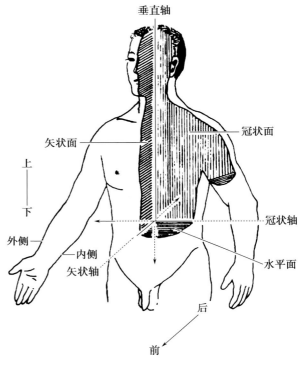

图 11-1-1 人体的轴和面

体长轴垂直的轴。

3. **垂直轴** 即自上而下与地平面垂直,与身体长轴平行的轴。

(三)面

依据人体器官及其病变的位置关系,按照解剖学的姿势,人体有相互垂直的三个面,即矢状面、冠状面和水平面(图 11-1-1)。

1. **矢状面** 即按矢状轴方向,将人体分成左右两部的纵切面,这个面与地平面垂直。其中正中的一个称为正中矢状面,将人分为左右二等分。

2. **冠状面** 即按冠状轴方向,将人体分成前后两部的纵切面,这个面与地平面及矢状面相垂直。

3. **水平面** 或称横切面。即与水平面平行,与上述两个面相垂直的面,将人体分为上下两部。

这些轴和面在描述某些结构的形态时非常重

要,如叙述关节运动时,须明确其轴。但在描述个别器官的切面时则可以其自身的长轴为准,与其长轴平行的切面称纵切面,与长轴垂直的切面称横切面等。

二、超声图像的面

CT、MRI 有标准横切面、矢状切面和冠状切面,而超声成像与它们有所不同。超声探头由超声医师自己掌握,小巧而灵活,可以从不同角度实时显示不同切面,除横切面、矢状切面和冠状切面外,还可以得到不同角度的斜切面,这是超声成像的巨大优势,而另一方面具有主观性,给图像的信息交流带来困扰,因此,确定基本的扫查切面和统一的图像方位识别是非常必需的。

在进行超声检查前首先要明确解剖部位组织器官切面。超声声像图即超声断层图(ultrasonictomography),反映人体不同切面解剖结构的回声特征。

(一)腹部超声扫查基本切面

显示器显示的声像图方位不仅与扫查体位(仰卧位、侧卧位、俯卧位)有关,而且和探头位置及其声束扫查平面的方向也有关。因此,通常需要在声像图上标记探头的体表位置(body mark),并以此识别声像图的方位,同时结合声像图显示的结构回声特征,有利于正确地判断对应的人体解剖断面。

1. 纵切面 或称矢状切面。腹部超声检查时常用的切面,包括正中纵切面和正中旁纵切面(图 11-1-2)。纵切面是声束扫查平面与人体冠状面垂直的系列切面。需要标明切面经过的体表位置,如腹部正中线、锁骨中线、腋前线、肩胛线等。

2. 横切面 或称水平切面,腹部超声检查时常用的切面,包括与纵轴垂直的不同水平横切面

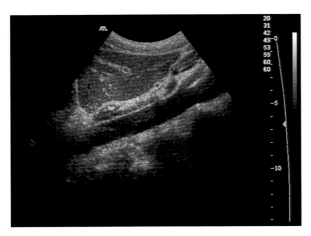

图 11-1-2 纵切面图

(图 11-1-3),是声束扫查平面与身体长轴垂直的系列切面。需要标明切面的水平,如剑突尖水平、脐水平、髂前上棘水平、耻骨联合上缘水平等。

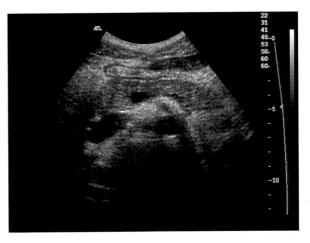

图 11-1-3 横切面图

3. 冠状切面 超声检查时,许多组织器官均采用此切面,例如肾脏、子宫等。冠状切面检查可提供许多有用的信息,应予重视(图 11-1-4)。冠状切面是声束扫查平面与人体矢状面垂直的系列切面。

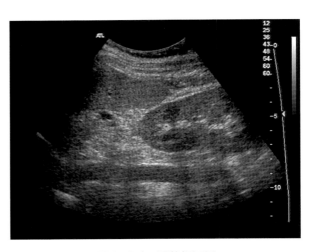

图 11-1-4 冠状切面图

4. 斜切面 腹部超声检查时常采用的切面,例如:沿右侧或左侧肋间的切面,沿门静脉长轴及胆管长轴的切面(图 11-1-5)。超声检查的最大特点是扫查切面的随意性。切面由能够清楚显示病变的部位和特征而定,不是机械的固定切面。在实际扫查中,不同部位和角度的斜断面是最常用的成像切面。这些切面往往与身体斜交,不与标准切面一致。如沿右侧或左侧肋间斜切面,沿门静脉长轴

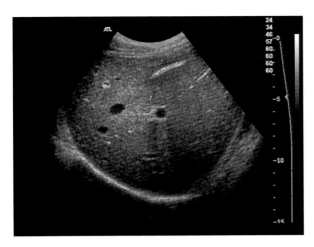

图 11-1-5　斜切面图

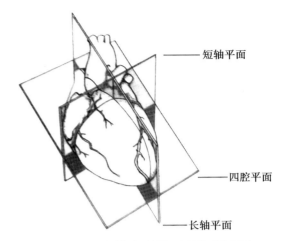

图 11-1-6　长轴、短轴及四腔平面示意图

的切面,沿胆囊长轴的切面,沿胰腺长轴的切面等。必须根据探头位置结合声像图显示的器官回声特征识别其解剖切面。其原则是至少在两个切面显示病变的部位和特征。

在超声诊断过程中,上述几种切面并不是孤立使用,而是交叉使用,特别对于占位性病变,通常采用不同方向的多个切面进行检查。即系列纵切面和横切面检查,或系列长轴切面和短轴切面检查,也称"十字"交叉检查。采用多切面的检查可使超声图像分析更全面、可靠,同时可帮助超声医学工作者构思三维空间结构,还可避免一些超声伪像和诊断误区。例如,在腹部检查时,就可避免小肿瘤的漏诊;对于心脏检查,就可发现小的房、室间隔缺损。

（二）心脏超声扫查基本切面

心脏超声图像是采用三个呈直角相交的平面来观察心脏。成像平面与躯体背部及腹部体表垂直,并与心脏长轴平行者称为"长轴"平面;成像平面与躯体背部及腹部体表垂直,横切心脏而与心脏长轴垂直者称为"短轴"平面;成像平面横切心脏而与躯体背部及腹部体表接近平行者称为"四腔"平面(图 11-1-6)。从一个探查部位可以得到一个以上的成像平面,从一个成像平面可以得到多个切面。心脏超声检查分五个区:胸骨左缘区、心尖区、剑突下区、胸骨上窝区、胸骨右缘区。胸骨左缘区、心尖区是常规检查部位,剑突下区及胸骨上窝区根据病情需要而使用,胸骨右缘区则很少应用。

1. 胸骨左缘区　探头置于胸骨左缘或距胸骨左缘 1~3cm 处。包括左室长轴切面、右室流入道长轴切面、右室流出道长轴切面、降主动脉长轴切面、左室心尖长轴切面、胸骨旁四腔切面、胸骨旁左

室心尖短轴切面、胸骨旁左室乳头肌短轴切面、胸骨旁左室二尖瓣腱索水平短轴切面、胸骨旁左室二尖瓣口水平短轴切面、胸骨旁左室流出道短轴切面、胸骨旁主动脉短轴切面、胸骨旁肺动脉分叉短轴切面。

2. 心尖区　探头置于左室心尖搏动点稍内侧。包括心尖四腔切面、心尖五脏切面、心尖区冠状窦四腔切面、心尖左室右前斜位长轴切面、心尖左心二腔长轴切面、心尖左室左前斜位长轴切面、心尖右心二腔长轴切面。

3. 剑突下区　探头置于剑突下处。包括剑突下下腔静脉长轴切面、剑突下四腔切面、剑突下五腔切面、剑突下左室长轴切面、剑突下右室流出道切面、剑突下主动脉短轴切面、剑突下腔静脉长轴切面、剑突下心房二腔长轴切面。

4. 胸骨上窝　探头置于胸骨上窝区。包括胸骨上主动脉长轴切面、胸骨上主动脉短轴切面、胸骨上升主动脉及上腔静脉长轴切面、胸骨上降主动脉长轴切面。

（三）乳腺超声扫查基本切面

1. 乳腺的分区

（1）以乳头作为参考点画垂直线和水平线,将乳腺分为四个象限,即外上象限、外下象限、内上象限和内下象限(图 11-1-7)。

（2）以乳晕外缘作为解剖标志,包括乳头在内,称为乳晕区。此处为乳腺管的重要检查区。

（3）乳腺外上象限向腋窝部延伸的一小部分称为腋尾。

2. 乳腺时钟定位与描述　时钟定位法常以乳头为中心(图 11-1-8),按顺时针或逆时针方向作辐射状切面,确立病变距离乳头的部位。例如:"右乳

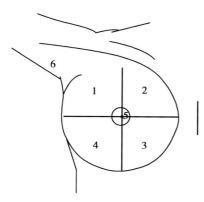

图 11-1-7　乳腺的分区示意图

1:外上象限;2:内上象限;3:内下象限;4:外下象限;5:乳晕区;6:腋尾区

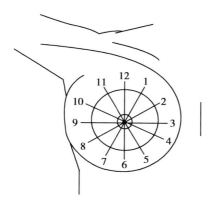

图 11-1-8　乳腺时钟定位示意图

内上象限 2:00 距离乳头 3.0cm 处",可写成"右乳 2:00,3.0cm 处"。

3. 乳腺检查法

（1）以乳头为中心辐射状检查法（图 11-1-9）:按时钟依次做辐射状检查,可以按顺时针转或逆时针转,由中央向周边延伸,包括向腋尾区延伸。

（2）纵切面和横切面检查法（图 11-1-10）:对于已发现的乳腺病变,应按此法进一步获取乳腺病变的资料。

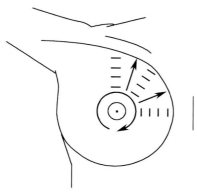

图 11-1-9　辐射状检查法示意图

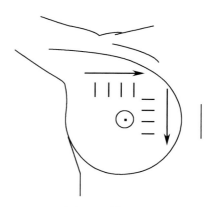

图 11-1-10　纵切面和横切面检查法示意图

三、超声图像方位识别

超声图像方位的识别方法,国内外超声医学工作者的看法比较一致,超声仪器生产厂商在每支探头上也有明显的标志,规定了超声图像的显示方位。

（一）心脏超声图像方位识别方法

1. 胸骨左缘左室长轴切面 ①超声图像左侧代表患者心脏的心尖;②超声图像右侧代表患者心脏的心底;③超声图像上方代表患者的前侧;④超声图像下方代表患者心脏的后侧（图 11-1-11）。

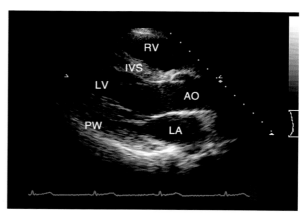

图 11-1-11　胸骨左缘左室长轴切面图

2. 胸骨旁左室二尖瓣口水平短轴切面 ①超声图像左侧代表患者心脏右侧;②超声图像右侧代表患者心脏左侧;③超声图像上方代表患者心脏前侧;④超声图像下方代表患者心脏后侧（图 11-1-12）。

3. 心尖四腔切面 ①超声图像左侧代表患者心脏右侧;②超声图像右侧代表患者心脏左侧;③超声图像上方代表患者心脏心尖;④超声图像下方代表患者心脏心底（图 11-1-13）。

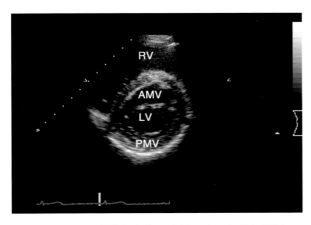

图 11-1-12　胸骨旁左室二尖瓣口水平短轴切面图

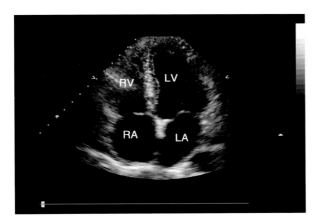

图 11-1-13　心尖四腔切面图

（二）腹部超声图像方位识别方法

1. **纵切面**　①超声图像左侧代表患者头侧；②超声图像右侧代表患者足侧；③超声图像上方代表患者腹侧；④超声图像下方代表患者背侧。见图11-1-2。

2. **横切面**　①超声图像左侧代表患者右侧；②超声图像右侧代表患者左侧；③超声图像上方代表患者腹侧；④超声图像下方代表患者背侧。见图11-1-3。

四、超声图像回声强度

人体不同的组织器官，结构不尽相同。人体组织器官声学特征阻抗的差异对介质分界面上超声传播特征有重要影响。入射超声穿过不同声学界面时，有的界面上回声强，有的界面上回声弱，这是由界面两边介质的声阻抗差决定的。病理情况下，病变组织声阻抗值的变化，会引起回声的相应变化。

超声图像回声强度的分级标准尚未完全统一。

参考国内外超声著作和沿用多数医学超声工作者的习惯，根据图像中不同灰阶强度将其回声信号进行分级，一般将超声图像回声强度分为五级，即强回声、高回声、等回声、低回声、无回声，以此来反映正常或病变组织的回声规律及其声像图特征。

（一）强回声

根据超声图像显示的具体需要，可将强回声是否伴有声影分别加以描述。

1. **强回声伴有声影**　例如胸膜肺组织（边缘模糊声影）、典型的胆结石（边缘清晰声影）。

2. **强回声伴有可疑声影**　例如肾脏小结石、前列腺小结石、肝内胆管结石。

3. **强回声不伴有声影**　如实质性器官的包膜、心脏的内膜及瓣膜、囊肿壁、肝脏小血管瘤、肾脏集合系统等。

（二）高回声

灰度较明亮，后方不伴声影，如肾窦组织等。

（三）等回声

肝脏及脾脏的实质、甲状腺实质、睾丸实质、心肌、子宫肌壁等。

（四）低回声

此类回声根据超声图像显示的特别需要，也可将弱（低）回声强度分别加以描述。

1. **较弱回声或较低回声**　例如皮下脂肪。

2. **极低回声或微弱回声**　例如心腔、血管腔内的血液。

（五）无回声

如正常的胆汁、尿液，病理情况下的胸水、腹水等。

上述超声图像回声强度分级结合图像特点适当描述的方法，基本上可以满足临床超声诊断需要（表 11-1-1）。应当指出，强与弱是对应的，高与低是对应的，这只是习惯使用的方法。但是，所谓的强回声与弱回声不可看成绝对的，或者一成不变。由于界面两边介质的声阻抗差决定回声强度，同一病变的回声可以不同。例如，胆结石的回声就有多

表 11-1-1　人体组织器官回声强度的描述

回声强度等级	组织器官
强回声	骨骼、钙斑、结石、含气肺、含气肠
高回声	血管壁、心瓣膜、器官包膜、肾窦组织
等回声	正常肝、脾、甲状腺、睾丸、子宫等实质性器官
低回声	正常肾皮质等均质结构
无回声	尿液、胆汁、囊肿、血液

种表现,典型的胆囊结石表现为强回声伴声影;但当胆囊萎缩,腔内充满结石时,由于缺乏胆汁与结石界面反射,结石回声显示欠清晰却伴有声影(WES征);部分胆囊结石回声表现较强或较弱,后方不伴声影。胆囊结石回声表现多样性,与结石成分密切相关。

五、超声图像回声强度的一般规律

(一)正常组织器官回声强度顺序

颅骨>肾窦>胰腺>肝脏、脾脏>肾脏皮质>肾锥体>脂肪>血液>胆汁、尿液。部分组织器官回声强度因个体差异或不同年龄有所不同,例如,儿童的胰腺回声较成人的回声弱。

组织回声强弱的实质是组织内部不同成分的多少和声特性阻抗差别的大小。皮下脂肪层内纤维结缔组织成分较少,呈低水平回声;但是肾周脂肪囊、网膜、肠系膜脂肪组织和多数脂肪瘤内的成分复杂,呈高回声。

均质性液体,如胆汁、尿液、羊水、体腔内漏出液为无回声。血液通常呈无回声或弱回声。某些非常均质的组织如透明软骨、小儿肾锥体,可以表现为无回声或接近无回声,改用较高频率探头或增加动态范围又可呈弱回声。

(二)良性病变回声强度

结石、钙化>纤维化病变>瘢痕组织>肝血管瘤,肾错构瘤>新鲜血肿、静脉血栓形成>乳腺腺瘤、甲状腺腺瘤、肝腺瘤>子宫肌瘤>囊肿合并感染或出血>单纯囊肿、尿液、胆汁、胸腔积液、腹水。

肝组织纤维化或细胞内脂肪浸润可使其回声增高。结石、钙化回声最强,纤维化次之,大块瘢痕回声反而降低。肝内小血管瘤、肾的血管平滑肌脂肪瘤多呈高回声。

组织内蛋白质特别是胶原蛋白越多,回声强度越高,声衰减越明显。因此,血液因为血细胞对声束的散射和蛋白对声能的吸收,比尿液、胆汁、囊液等声衰减程度相对较高,声像图表现为其后方回声增强程度远不及尿液、胆汁显著,某些黏液性囊肿的后方可能不出现回声增强。

液体内混有血细胞或组织碎屑等微小散射体,使回声增多,则由无回声(或接近无回声)变成弱回声,如尿液中混有血液和沉淀、囊肿合并出血或感染、体腔内渗出液、妊娠中晚期的羊水、脓肿等。内部原本极少界面的均匀组织,如发生病变或纤维化、钙化的软骨由原来的无回声变为有回声等。

(三)恶性病变回声强度

典型的淋巴瘤回声最弱,甚至接近无回声,但是用高频率探头扫查淋巴瘤内会出现明显的弱回声。通常恶性病变的回声强度:①癌>肉瘤>淋巴瘤;②硬癌>鳞癌>基底细胞癌>移行上皮癌>腺癌;③骨肉瘤>纤维肉瘤>横纹肌肉瘤>血管肉瘤>脂肪肉瘤。

另外,某些组织的回声强度还与声束的入射方向、声束经过的组织形态、声特性阻抗、界面特性有关。如肾、肌肉和肌腱可因各项异性产生的伪像而回声改变(减低或增高);胰腺回声可因其前方腹直肌透镜效果而高低不均匀;子宫、前列腺回声由于前方充盈膀胱内尿液的低衰减特性而明显增强,而高衰减瘢痕组织或高反射界面后方的组织回声明显减弱。因此,超声医师对某一局部组织的回声特性判断,必须综合分析才能客观准确,结合解剖、病理、临床,具体问题具体分析,对复杂的超声图像做出正确判断。

超声图像回声强度取决于多种因素,当声束与界面垂直时,回声会最强;当声束与界面发生倾斜时,则回声明显减弱。因此,界面回声反射强度具有很强的角度依赖性和易变性。另外,超声仪器的性能、探头的分辨率、时间增益补偿的调节、超声伪像等因素均可影响回声强度。因此,超声图像回声强度的规律仅供读者参考。

六、不同组织器官的超声图像分析方法

超声已广泛应用于人体器官的检查与疾病诊断,在分析任何器官或组织病变的超声图像之前,必须了解患者的病史、临床症状、有无手术史以及手术方式和病理结果,特别是有无器官的部分切除、腔道吻合、支架植入等。

超声医师对组织器官的超声图像要有立体的空间的构思。熟练掌握正常组织器官超声解剖切面声像图像回声特点与规律,是判断其内组织病变的重要依据,也是超声诊断的重要基础。

(一)正常人体器官的回声特点分析方法

人体组织和器官均有其各自的回声特征。熟悉并掌握人体正常解剖及其组织的回声特征,是识别有无异常或病变的基础。

1. 皮肤、皮下组织、肌肉和骨骼超声图像分析

(1)皮肤:真皮呈平滑带状高回声或强回声,它和下方的皮下组织分界清晰。

(2)皮下组织:皮下脂肪通常呈低回声,疏松结缔组织呈不规则相互连接线状高回声。

（3）肌肉组织：肌肉组织中肌束表现为低回声，其外周包绕的有肌束膜、肌外膜、肌间隔及薄层纤维脂肪组织，均显较强的线状或条状高回声。纵切面排列呈羽毛状、高低间隔的带状或梭形。横切面每条肌肉略呈圆形、梭形或不规则形，肌束与肌束膜、肌外膜、肌间隔相互连接呈筛网状分布。

（4）肌腱、韧带：肌腱的纵切面呈束带形高回声，外层由两条光滑的高回声包绕，内部为排列规则的纤维状回声。韧带内的胶原纤维呈交织分布。除膝交叉韧带外，韧带的纵切面呈束状或带状高回声。肌腱的骨连接处为边界清楚的低回声。

（5）骨骼和软骨：骨膜（骨表面）与骨骼界面呈连续的线状强回声，其后方伴有明显的声影。透明软骨为均匀低回声或近似无回声，分布于滑膜关节表面、肋软骨、小儿骨骺和干骺端生长板等；纤维软骨呈中等或较高回声，见于关节盂唇、关节盘、椎间盘等。

当以上各层组织由于炎症、外伤、肿瘤等发生病理改变时，通过声像图观察并注意左右两侧对应部位进行比较，容易发现病变。

2. 实质性器官超声图像分析 典型的实质性器官主要是肝脏、脾脏、胰腺、肾脏等。

（1）大小和形态：实质性器官各自均有典型的外形和相近的大小。中重度脂肪肝、中重度急性肝炎等引起肝大。正常肾冠状切面呈"蚕豆"状，肾门位于肾轮廓中部，长径<12cm，肾脏体积增大见于急性肾炎、多囊肾、肾脏代偿性肥大等。脾脏左肋间斜切呈半月形，厚度<4cm，肝硬化、急慢性病毒性肝炎、白血病常引起脾大。

（2）内部回声：人体器官各自的组织成分不同，其回声各具特点。正常肝为中等回声的均质器官，回声较肾略高而低于胰腺的回声，与脾回声类似或稍低。弥漫性回声增高见于脂肪肝，弥漫性回声增粗见于肝硬化；局限性异常回声见于肿瘤、脓肿、增生和外伤等。正常肾皮质回声略低于肝，髓质为低回声，窦为高回声。肾实质弥漫性回声增高可见于慢性肾炎、肾萎缩等；局限性回声异常见于肿瘤、脓肿、外伤等。

（3）实质器官回声的衰减特性：衰减特性取决于实质器官组织成分。衰减的增加或减少提示组织成分的改变或分布异常。如典型的脂肪肝出现明显的声衰减，后场回声减低。

（4）血管的分布：每一器官都有其供血特点。如肝脏以肝裂和门静脉及肝静脉在肝内分布为基础的 Couinaud 分段法将肝分为 5 叶、8 段，对肝内

病变的定位诊断及临床肝切除手术均有重要意义。又如肾动脉分支为段动脉，段动脉再分支为叶间动脉沿髓质边缘进入皮质，在皮髓质分界处吻合呈弓状动脉，而后发出细小的小叶间动脉进入皮质，这种有序血管分布的紊乱和破坏提示肾存在肿瘤或其他局限性病变。应根据器官的血管解剖，结合彩色多普勒，多切面、多角度观察其分布，注意血管壁回声是否正常，有无异常变细、增宽、不规则等征象。必要时使用频谱多普勒测定血流动力学信息。

（5）毗邻关系：正常器官的毗邻关系固定，并构成特定的声像图切面。如胆囊颈总是指向门静脉右支；十二指肠包绕胰头部，胰尾部指向脾门；肾上腺紧邻肾上极。器官病变常波及相邻组织或器官，产生压迫变形、移位、浸润等，如胆囊癌常累及周围肝实质。毗邻关系的变化对病变的存在及其程度的判断有重要价值。

3. 空腔器官超声图像分析 胆囊、膀胱、胃肠是腹部典型的空腔器官，其内容物的来源和性质各不相同，流入道和流出道各具特点。因此，其超声扫查方法和声像图表现也差别较大。对于含气的胃肠，需要使用特殊的检查前准备和扫查方法，但是对它们的声像图分析，遵循共同的原则。

（1）单纯含液器官：如胆囊、膀胱，需要在自然充盈状态下检查。而含气的胃肠道，需人为地使其充盈对比剂（如水、显影剂等），以排除干扰，建立良好的声窗。观察的内容有：

1）大小和形态：正常空腔器官在适度充盈状态下，保持其固有的正常形态和大小。异常增大或缩小可能是自身病变（炎症、功能障碍等）所致，也可能是器官之外的原因所致。如正常胆囊长轴切面呈梨形或椭圆形，少数呈圆形或长条形，厚度通常<3.5~4.0cm。异常增大可能是急性胆囊炎、慢性胆囊炎急性发作、流出道的梗阻（结石、肿瘤、外压、Oddi 括约肌狭窄、炎性水肿等）、先天性增大、长时间禁食、药物影响等；胆囊缩小可能是慢性炎症性萎缩、先天性小胆囊、残留胆囊管（胆囊切除术）、餐后胆囊、急性肝炎等。

2）壁回声：单纯含液空腔器官充盈时，壁具有相似的声像图特征，回声清晰、平滑，厚度均匀；要注意观察壁的厚度有无变化，结构是否连续。如正常胆囊壁呈带状或线状高回声，厚度不超过 3mm，胆囊腺肌症、胆囊癌（厚壁型）、肝硬化、慢性肾衰竭、低蛋白血症、右心功能不全等均可引起胆囊壁增厚；胆囊癌、胆囊穿孔常引起胆囊壁连续性中断。

3）内部回声：正常含液空腔器官内部呈无回

声。当内部有回声时,提示病理状态,应当改变体位,观察回声的变化,如胆囊及膀胱腔内出现随体位移动的强回声团后伴声影,是典型的结石声像图表现。

4）后方回声:含液器官后方回声增强。当后方回声过强时,会影响后壁结构的显示。比如膀胱充盈,后方回声过强时,影响膀胱三角区及男性前列腺病变的观察。此时需要及时调节 TCD 抑制远场回声强度。

5）功能评估:利用脂餐试验可以观察胆囊排泄功能和胆总管远端梗阻情况;利用排尿后残余尿量测定推断尿路阻塞和膀胱排空功能。

（2）含气胃或肠道的声像图:尽管胃肠道由于腔内含有气体和实质性内容物严重干扰超声检查,但是胃、小肠、结肠也具有各自的声像图特点。特别是在液体充盈的情况下,其声像图特征与单纯含液空腔器官相似。

1）经腹壁超声检查时:由于胃肠道气体干扰,一般腹部常规超声检查不易看清消化管壁的小病变与血流。若检查时饮用水或助显影剂使胃腔充盈驱散胃肠气体后用频率较高的探头扫查,则可显著改善胃和十二指肠的声像图质量,更加清晰地显示胃或肠壁的层次。一旦胃壁或肠壁出现异常增厚、层次破坏、蠕动异常,应考虑有无肿瘤、炎症等病变。

2）正常胃肠道以张力低、壁柔软、加压扫查易变形为主要特征。胃窦部或乙状结肠在排空状态下壁较厚,可能被误认为肿瘤,充盈后恢复正常特征,与腹部炎性包块、胃肠肿瘤的声像图有明显区别。

3）胃肠道出现异常扩张和液体积聚伴蠕动异常（亢进或消失）提示梗阻;剧烈腹痛伴腹腔内出现游离气体回声提示穿孔或腹膜炎;肠壁增厚呈"假肾征",提示肿瘤。

4. 浅表器官超声图像分析　甲状腺、腮腺、浅表淋巴结、乳房、阴囊等器官需要使用频率较高的探头扫查,它们各有其声像图特征,对这些器官进行声像图分析,应注意双侧腺体的形态、大小、边界回声、内部回声,有无弥漫性或局限性回声异常,是否有肿物（结节）,血供特征等;还要注意腺体或肿物与相邻气管、颈部血管的关系等。以甲状腺为例进行分析:

（1）甲状腺大小:正常甲状腺前后径<2cm。

（2）甲状腺回声:正常甲状腺一般呈细密均匀中等回声。包绕甲状腺实质的是由两层被膜界面组成的高回声带。

（3）甲状腺血流:正常甲状腺实质血流信号可显示为短棒状或条状,动脉主要有双侧的甲状腺上、下动脉及少数个体存在的甲状腺最下动脉;甲状腺静脉主要有上、中、下三对静脉。

（4）甲状腺的毗邻:甲状腺的浅面由浅入深依次为皮肤、浅筋膜、颈筋膜浅层、舌骨下肌群、胸锁乳突肌和气管前筋膜等。峡部的前面借甲状腺浅筋膜和胸骨甲状肌相隔;两侧叶的后内侧与喉和气管、咽和食管以及喉返神经相邻;后外侧与颈动脉鞘及鞘内的颈动脉及颈内静脉和迷走神经相邻。

5. 子宫、附件的超声图像分析　子宫、附件在妇科及产科有着各自不同的图像特点及规律。以妇科子宫为例进行超声图像分析:

（1）子宫形态:纵切面前倾或平位子宫一般呈倒梨形,横切面子宫近宫底角部呈三角形,体部呈椭圆形,后倾后屈子宫纵切面呈球形。

（2）子宫大小:成年人的子宫纵径 5.5～7.5cm,前后径 3.0～4.0cm,横径 4.5～5.5cm,子宫颈长 2.5～3.2cm,绝经后正常子宫内膜厚度一般不超过 4mm。

（3）子宫回声:子宫体为实质结构,内部为均匀中等强度回声;宫腔呈线状强回声;宫颈回声较宫体稍强。

（4）子宫毗邻:子宫位于盆腔中部,膀胱与直肠之间,前面以膀胱子宫陷凹和结缔组织与膀胱相邻,后面以直肠子宫陷凹与直肠相邻,两侧是输尿管、卵巢、子宫阔韧带,上方邻近小肠,下方邻接阴道。

6. 心脏超声图像分析　对于心脏的超声图像分析,建立一个立体空间构思尤为重要。应从外向内（心包至心腔）,从心底至心尖,从左向右进行超声图像分析。

（1）二维超声心动图:二维超声是超声检查技术中最基础、最重要的检查方法,也就是说所有的超声技术均以二维超声为基础。例如,M 型超声局部测量、频谱多普勒超声测量血流速度及彩色多普勒观察局部血流等技术均在二维超声基础上实现。

二维超声可以系统地了解心脏形态、空间方向、解剖结构、大静脉与心房连接、心房与心室连接、心室与大动脉之间的连接关系、大血管内径、房室腔大小、瓣膜及附属器结构、室壁运动情况、心腔回声等。心脏二维超声常用五个切面,即胸骨左缘左室长轴切面、胸骨左缘左室短轴切面、心尖四腔切面、心尖二腔切面、剑突下四腔切面,但要根据实际情况具体应用,可对各切面进行移动追踪检查,以达到诊断目的。

（2）彩色及频谱多普勒:观察二尖瓣、三尖瓣、主动脉瓣、肺动脉瓣各瓣膜瓣口血流情况,是否有狭窄及关闭不全。观察心内血流是否有异常,有无异常分流束。肺动脉腔内血流异常:若取样容积置于肺动脉内,双期湍流频谱见于动脉导管未闭、主肺动脉间隔缺损。

（二）人体器官病变的回声特点分析方法

1. 位置异常　内脏转位、游走肾、异位肾、胸骨后甲状腺、异位胸腺等。

2. 大小异常　器官体积缩小、增大等。

3. 形态异常

（1）先天性:主要为器官的先天性变异。

1）正常变异（功能正常）:如皱褶胆囊、肝左叶长径增大、驼峰肾等。

2）代偿性:如肝左叶缺如,右叶代偿性增大;孤立肾时,肾体积代偿性增大。

3）病理性（功能异常）:如融合肾、多囊肝、多囊肾、环状胰腺、双角子宫、纵隔子宫等。

（2）后天性:多数为病理性。

1）外伤（包括手术）:功能可能正常,也可能异常。

2）代偿性:如一侧肾切除,对侧肾代偿性增大;肝叶切除后,剩余肝叶体积增大。

3）病理性:如高血压引起左心室肥厚,房间隔缺损引起右心房、右心室扩大,肝硬化引起肝脏形态失常,脾大、子宫腺肌症、较大肿瘤引起器官形态失常等。

4. 回声异常

（1）弥漫性:重症肝炎引起弥漫性肝回声减低,脂肪肝引起弥漫性回声增高,肝硬化时引起肝脏回声弥漫性增粗,慢性肾炎时肾皮质回声增高等;慢性淋巴细胞性甲状腺炎时甲状腺回声弥漫性增粗不均匀（表11-1-2）。

表 11-1-2　急性与慢性病变的回声表现

器官特点	急性病变	慢性病变
器官大小	增大	增大或减小
器官边缘	饱满,圆钝	不平或结节状
器官回声	减低	增加
器官结构	变化不大	变形或显示不清

（2）局限性:局限性回声异常多为病理性,其中以肿瘤最为重要,其次为炎症。以其回声特征,大致可以分为囊性、实性和混合性三大类型。每一类型都有良性或恶性。

1）囊性:在超声诊断术语中,囊性意指任何内含液体的结构,不特定指囊肿。囊肿是囊性回声中最常见的病变。根据其内部回声,又分为单纯性囊肿和复杂性囊肿。单纯性囊肿是指囊壁薄而均匀,无实性结节,囊液透声好,内部无回声,后方回声增强。复杂性囊肿是指病变具有囊性的主要特征,即有明确的壁,内部以液体为主。但是还有不同于单纯囊肿的特征。如囊壁较厚或不均匀,非无回声（钙化、软组织、沉积物等）,薄厚不均匀的分隔等。值得注意的是复杂囊肿有恶性的可能,如囊性肾癌。

2）实性:完全实性或以实性为主（占75%以上）。局限性实性回声病因复杂,可能为肿瘤、炎症、瘢痕、钙化等。其声像图特点是内部有回声,如肝腺瘤、浅表脂肪瘤等。但是,注意内部有回声者不一定是实性的,如表皮样囊肿、皮脂腺囊肿、单纯囊肿伴感染等。

3）混合性:病变内既有液性无回声,也有实质性回声。可为肿瘤（包括实性肿瘤坏死液化、含实性成分较多的囊性肿瘤）、脓肿、血肿等。

囊性与实性病变可以根据两者的声像图特点加以区别（表11-1-3）。

表 11-1-3　囊性和实性病变的声像图特征

声像图特征	囊性	实性
外形	圆形、椭圆形	不定（可圆、椭圆、不规则形）
边界回声	清晰、光滑,整齐	较清晰或欠清晰,可光滑、整齐
内部回声	无回声,可有分隔	有回声
后方回声	显著增强	增强不明显,甚至有衰减
侧壁回声失落	常有	不定,可有
CDFI 或超声造影	无血流	有血流

典型的囊肿和实性肿物是容易鉴别的。但是如果囊肿合并感染或出血,内部可以出现回声;部分囊肿的囊液内蛋白含量较多,可能后方回声增强不明显;另外伪像（如切片厚度伪像）也会影响较小囊肿的判断。有的淋巴瘤呈圆形、椭圆形,边界清晰、平滑整齐,内部回声极低,有时酷似囊肿声像图;部分实性肿瘤因有假包膜,其边界清晰、光滑,

呈圆形,可有轻度后方回声增强等。因此,尚需对声像图综合分析才比较可靠。

对于肿物良、恶性的鉴别(表 11-1-4),必须结合临床病史和其他检查结果综合判断。声像图表现为典型的囊性肿物,通常属于良性。声像图上所见实性肿物或结节,其形态特征如外形、边界、内部回声、后方回声,毗邻关系、是否有周围浸润及肿瘤转移征象,对于临床诊断和鉴别可提供一定的帮助。彩色多普勒和超声造影、弹性成像还可进一步提供肿物血供特征和质地硬度方面的诊断信息。

表 11-1-4　良性与恶性病变的声像图表现

声像图特征	良性	恶性
形态	较规则	常不规则
边缘	光滑完整	不光滑或断续
内部	中等回声均匀或不均匀	回声低弱、部分可增强不均匀、分布不规则
后方	轻度衰减或无衰减或有增强	通常衰减明显
周围	反应性改变	浸润性改变

5. 血管和血流异常

（1）异常血管

1）先天性:动静脉瘘表现为扩张的动脉和静脉间连续的高速血流信号,阻力很低。如 Klippel-Trenaunay 综合征,静脉型者包括以浅静脉曲张、静脉瘤、深静脉瓣膜功能不全或缺如或深静脉缺如等;动脉型者包括动脉堵塞、缺如或异常增生;另可有动静脉瘘型。

2）后天性:动静脉瘘也可以由后天性原因引起,如血管狭窄后的侧支循环血管等。另如 Budd-Chiari 综合征是由于各种原因引起肝静脉流出道和（或）下腔静脉上段部分或完全性梗阻而导致的肝后性门静脉高压和下腔静脉高压综合征。

（2）血流异常

1）血管狭窄或扩张:动脉狭窄表现为血管局部狭窄,血流速度明显增快,彩色呈五彩镶嵌,其近端血流阻力指数增大,远端血流速度变低、阻力指数减小、加速时间延长、加速度减慢;静脉狭窄引起远端静脉扩张、血流速度明显减低,侧支静脉血管形成。

2）血管走形:老年人动脉硬化,颈动脉走形可弯曲、扭曲,椎动脉走形弯曲、扭曲、变异等。

3）血栓:引起近端阻力增加,远端血流灌注减少,血栓部位无血流或血流充盈不完全。

4）动脉瘤:真性动脉瘤扩张的血管腔内出现涡流,假性动脉瘤可见动脉血流经过狭小破口进入瘤体,主动脉夹层可见血流进入撕裂的血管内膜。

5）通过病灶的血流情况鉴别病变性质:肝局灶性结节增生表现为轮辐状血流;颈部软组织结节若出现门部血流多为淋巴结;浅表血管瘤多在探头加压放松后血流增多。

七、常用的超声图像的描述方法和术语

对于超声检查图像的描述应采用科学而规范的超声术语,遵循准确、简练、规范、客观的原则。描述病变的顺序通常为:部位、大小、形态、边界、边缘、包膜、整体回声强度、内部回声特点、后方回声有无增强或衰减、血管分布及血流特征、与周围组织的关系等。

（一）室壁运动

1. 二维超声切面图的左室壁分段法　目前已广泛应用美国超声心动图学会于 1989 年推荐的 16 段或 17 段划分法。胸骨左缘左室长轴切面图上划分前室间隔,后壁的基底段,中段;二尖瓣口短轴切面图上按顺时针方向均匀划分前壁、侧壁、后壁、下壁、室间隔、前室间隔等 6 个节段的基底段,乳头肌水平短轴切面图上按上述划分节段,但属各节段的中段,心尖短轴切面上划分为前壁,侧壁,室间隔,下壁的心尖段;心尖四腔切面图划分为室间隔及侧壁的基底段、中段、心尖段;心尖左心二腔切面图划分为前壁及下壁的基底段、中段、心尖段（图 11-1-14）。

2. 室壁运动记分法　对于室壁运动的判断,常用目测法观察室壁心内膜运动幅度。室壁运动记分（wall motion score,WMS）是室壁运动的半定量判断。

（1）室壁运动正常（normal）或增强（hyperkinesis）:心内膜运动幅度 ≥5mm 或 >8mm,0 分或 1 分。

（2）室壁运动减弱（hypokinesis）:心内膜运动幅度 2~4mm,1 分或 2 分。

（3）室壁运动消失（akinesis）:心内膜运动幅度 <2mm,2 分或 3 分。

（4）室壁呈矛盾运动（dyksinesis）:收缩期室壁向外扩张运动,3 分或 4 分。

（5）室壁瘤（aneurysm）:4 分或 5 分。

陈旧性心肌梗死时,如显示室壁有瘢痕回声区,瘢痕区运动消失为 5 分或 6 分;瘢痕区矛盾运动为 6 分或 7 分;瘢痕区室壁瘤为 7 分或 8 分。

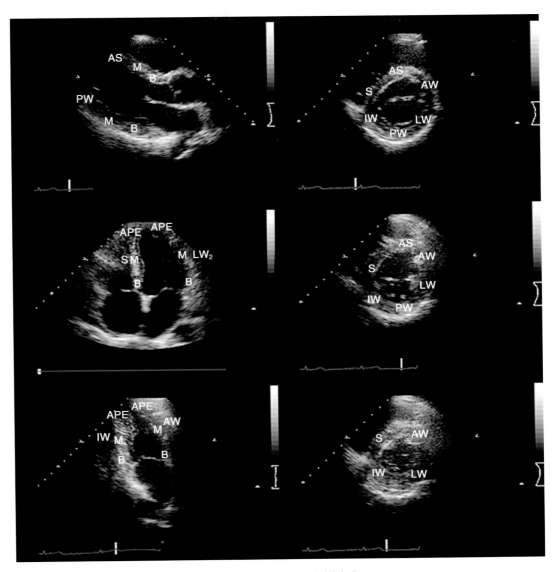

图 11-1-14 室壁 16 段划分法

室壁运动记分指数 $_{（WMSI）}$ $= \dfrac{各节段室壁运动}{记分的室壁节段总数}$

心肌梗死区室壁运动记分指数计算法：

$$WMSI = \dfrac{梗死节段室壁运动记分总和}{梗死节段总数}$$

3. 室壁收缩期增厚率（ΔT%） 可与室壁运动异常记分法同时使用，用于判断室壁运动异常。正常值为 ΔT%＞35%，＜30% 为运动减弱，＜10% 为运动消失。ΔT% 值越小，提示心肌缺血导致室壁运动异常越严重。

（二）回声的部位

对于异常病变回声，首先要明确并写出其解剖部位。如甲状腺下极浅层、肝左外叶上段（S2）、左

肾上极等。

（三）回声的大小

病变的大小从三个径线测量并描述，左右径（长）、前后径（宽）、上下径（厚）。

（四）回声的形态

根据回声所占据的空间位置和在声像图所表现几何形状进行描述。

1. 点状回声（回声点） 可以分为细点状回声和粗点状（直径 2~3mm）回声，可以是弥漫的、散在的或局限的分布，强度可高可低。例如甲状腺低回声结节伴有点状强回声；甲状腺腺体内伴有弥漫分布的细点状强回声；甲状腺无回声囊性结节，内可见点状强回声，后伴"彗星尾"征；胆囊腔内可见点状强回声及弱回声。

2. 斑片状回声（回声斑） 稍大的不规则小片状回声。可以描述其内部结构是否均匀，单发或多发，描述其回声强度和分布特征。如"右侧颈内动脉起始部后壁低回声为主的斑块，表面不光滑，内部可见强回声"。

3. 团块状回声（回声团） 常用来形容较大的肿瘤、结石等。要写明形状（圆形、分叶状、不规则状）。如子宫右侧附件区无回声团块，左肾下极高回声团块。

4. 结节状回声（回声结节） 常指直径<3cm的小团块状回声。如肝左内叶（S4）低回声结节；左乳6点距乳头2cm处低回声结节。

5. 线条状回声（回声线） 细线状、粗线状、条状或条带状回声，平滑或不规则，连续或不连续。常用来形容器官表面的包膜、囊肿内的分隔。如肝被膜在肝硬化时表现为不平整、波浪状，在积液或囊肿中的细条带又称为分隔光带。

6. 弧形回声、环状回声（回声环） 多用来形容较大的结石表面、胎儿颅骨、钙化的囊壁、结节的钙化、宫内节育环、血管和空腔器官的横切面等。如充满型胆结石表现为弧形强回声，甲状腺结节伴周边环形钙化。

7. 管状回声 血管、胆管、胰管或空腔器官的纵切面。

8. 纵横比大于1 纵径是指与皮肤垂直的结节的最大前后径；横径是指与皮肤平行的结节的最大径，两者之比称为纵横比（taller than wide shape）。纵横比>1，即高大于宽的形状，反映恶性结节垂直性生长。对于甲状腺、乳腺的结节，纵横比>1通常是恶性的特征。

（五）回声强度

灰阶声像图是由许多不同强弱回声所组成，回声强度是介质内界面声阻抗大小与界面密集程度的反映，正确的超声术语应限于声学范畴，不可用"光点""光团"描述。根据二维超声图像灰阶的差异，将回声大致分为强回声、高回声、等回声、低回声、无回声。

内部回声的描述包括回声强度以及分布是否均匀、有无钙化回声或液性无回声等。

（六）回声的分布

应按回声在组织器官或病变中的分布情况进行描述，通常按回声分布均匀与否来描述，是组织内部结构是否均一的反映。如肝脏回声细密增强，分布均匀为均匀性脂肪肝表现；肝脏回声细密增强，分布不均匀为非均匀性脂肪肝表现。对于某一

特征的回声分布，还可以用"密集""稀疏""散在"等来形容。例如乳腺肿块内的微钙化强回声点，可以用"散在""密集"或"簇状"来描述，后者对诊断乳腺癌具有较高的特异度。

（七）边界和边缘

边界通常指病变（特别是肿瘤）与周围组织的分界，分析具体图像可描述为清晰、欠清，或模糊不清。边缘是指病变的外缘回声特征，是否整齐、平滑，是否有"侧方声影"，是否成角、呈"毛刺"状，有无高回声或低回声的晕环等。如右乳外上象限2点距乳头4cm处低回声结节，边界欠清，边缘呈毛刺状，周边有较厚的不均匀高回声包绕，内部无明显微钙化征象，后方回声衰减明显。边界和边缘特征应当重点描述，对良恶性鉴别诊断有较大的价值。

（八）后方回声

描述后方回声有无增强或衰减。如囊肿后方回声增强，乳腺纤维瘤后方回声可轻度增强，乳腺恶性结节后方回声衰减等。

（九）病变内血流信号

病变内有无血流信号，血管来源，进入病变的部位，血流多少及分布，阻力指数、搏动指数等。如颈部淋巴结，血流从门部进入。在肿块内的血流信号，可用稀疏、散在、丰富进行表述，病变血供特征的描述可成为疾病诊断的重要信息。如肝脏局灶性增生结节，血流可能表现为轮辐状血流。

（十）对毗邻器官组织的影响

根据局部解剖关系判断病变与毗邻器官组织，有无挤压、浸润、包绕等。如腹膜后肿瘤包绕腹主动脉，胆囊癌浸润周围肝脏等。

（十一）质地评估

探头加压是否变形，即质地的软硬，如肝表面的血管瘤加压可以变形。另外浅表组织的血管瘤加压以后可以变形，加压放松后血流增多。还可以使用弹性成像评价病变的弹性硬度特征，目前主要用于乳腺、甲状腺等浅表器官结节的评价。

（十二）活动性

探头或用手推挤有无移动。如乳腺纤维瘤活动度好，结石可随体位改变而移动。

（十三）心脏和血管的血流动力学评价和描述

既要有直接的数据信息，如时相、速度、加速度、加速时间等特征，又要有相关的间接征象。

（十四）超声造影

规范的超声造影描述术语为"增强""消退"，应以时相分别描述其增强模式、增强程度。增强方

式有"均匀增强""不均匀增强""结节状增强""从周边向中心增强"等;以器官自身为参照进行增强程度的分级,分为"高增强""等增强""低增强""无增强"。如肝血管瘤,动脉期早期从周边开始结节状增强,逐渐向中心填充,门脉期与延迟期呈高增强。

(十五) 超声声像图的某些形态特征术语

1. 牛眼征 (bull eye sign) 或靶环征 (target sign) 超声声像图表现为高回声周围有环状低回声带(声晕),中央可有液化坏死的低无回声区,形似"靶环"或"牛眼"征象,多见于转移性肝肿瘤。

2. 假肾征 是胃肠道肿瘤的特征性声像图表现。增厚的低回声胃肠壁包绕中央强回声的肠内容物及肠气,酷似肾的横切面声像图,称为"假肾征"。

3. 彗星尾征 是声束遇到薄层强回声界面时所产生的多重折返伪像"内部混响"(internal reverberation)所致,表现为自强回声界面开始的逐渐内收并减弱的强回声带,酷似彗星尾,具有特征性。多见于胆囊壁内胆固醇结晶或微小结石,甲状腺胶样囊肿内的结晶体、体内金属异物,宫内节育器。

4. 壁-强回声-声影征 (wall-echo-shadow, WES) 指萎缩、增厚的胆囊壁内包裹着结石的强回声以及后方有声影的征象,是诊断慢性胆囊炎伴结石的诊断依据。

5. 套袖征 肠套叠时套入部肠管纵切面的特异度声像图表现,形状似套袖。其横切面似同心圆,称"同心圆征"。

6. 越峰征 腹膜后肿瘤患者做呼吸动作时,肠管在肿瘤前方划过的征象。对鉴别肿瘤的位置有帮助。

7. 驼峰征 (hump sign) 肝脏肿瘤从肝被膜上呈圆弧形隆起的征象。

8. 低回声晕 肝肿瘤周围的薄层低回声带,可能为组织水肿的表现,是恶性肿瘤的征象。

9. 脂液分层征 (fat-fluid level sign) 囊腔内有液态脂质和积液,声像图在两者的界面有水平的间隔反射征象,由于比重的原因脂肪液在上、水质囊液在下,形成脂液平面。脂肪液与水质囊液分层的声像图表现,是畸胎瘤的特异度征象。

10. 双泡征 胎儿十二指肠闭锁的声像图征象。

11. 彩色镶嵌征 彩色多普勒血流成像,血管狭窄区高速血流形成的色彩混叠伪差。

12. 米老鼠征 (mickey sign) 在肝门区横切面扫查时获得所谓"米老鼠"声像图,即下腔静脉为"米老鼠"身体,门脉构成"米老鼠"的头部,肝动脉为其左耳,肝外胆管为右耳。可帮助确认肝门区复杂结构,尤其有助于肝外胆管和肝动脉的鉴别。

还有一些类似的形象特征描述,这些术语是公认惯用的,简洁、形象而实用。在对声像图病变描述时,要突出对诊断和鉴别诊断有重要价值的表现,特别是具有特征性的阳性表现。对不规范的口语忌用,如"B超""彩超",可以称为"灰阶二维超声""彩色多普勒超声"等规范术语,也可描述为超声表现、常规超声表现。

(陈武 刘利平 姚克纯)

第二节 超声伪像

在超声诊断过程中,可以获取来自两个方面的信息,一是人体内部组织和血流的信息;二是仪器本身的物理特性、信号采集与处理、仪器调节等因素的影响和限制。超声检查目的是需要获取患者有关诊断的真实图像信息,而来自仪器成像过程中的影响所造成的切面图像与其相应的解剖图像之间差异或假象称为伪像或伪差(artifact)。

超声伪像涉及 A 型超声、M 型超声(一维超声)、B 型超声(二维超声)、频谱多普勒超声(一维多普勒)、彩色多普勒超声(二维多普勒)、动态三维超声、实时三维超声及超声造影等。在超声诊断过程中图像显示是否真实,直接关系到诊断的准确度。为此,了解超声伪像的产生机制及其鉴别、处理方法,对提高超声诊断准确度具有重要意义。

一、二维灰阶超声伪像

(一) 二维灰阶超声伪像产生的物理基础

超声波在传播过程中,由于本身的反射、折射、旁瓣界面声阻抗差、介质声速差等各种因素产生的回声,都可以形成伪像。但是人们为了实现超声成像,超声仪器在设计时假定为:①超声波在人体内传播呈一理想的直线传播,反射体的方位取决于声束初始发射的方位;②人体不同组织的声速是相同的(1540m/s);③人体不同组织的声衰减值也是相同的[1dB/(MHz·cm)],并且用 DCG 加以机械的补偿,甚至对无衰减的液体也是如此。由于超声波在传播时与人体组织之间的相互作用,超声成像不可能完全满足上述条件。实际上,超声场是很复杂的,而人体组织器官形成的界面更复杂。人体作为一种复合的声学介质,其主要特点是声学特性阻抗的不连续性和存在超声波传播过程中的非线性因素。由此构成了许多声学界面,既有规则的又有不规则的,它们可以交替排列。不同的组织,其声速和声衰减有很大的差别;即使同样的软组织器官,正常时与各种病理状态时也可出现较大的声阻抗差。

(二)临床常见的二维灰阶超声伪像

1. 混响效应(reverberation effect) 混响又称为多次反射。当超声波在传播过程中,声束垂直通过人体内平滑大界面时,部分超声能量返回探头后,又从探头的平滑面再次反射,第二次进入体内,如此来回反射,直至反射超声能量完全衰减。这种伪像表现为特征性的等距离排列的多条回声,其强度依次递减。当大界面后方为实质性组织成像时,其微弱多次反射叠加在实质性组织图像中就不易发现,但若大界面后方为较大液性暗区成像时,则此微弱多次等距离反射图像在液性暗区前壁后方就可显示。混响多见于正常的充盈的膀胱,胆囊及浅表大囊肿前壁后方(图11-2-1)。混响伪像常干扰强反射界面后方的结构的观察。

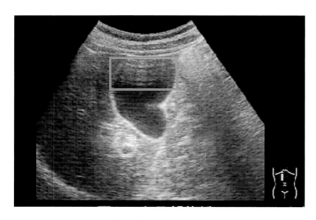

图11-2-1 胆囊壁产生的多次反射伪像(框出)

(1)充盈液体的空腔器官:如膀胱前壁和胆囊底,使原本不该有回声的液体内出现回声,可被误认为壁的增厚或肿瘤等,另外可掩盖局部的低回声小病灶而造成漏诊。

(2)气体与软组织界面:如肠管外腹膜壁层下的多重反射,是腹膜游离气体的特异性超声征象,此征象强烈提示腹腔内有游离气体;正常肺表面应该出现的典型"气体多次反射"消失或显示不清,提示肺实变或不张。这些征象具有诊断意义。

(3)光滑的大界面远侧:如肝包膜或脾包膜的后方可因多重反射的叠加而回声增强或结构模糊,从而掩盖病变的显示或使较小的无回声囊性病变酷似实性肿瘤。

(4)强反射体的多重反射:如接近体表的金属异物,可能显示在与实物等距离的部位,易造成异物位置的误判。

处理方法:①侧动探头改变超声束方向,使入射角与界面不垂直,则多次反射强度可减弱或消失;②探头加压扫查,使探头与界面之间的距离缩小,这样多次反射所致回声间距也相应缩小;③适当降低近场增益或利用水囊扫查,可改善胆囊、膀胱前壁图像质量。

2. 振铃伪像(ring-down artifact) 振铃伪像是在超声波传播过程中,遇到一小平薄界面,此界面后方又有强反射气体时,则在此薄层界面与气体之间产生来回多次反射,其回声强度依次递减。在二维超声图像上显示为长条状多层亮光带,这种现象常出现在胃肠道成像中,或胆道内有气体、胆囊壁内结晶体、眼球内异物、子宫内节育器、置入人工瓣膜等,其后产生很长的强回声,似"彗星尾"(图11-2-2、图11-2-3)。然而,振铃伪像不发生于结石和钙化,也不是所有的气体都产生振铃伪像。对于后者的可能解释是小气泡集聚成"泡沫四面体",才会被声波激励而震荡。

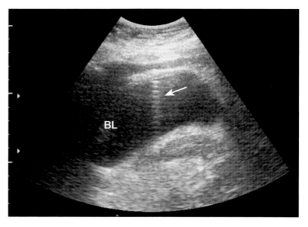

图11-2-2 振铃伪像

振铃伪像有助于超声医师识别子宫内的节育环、眼内异物,并灵敏地发现胆道系统积气。

处理方法:①适量饮水或口服超声造影剂,改变体位,可消除胃肠内气体所致伪像;②适当充盈膀胱,可消除盆腔内肠气所致伪像;③适当给探头加压,可驱散探头附近的胃肠道内气体所致伪像;④利用谐波成像技术可抑制伪像。

3. 旁瓣(side lobe) 超声波声束与阵元垂直的部分称为主瓣,图像主要由它来形成。实际上围

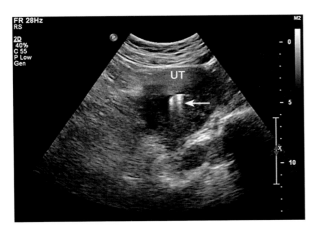

图 11-2-3　宫内节育器多次内部混响伪像

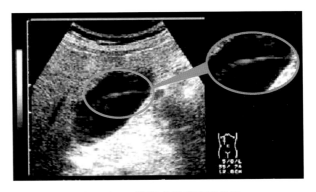

图 11-2-5　胆囊成像时旁瓣伪像

绕在主瓣的周围还存在许多声能较低的声束,呈放射状分布,称为旁瓣。靠近主瓣的旁瓣声束能量较强,越往外越弱(图 11-2-4)。

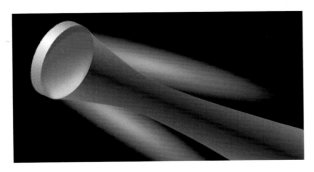

图 11-2-4　主瓣和旁瓣示意图

　　旁瓣伪像是超声探头反射的声束,有主瓣和旁瓣声束的主瓣其轴线与声源表面垂直,主瓣周围具有对称分布的小瓣称为旁瓣,旁瓣声束轴线与主瓣声束轴线形成大小不等的角度。在超声波成像过程中,旁瓣也是超声波束的一部分,它同样会接收来自不同方向的回声,并且叠加在主瓣方向上显示,因此当旁瓣遇到较强的反射界面时,常出现典型的"披纱"状光带,此现象多见于较大的胆囊结石和膀胱结石,胆囊壁相邻的含气十二指肠、子宫内节育器等(图 11-2-5)。如在胆囊、膀胱、囊肿的后壁,常见模糊的低水平回声,有时酷似腔内"沉积物"。当旁瓣回声较强时,可能掩盖胆囊或膀胱壁的病变。膀胱结石声像图上膀胱内结石强回声前缘的两侧显示弧状线条伪像,称"狗耳征"(图 11-2-6)。

　　伪像是在与各阵元到旁瓣反射源的距离相等的位置上产生的。所以线阵扫描时,虚像呈两端向下显示;扇扫时,虚像两端向上显示。

　　处理方法:①适当降低仪器的增益;②在扫描

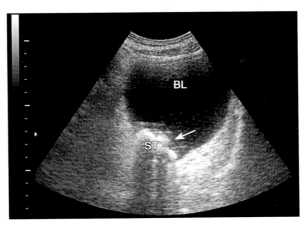

图 11-2-6　旁瓣伪像

手法上调整探头 90°,即改变探头声束方向,调整聚集;③在工程技术中采用动态变迹法来改善声束的旁瓣效应或利用自然组织谐波成像技术降低声束旁瓣的影响,改善图像质量。

　　4. 折射伪像　超声波声束倾斜进入声速不同的两种相邻组织所构成的倾斜界面时,透射的声束会发生方向偏斜,这时就会把偏离声束线的信息显示在发射方向的声束线上,从而造成折射伪像(图 11-2-7、图 11-2-8),亦称棱镜效应。如经腹壁横切

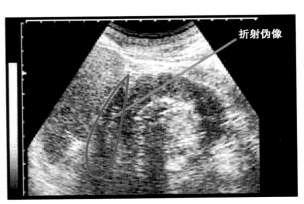

图 11-2-7　折射伪像的实图

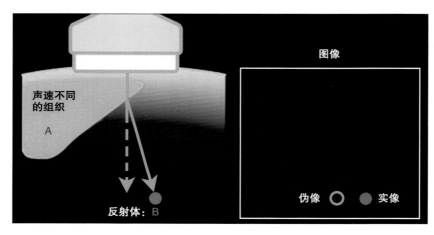

图 11-2-8　折射伪像产生的示意图

面扫查时,声束通过腹直肌与腹膜外脂肪层时,由于声波的折射发生传播方向改变,腹主动脉可能形成重复(2个)伪像。折射引起的声束方向偏移除了引起反射体的位置偏离,还可能使透射声能减少,导致后方的实质器官回声减低。如扫查肝横切面时,钝圆形的尾状叶常出现回声减低区,容易误认为肿瘤。

对 A 点发射超声波,产生折射,在反射体 B 反射的信号会沿着相反的途径被接收。超声在斜着通过声速不同的 A 界面时产生折射,宛如在声束上反射体 B 的虚像将会描绘出来。

处理方法:改变探头位置,从多个方向扫描确认。

5. **镜像(mirror)**　镜像伪像是超声波在传播过程中,遇到深部组织器官(如膈肌或肺胸膜等大平滑镜面时,若反射回声传播到离镜面较接近的目标(病灶)后,按入射途径反射折返回探头,从而产生深部为虚像(镜像),浅部为实像。如膈下为肝脏或脾脏实质回声,则膈上出现同样的肝脏或脾脏实

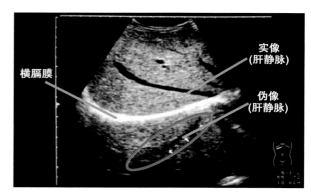

图 11-2-9　正常肝脏成像的镜面伪像

质回声伪像(图 11-2-9)。

在扫查线上存在倾斜的强反射体 A 时,反射波的一部分不在扫查线的回程中,而是沿着 B 的方向发生反射。反射体 B 反射回的信号,沿相反方向被接收。在 A 的后方反射体 B 的虚像被描绘出来。A 产生了像镜子一样的效果,所以叫镜面伪像(图 11-2-10)。

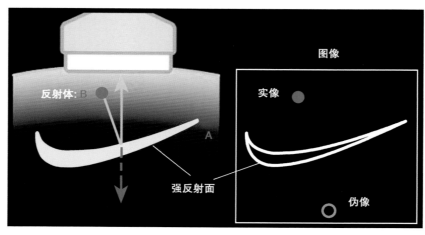

图 11-2-10　镜面伪像产生的示意图

处理方法:改变探头声束的入射角,镜像伪像将随之发生改变甚至消失。

6. **厚度伪像或部分容积伪像(partial volume)** 探头发射的超声束具有一定的宽度。超声扫描所获得的图像是一定厚度内体层容积中回声信息在厚度方向的叠加。扫描声束越宽,体层容积中回声信息叠加现象越严重。若病灶大小小于声束宽度或部分落在声束内,则病灶回声和周围组织回声可重叠在一起,造成图像失真。如肝肾实质内的小囊肿,其内部常呈现低回声,可能是声束部分通过这些细小含液组织成分时,部分通过肝肾组织(回声重叠)之故。在进行肝肾小囊肿、小肿瘤、肝内胆管扩张的胆管超声导向穿刺时,要特别注意部分容积伪像(认为针尖刺入靶目标)。如3MHz的探头,理论上其声束厚度最窄处为5mm,在扫查人体时厚度在5mm以内的各目标均相互叠加,造成图像所显示的相互结构关系失真或混淆。如囊肿、胆囊等液性暗区出现细小低回声是由于一定厚度的声束同时通过囊肿及其周围的实性组织。

产生的原因:声孔径有一定的厚度,且只为一点聚焦,声束在侧向上有一定的厚度,在此厚度上的反射体表现在一个平面上,造成容积伪像(图11-2-11)。

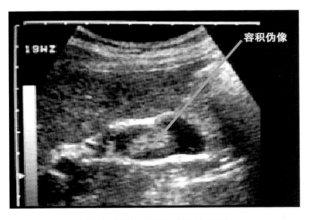

图 11-2-11 厚度伪像的实图

处理方法:①改变聚焦功能或调节发射聚焦;②采用频率较高的探头和导向器正确引导,选择最近距离接近病变部位穿刺,从不同角度瞄准病变和进针方向,这样可防止部分容积所致的伪像;③确认厚度伪像时,将探头旋转90°扫查即可。

7. **回声失落伪像(drop-out)** 当声束平行于反射面时,将会不发生反射与透射,这个反射面及其后方的组织将不会显示出来,形成声影,这就叫做失落伪像。

处理方法:变换扫查角度。

8. **分级伪像** 扇扫时,阵元同时发射,产生平面波。主瓣沿着设定的延迟方向扫描。但在一定条件下,会沿着目的以外的方向合成波面,叫做分级波面。分级波面在主瓣以外的波面上发生和旁瓣相似的伪像(图11-2-12)。

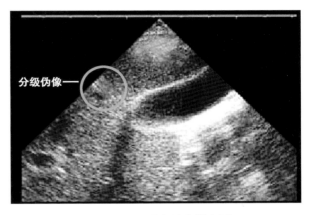

图 11-2-12 分级伪像的实图

从多个晶片合成的波面形成主瓣,也就是脉冲波峰(或波谷)方向形成的波面(图11-2-13)。

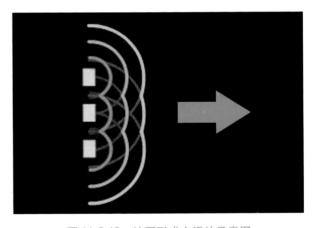

图 11-2-13 波面形成主瓣的示意图

相邻阵元各个延迟波峰汇成的波面,叫做分级(图11-2-14)。分级是在相邻阵元的间距 d 为波长的整数倍的方向上构成的。

分级伪像的形成示意见图11-2-15。

不使分级发生的条件:主瓣扫描角度若满足图11-2-16中所示的公式,就不会发生分级伪像。

实际探头的制作要考虑到减少分级伪像。频率相同时,阵元间距要小于波长,扇扫的阵元越小,间距越小,越不易分级。现在扇扫探头一般为32~128个阵元;但阵元间距的缩小是受到制造探头工

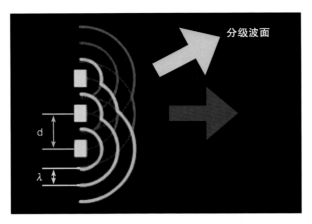

图 11-2-14　分级波面的示意图

艺材料的限制的,在扇扫中,10MHz 频率为上限。换句话说,相控阵探头不宜做成高频探头,要做到频率较高(波长短)的话,就会产生分级伪像。

9. 声影(acoustic shadow)　声影伪像是超声波在传播过程中遇到目标(病变)密度高的介质产生强烈反射和(或)明显的声吸收及衰减引起。如结石、钙化灶、瘢痕、骨骼等介质,除反射因素以外,如果它们的衰减值超过 1dB/(MHz·cm)仪器设定的增益补偿范围,则发生后方回声显著减弱或消失,这种现象称声影伪像(图 11-2-17)。常见于:①显著的声衰减:结石、瘢痕、软骨等衰减系数很大的介质;②声阻抗差很大的界面:骨骼、气体等;③入射声束与较光滑的界面夹角过大造成全反射:囊肿的侧壁声影(图 11-2-18)。

声影对于诊断有积极的一面,利用声影有助于识别人体组织或异物的声学特征,发现结石、了解肿瘤有无包膜等。

10. 后方回声增强　超声波声束通过声衰减很小的组织结构时,在其后方的回声强度大于同一深度的邻近组织的回声。例如,囊肿后方组织回声常常显著增强(图 11-2-19),胆囊、膀胱、饮水后充

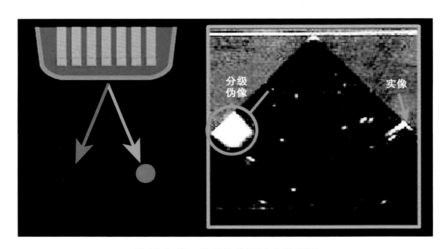

图 11-2-15　分级伪像的形成示意图

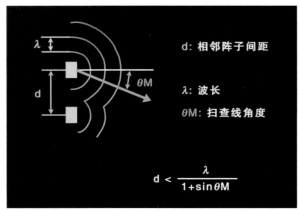

图 11-2-16　不会发生分级伪像的示意图

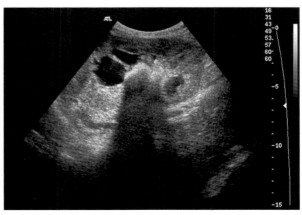

图 11-2-17　声影

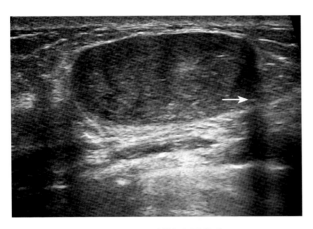

图 11-2-18 侧缘声影伪像

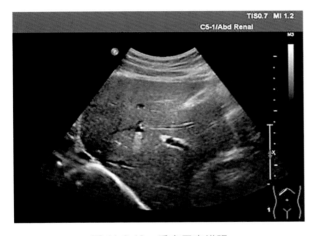

图 11-2-19 后方回声增强

盈的胃均有类似的现象。

11. 绕射效应伪像 由于超声波的绕射效应，超声束在经过较小界面目标时，声波将绕过目标继续传播，使得目标后方组织内小界面的声像消失或失去应有的特征，形成绕射效应伪差。如：小的（2~3mm）胆囊结石，因绕射效应伪差无声影显示。

12. 声速伪像 超声仪器的成像和测量是按照人体软组织的平均声速（1540m/s）设置的。在超声波传播过程中，由于声速通过介质的速度不同，即使相邻介质所处深度相同，但在显示器上回声距离却会有差异，超声波在介质速度快者其界面反射出现早，反之则慢。对于一般肝、脾、肾、肌肉等软组织，超声成像和测量都不会产生明显影响，可以忽略不计。对于声速过慢或过快的组织，可能造成不可忽视的影响。如脂肪的声速较慢，肝内或腹膜后较大脂肪瘤在声束方向上的成像假性变长，使其后方肝的包膜回声向后移位，产生中断的伪像；若脂肪瘤靠近边缘，产生边界伸入腹壁背侧的假象，同时导致声束方向的测值过大。而角膜、晶状体、

骨骼等声速过快的组织，如果利用普通仪器测量，会导致测值小于真实值，造成误导。因此，进行胎儿长骨测量时，应使声束与长骨尽可能垂直；进行眼科晶状体的测量，应使用眼科专用超声仪器。

13. 透镜效应伪像 人体内某些部位的组织在超声束扫查时可起到声透镜的作用，使声束方向发生改变引起声像图伪差。透镜伪差的发生与声束经过不同组织结构时引起入射声波的折射有密切关系。例如，上腹部正中横向扫查，声像图依次显示皮肤、皮下脂肪、腹直肌、腹膜外脂肪、肝脏、胰腺和肠系膜上动脉等结构，当声束经过皮下脂肪进入腹直肌时，因靠近腹白线处的腹直肌边缘结构酷似透镜，可引起入射声波方向发生改变，由于超声波经过脂肪的声速比经过肌肉的声速快，因而改变了方向的声束向腹正中线折射，折射后的声束遇到肠系膜上动脉发生反射形成肠系膜上动脉的虚像；而未折射的声束则形成肠系膜上动脉的实像。这样，在声像图上肠系膜上动脉便呈双重显示。纠正透镜效应伪差，主要采取改变探头方向或通过探头对腹壁施加不同压力进行探查，可使透镜双重伪差消失。

14. 悬浮粒子效应伪像 病灶内流体中悬浮粒子的散射作用可使目标内回声弥散性增多、增强，引起检查者对目标的物理性质，如囊性和实性的判断失误。例如较大的肾囊肿、卵巢巧克力囊肿内陈旧性积血，因悬浮粒子效应，无回声区内可出现弥漫性点状回声（图 11-2-20），常误认为实质性肿瘤。

15. 散射体伪像 是由于肥胖者腹壁脂肪层作为"散射体"很厚，常造成腹部和盆腔超声检查困难。由于腹壁深方出现大量迷雾般的细点状回声，使得腹部和盆腔内的器官和血管显示不清，给诊断带来很大的困难。可采用组织谐波成像适当改善。

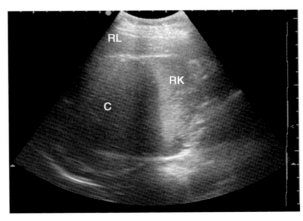

图 11-2-20 肾囊肿内悬浮粒子效应伪像

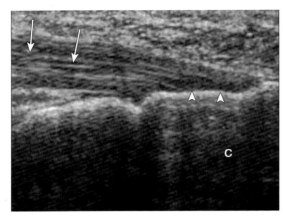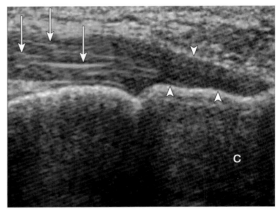

图 11-2-21 各向异性伪像

对于盆腔检查可通过阴式或肛式超声来完成,可完全避免该伪像。

16. 各向异性伪像(anistrophy) 微观结构上具有方向性的介质在声束入射角不同时,其回声强度、声速等就会不同,这种特性称为该介质对超声的各向异性。应用频率较高超声检查肌腱和肌纤维时,当声束与肌纤维呈 90°扫查时,肌腱呈典型的高回声,如果角度倾斜,肌腱回声会降低(图 11-2-21)。尤其在肌腱止点处,纤维走行方向改变以一定倾斜角度附着在骨骼上,或回声缺失,而导致假阳性。为避免出现这一伪像,当观察到检查的肌腱回声减低时,应调整探头角度使受检部位轻微转动或移动,使声束与观察的局部相垂直,可克服此伪像。

各向异性伪差也常发生在肾脏。在沿肾长轴扫查时,肾皮质靠近上下两极处回声高于中部,沿短轴扫查时两侧区域的肾皮质回声高于中部,而垂直长轴扫查时肾皮质回声增高发生于靠近肾中部的皮质,两极的皮质回声反而偏低。

二、多普勒超声伪像

(一) 多普勒超声伪像产生的物理基础

脉冲多普勒超声测量血流速度会受到脉冲重复频率的限制。由于发射脉冲的宽度与纵向分辨率有关,故发射脉冲的宽度一般较窄,约 $1\sim2\mu s$,而两个脉冲之间的间隔时间较脉冲本身的宽度大得多。例如脉冲持续时间 $1\mu s$,而间隔时间为 $1000\mu s$,即在 99.9% 的时间内不发射超声脉冲,而是接收回声信号。取样容积的长度取决于脉冲持续时间,而最大取样深度是由脉冲重复频率,即两个发射脉冲的间隔时间所决定的。如 3.0MHz 的

超声波发射后,有一个(可听期)来接收取样点的回声信息;到第二次再发射超声波时,中间有一段时间 t_d,即一个周期,而脉冲重复频率(PRF)等于周期的倒数,即

$$PRF = \frac{1}{t_d} \qquad (式\ 11\text{-}2\text{-}1)$$

为了准确显示频移大小和方向,根据取样定理,PRF 必须大于多普勒频移(f_d)的 2 倍,即 PRF> $2f_d$,或

$$f_d < \frac{1}{2}PRF \qquad (式\ 11\text{-}2\text{-}2)$$

(二) 混叠现象

1. 流速曲线混叠 在脉冲多普勒超声检测血流中,取样频率应大于或等于 2 倍的频移,即 $f_o \geqslant 2f_d$,PRF 是单位时间内发出的脉冲数,PRF 相当于取样频率,多普勒检测所得的频移值在 PRF 的 1/2 以下时,才能正确显示频移的大小和方向,不致失真。

因此,将 1/2 的 PRF 称为奈奎斯特频率极限(Nyquist frequency limit),如果血流速度超过这一极限,脉冲多普勒所测量的频率改变就会出现大小和方向的伪像,即频率重叠,流速曲线图的高峰部分被去顶,去顶的部分又折返到零基线负侧,或负侧折返到正侧,这一现象称为流速曲线混叠(图 11-2-22)。

处理方法:

(1) 调高仪器速度标尺范围:即增大脉冲重复频率,由式 11-2-2 知,增大 PRF 则 f_d 也随之增加,使取样频率又恢复到不超过 Nyquist 频率极限。

(2) 选用发射频率较低的探头:由于 $v_{max} \leqslant$

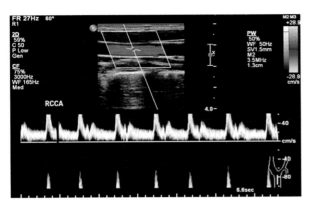

图 11-2-22　流速曲线混叠

$\dfrac{c^2}{8f_o d}$，当扫查深度 d 一定时，最大可测血流速度 v_{max} 与 f_o（探头频率）呈反比，也就是说 f_o 越低，血流速度可测值越高（表 11-2-1）。

表 11-2-1　探头频率与最大多普勒速度的关系(cm/s)

深度（cm）	探头频率		
	2.5MHz	3.5MHz	5.0MHz
4	382	273	191
8	231	165	116
12	166	119	83
16	129	92	65

从表 11-2-1 中得知，超声频率低的探头检测的流速比频率高的探头检测的流速要大。因此，为了获取更大流速，尽可能用发射频率低的探头，但也不能用太低发射频率探头，否则会有以下不良影响：①低频超声会对人体组织的损伤增大；②低频超声会降低仪器的横向分辨率，并使声束扩散加大；③低频超声会降低仪器的信噪比。

（3）缩小取样深度：要想获取最大血流速度 v_{max}，必然受到探测深度的限制。v_{max} 与 d_{max} 必须遵循：

$$d_{max} \cdot v_{max} \leqslant \dfrac{c^2}{8f_o} \qquad （式 11-2-3）$$

由式 11-2-3 可知，当 f_o 一定时（即同一频率的探头），$d_{max} \cdot v_{max}$ 乘积固定，探测的深度越深，可测得的流速就越小，即最大可测流速 v_{max} 与取样深度 d_{max} 呈反比。要获取高速血流，应尽量选取距探头近的取样容积，以防止取样过深时发生频率混叠。

（4）移动零位基线：多普勒超声诊断仪均具有零位线移动功能。即正向血流倒错时，调节基线下移，以增大正向血流的流速显示范围；负向血流倒错时，调节基线上移，增大负向血流的显示范围。

（5）连续多普勒（CW）检测：由于 CW 不受 PRF 的限制，可测量高速血流，其缺点是无距离选通能力，无法选定回声信号的深度。

2. **基线对称的频谱**　基线对称的频谱，即多普勒频谱对称地显示在基线的另一侧，通常在基线上方较亮，在基线下方较暗，有时会被误为双向血流（图 11-2-23）。原因：①声束与血管的角度过大，其宽度或旁瓣将同时接收一侧朝向声束的血流和另一侧背向声束的血流，使基线两侧同时显示方向相反的对称血流频谱；②声束与血管角度足够大时，多普勒频谱在光滑的血管壁产生反射，形成以基线为对称轴的镜面伪像。减小声束与血管的夹角，能够有效地消除这种伪像。

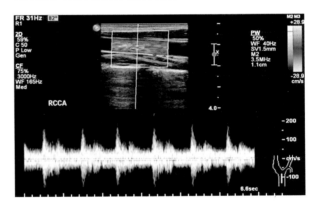

图 11-2-23　基线对称的频谱

3. **频谱缺失**　血管内有血流而无血流频移显示，使超声医师不能判断血管内是否有血流存在。原因：①声束与血管的夹角过大（即 θ 角为 90°），cosθ 值很小或等于零，使血流速度在声束方向的分速度变小或无分速度。探头声束与血流方向夹角过大时，CDFI 和频谱均无血流信号显示，即使大血管如主动脉也如此。通常应将角度调整在 60° 以下。②血流速度过慢而滤波设置过高使低速血流信号被滤掉。③多普勒增益设置过低，弱信号不能显示。④检测速度范围过大。对上述原因进行调整，可以提高对低速血流信号的显示能力。

4. **彩色混叠**　彩色多普勒血流成像时，如超过彩色标尺及显示最高血流速度者，则表现为异常方向色彩，即超过彩色标尺显示最高血流速度范围的血流速度频移，由红色变为蓝色或由蓝色变为红色的相反色彩，这种现象称为彩色混叠（图 11-2-24）。

处理方法：调高彩色标尺量程范围，彩色混叠

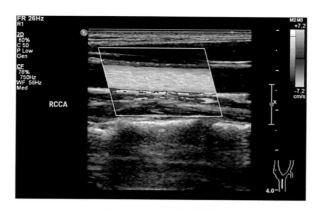

图 11-2-24　彩色混叠

则可消失。

（三）镜像

1. 脉冲多普勒镜像　根据多普勒机制，当入射声束与血流方向呈直角时，就无频移信号，但在二维超声成像时，由于声束为组合发射及组合接收，在被测某点的血流方向，对探头的部分阵元是朝向运动，而对另一部分阵元为背向运动。因此，在零基线两侧可出现对称性的流速曲线分布，通常在基线上方较亮，在基线下方较暗，这对血流方向判断会造成假象，有时会被误认为双向血流（图 11-2-25）。

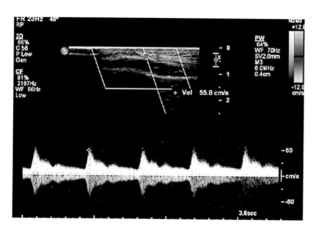

图 11-2-25　脉冲多普勒镜像

2. 彩色多普勒镜像　彩色多普勒的镜像伪像较常见，其产生条件与二维超声图像镜像伪像产生条件相似。当邻近血管后方为强反射界面如肺胸膜、膈肌时，在锁骨上窝处做锁骨下动脉长轴显示，由于探头发射声束与锁骨下动脉和强反射界面相互垂直，锁骨下动脉反射回声又经过强反射界面返回到探头，从而产生镜像伪像（图 11-2-26）。

处理方法：①改变探头扫查角度，使入射声束

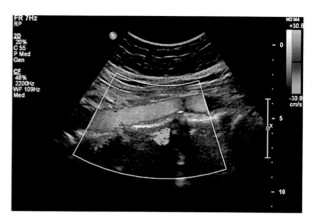

图 11-2-26　彩色多普勒镜像

与血流方向夹角减小；②调节降低多普勒增益。

（四）闪烁

在彩色多普勒血流成像过程中，由于人体内脏组织器官受呼吸运动、心脏跳动、邻近大血管搏动或胃肠道蠕动影响，组织界面与探头之间出现相对运动，产生多普勒频移。这种频移经接收、放大、处理后信号变成彩色图像，呈大片或宽带状发闪光的彩点，这与被测器官活动度有密切关系。闪光伪像容易在非血管结构如膀胱、胆囊、大囊肿的无回声区中显示，可误以为其内有血流回声。如颈部血管检查中，有时遇到同侧颈动脉强烈搏动，闪烁（flash）伪像的出现可掩盖椎动脉内彩色血流显示（图 11-2-27）。

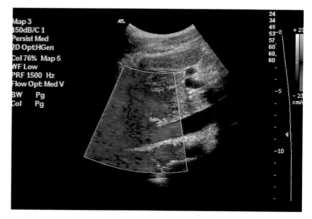

图 11-2-27　闪烁伪像

处理方法：①目前已有少数高档彩色超声诊断仪设有运动鉴别器（motion discrimination），且与滤波器组合在一起，可使闪烁伪像降至最低限度；②应用组织谐波成像功能可降低闪烁伪像程度或消除闪烁伪像，原因为谐波成像的频率特性超过了滤过机械运动产生的多普勒频移。

（五）彩色多普勒快闪

彩色多普勒快闪（twinkling）伪像与闪烁伪像完全不同，此现象多见于表面有结晶的、不光滑的泌尿系结石，在结石表面或结石后方声影内出现呈直条状异常的镶嵌血流信号（图 11-2-28）。快闪伪像对于识别尿路结石有帮助。膀胱内的导尿管球囊回声亦可出现彩色闪烁伪像（图 11-2-29）。

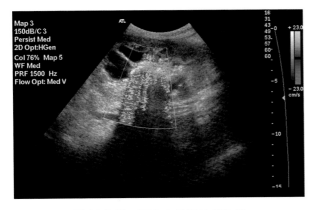

图 11-2-28　彩色多普勒快闪伪像

彩色多普勒快闪伪像是一种多普勒信号的假性频移，可能是由于不规整的强回声界面凸起与凹陷处的直径小于超声波长，使多普勒信号发生轻微的位移；也可能是超声束遇到粗糙的高回声或强回声界面时，发生频率的成分和带宽不确定的假性多普勒频移，并使回声的脉冲持续时间延长，从而造成了在高回声或强回声后方的声影区内出现红蓝相嵌快速闪烁变化的彩色伪像。

（六）壁运动

壁运动（wall motion）伪像是由于心壁或血管壁自身运动而产生的类似血流低频信号，其特点是色彩暗淡，闪烁不定。色彩显示与心壁、血管壁运动方向和速度有关；收缩期向前呈红色，舒张期向后呈蓝色。

处理方法：利用高通滤波器消除心壁或血管壁低频信号。

（七）血管移动

超声检查时，由于受人体呼吸运动的影响，探头与被检测血管的相对位置发生移动，因此，取样容积宽的位置也从血管腔内移到血管腔外周围或与其相邻的血管腔内；如是在同一条弯曲血管，取样容积宽的位置可从一端到另一端（图 11-2-30）。多普勒超声表现为血流速度从高到低或从基线的一侧转到另一侧。此现象多见于腹部检测门静脉、脾门部血管等。

处理方法：多普勒超声检查时嘱患者屏气，使取样容积位置固定在血管腔中央。

（八）彩色信号衰减伪像

在原本血流分布一致的区域显示彩色血流信号分布不均，表现为浅表血供多，深方血供少或深部血流较难显示。如甲状腺功能亢进时，甲状腺深方的血流信号较浅方明显减少，产生浅部血流信号丰富、深部血流信号较少的错觉。其原因为多普勒频移信号来自微弱的红细胞背向散射。它通过组织时，距离越长，衰减亦越多。

适当降低多普勒频率或选用频率较低的探头，可以改善深方血流的显示。此外，将聚焦区置于取样门（感兴趣区）水平、提高取样门深度的彩色增益也能提高深方的彩色血流检测灵敏度。

三、三维超声伪像

三维超声图像由一系列相互分立的二维图像形成，成像过程复杂，伪像类型也更为多见，因此要正确认识三维超声伪像。

（一）系统校正不准所致的伪像

使用磁场空间定位系统做自由臂扫查时，系统

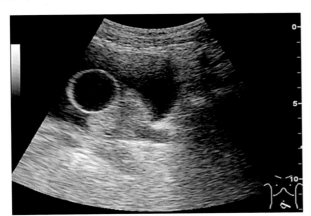

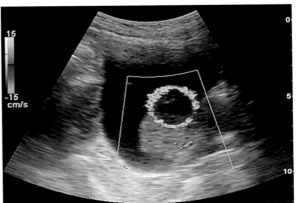

图 11-2-29　膀胱腔内导尿管球囊环状彩色多普勒快闪伪像

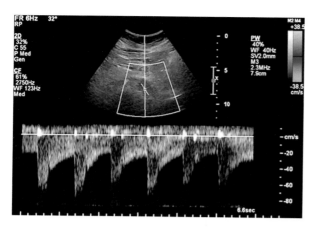

图 11-2-30 受呼吸和血管移动影响

校正未达到所要求的精度或未做系统校正时,三维图像可出现变形。重新做系统校正可解决此类问题。

（二）运动伪像

呼吸所致腹部器官运动或呼吸所致腹壁运动时,感兴趣结构的三维图像可出现变形,采集图像时屏住呼吸可消除此类伪像;肝左叶由于心脏搏动而产生的位移使肝左叶结构的三维成像出现变形,特别在彩色多普勒血流的三维成像更易产生伪像;大血管(如颈动脉)搏动产生的伪像:大血管的灰阶和血流的三维重建时由于搏动的影响可致三维图像的边缘出现锯齿样伪像,采用心电门控可消除此现象。

（三）阈值伪像

阈值调节不当均可形成伪像,阈值过低时感兴趣区前方的噪音无法清除而不能得到满意的三维图像,阈值过高时则滤掉了一些有用的诊断信息。选择适当阈值可消除该类伪像。

（四）回声失落伪像

眼球或胆囊等结构常出现侧壁回声失落,其三维像不能显示侧壁结构;组织结构后方有声影时,三维像也不能显示其后方的结构;距离探头较远的结构由于声衰减的影响常不能显示清晰,如对胎儿胸廓进三维成像时,距离探头较近的肋骨连续性显示较好,距离较远的肋骨常不能很好显示。此外,图像采集涂耦合剂不足时也常出现三维图像的缺损。

（五）观察方向伪像

观察方向太近:在对胎儿唇部结构做三维成像时,观察平面过于靠近感兴趣区可出现假性唇裂的图像。仔细调整观察平面并结合平面的声像图有助于辨别其真伪。观察方向选择不当时也常不能

得到理想的三维图像。

四、仪器设置与调节不当伪像

（一）壁滤波设置与调节不当

滤波器设置有高通滤波器和低通滤波器。滤波器级别与被滤掉的血流速度值呈正比。滤波设置值小,有利于低速血流信号显示;滤波设置值过高,容易将有诊断价值的低速血流信号滤掉(图 11-2-31)。反之,过多降低滤波值,则噪音信号干扰图像。

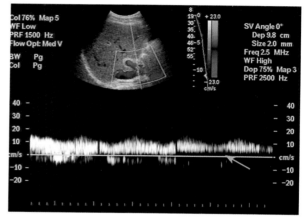

图 11-2-31 低速血流信号被滤掉

（二）脉冲重复频率的调节设置过低

采用脉冲多普勒超声测量血流速度,受到 PRF 的限制,为了准确显示频移(f_d)的大小和方向,PRF 必须大于 $2f_d$、即 $f_d < 1/2PRF$,超过此值,就会产生血流方向倒错,即混叠现象(图 11-2-32)。

过分降低 PRF,可以人为造成混叠,抑制真正的异常高速湍流。检测心血管血流时,应正确使用适当的 PRF。

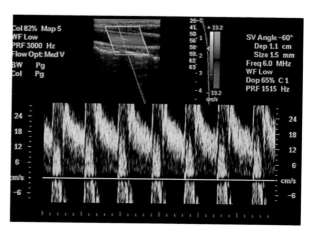

图 11-2-32 混叠现象

（三）多普勒增益

多普勒血流检测与二维图像显示一样需要合适的增益。多普勒血流检测或显像增益设置过低，则在心血管腔内低速血流显不出色彩或信号丢失；设置过高，则出现图像或频谱背景噪音。增益过高或过低，均可以影响检查结果。因此，检查时增益应调节到背景噪音刚消失，再稍开大即出现为止。

（四）多普勒取样角度

一维及二维多普勒取决于多普勒取样角度，即超声束与血流方向入射角，也称角度依赖性。探头发射声束与血流方向呈 90° 时（$\cos\theta = 0$），一维及二维多普勒均无血流信号显示。通常将多普勒取样角度调整在 60° 以下。

（五）取样容积大小

取样容积过大时，容易受血管壁运动产生的噪音信号干扰，取样容积过小，所测的多普勒血流信号代表性较差，因为血管壁的血流速度偏低而血管中央的血流速度最高。通常取样容积置于血管中央占血管内径的一半为宜。

（六）彩色取样框设置

彩色取样框的设置（感兴趣区）不宜过大，过大会降低彩色血流的灵敏度，难于区分正常与异常血流。通常利用小取样框移动扫查的方法，来了解组织或病变内部血流信号分布及其特点。

（七）彩色多普勒血流信号外溢

在超声成像过程中，为了提高彩色血流灵敏度，往往将多普勒增益增大或 PRF 设置过低，这样常引起彩色血流信号从血管腔内溢到血管腔外，这种现象称为外溢伪像（图 11-2-33）。适当降低多普勒增益并正确设置 PRF 就可以减少外溢伪像。

（八）速度标尺

在一维及二维多普勒检测中，速度标尺的设置正确很重要。标尺是血流速度可显示的范围，标尺

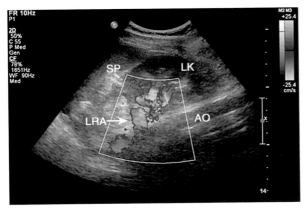

图 11-2-33　左肾动脉主干彩色血流外溢伪像

的两端数字表示可显示的最高值，超过这个值的流速，就会出现混叠现象。因此，速度标尺要根据组织器官及病变的血流速度范围进行调节。

五、超声造影与多普勒超声伪像

（一）开花伪像

超声造影成像是利用微气泡在血液流动中产生强烈的背向散射机制。应用彩色能量多普勒超声技术进行造影，可以大幅度增强血管内彩色血流信号显示，从而提高低速血流的微小血管检出的灵敏度。在注射超声造影剂后，由于造影剂迅速出现短期峰增强效应，在彩色多普勒取样框内显示彩色血流信号外溢到血管之外，呈不规则斑片状色彩，似开花样（blooming）改变（图 11-2-34）。在使用声学造影剂进行彩色多普勒研究时，当造影剂到达彩色"感兴趣区"，血管中主要目标向周围扩散，占据整个显示区。虽然能够探测到较小血管内的血流，但伪血流信号可能包绕整个彩色图像。而且彩色多普勒检测低速血流需要降低多普勒脉冲重复频率，这会导致多次彩色混叠并丧失方向上的分辨率。能量多普勒能突破彩色多普勒在检测小血管血流信号上的局限性，由于能量多普勒并不使用速度估算，因此不会产生混叠伪像。造影剂微泡能提高能量多普勒检测的灵敏度，同时带来的副作用是噪声干扰增加，而谐波技术能克服这种干扰，将能量多普勒与谐波技术结合起来，能减少闪烁伪像，从而有效地检测小血管的血流信号，尤其是随心脏搏动或呼吸运动的腹部器官的血流。此种现象是由于造影剂在高能量声场中微泡的破裂和振动周围软组织，产生大量随机的多普勒频移信号所致。造影剂浓度过高和剂量过大以及弹丸式团注也是产生原因。通常需要适当地降低发射输出与接收增益，或稍等片刻以避开造影剂高峰时段成像。

（二）多普勒流速曲线升高现象

静脉注射声学造影剂，可使器官组织的频谱多普勒幅度和 CDFI/PDI 的信号显著增强。频移由于散射强度的增加表现为频谱多普勒波幅增加，波幅增加或 CDFI 血流信号增强，并非代表血流速度的真正增加或血流灌注的实际增长。这一现象是由于常规彩色多普勒图像观测到的正常动脉中流速剖面上的空间最高流速并非真实的"最高流速"，有甚少量血流超越此值但其总的回声信号低于显示阈值而未被显示，超声造影剂的反射系数较红细胞增大数十倍，故造影剂注入后出现"多普勒流速曲线数值升高现象"。这种现象在频谱多普勒流速曲

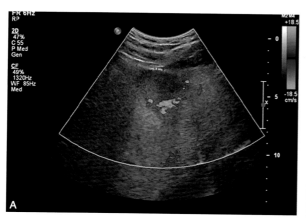
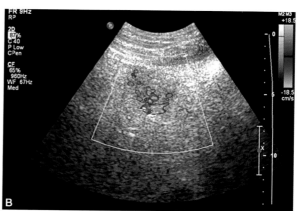

图 11-2-34　开花样(blooming)改变

线上表现为毛刺样突起(图 11-2-35),目前认为毛刺样改变是低强度和高强度的噪音信号,产生的原因是微泡破裂。

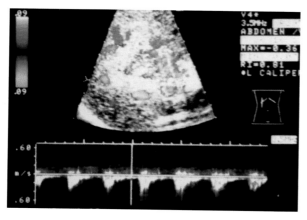

图 11-2-35　毛刺样突起

处理方法:①降低超声强度(机械指数);②调高多普勒速度标尺;③改进造影剂的性能及稳定性。

（三）声衰减伪像

由于高浓度微泡对超声产生强烈散射,引起后方回声衰减,形成近场微泡强回声伴有后方声衰减,有时在深部组织出现明显的声影伪像。

（四）微泡破裂速度不均匀伪像

当采用高机械指数(MI)成像时,探头应迅速并一致地连续扫查,以便使声场内造影剂同步破裂,从而产生均一信号。但在实际扫查过程中,肋骨的限制和呼吸运动等造成造影剂信号不均匀分布,可能产生局部缺失或类病灶性的伪像。

六、回顾与展望

超声伪像在工作中是十分常见的。从理论上

讲几乎任何声像图都存在着伪像,不论多么先进的仪器均不例外,只是伪像的表现形式和程度有差别而已。通过了解伪像产生的物理机制和产生的原因,才能够识别超声伪像,并掌握克服伪像干扰的技巧,才能避免伪像引起的误诊或漏诊,才能利用一些伪像的特性来帮助我们诊断,从而提高我们对一些特殊病变的成分或结构的识别能力,真正地做到综合分析、去伪存真、由表及里、全面思考,从而做出正确的诊断。

彩色多普勒血流图像受血管走行、深度、声束与血流方向夹角的影响,容易出现血流信号充盈不良或无血流信号。彩色多普勒血流速度值也会受到尼奎斯特频率极限的限制,有时可出现彩色混叠伪像。脉冲多普勒探测的血流越深,能够测得的血流速度越低。探测的血流范围越大,需要分析处理的数据越多,成像时间延长,帧频降低等。所以对彩色多普勒伪像也要注意适当调节仪器设置,减少和避免彩色多普勒伪像。

随着超声技术和超声仪器的发展,图像清晰度和分辨率都有了很大提高,如纯净波技术大大减少旁瓣伪像。由于超声设备物理特性和局限性,伪像的产生是不可避免的,识别这些伪像对于提高成像质量和纠正可避免伪像的能力是非常重要的。

（陈武　刘利平　刘荣桂　姚克纯）

第三节　超声图像测量机制与方法

一、超声图像测量机制

传播超声波的媒介叫介质,不同频率的超声波在相同介质中的传播速度基本相同;相同频率的超声波在不同介质中传播声速不相同。目前医用超声仪一般将软组织声速的平均值定为1540m/s,通过该速度可测量软组织的厚度,所以回波法深度标尺以13μs表示1cm,也就是1cm的探测深度所需时间为13μs。

(一)回波测距机制

换能器距目标的距离为d,声束从换能器到目标的时间为t=d/c,经过2d/c的时间声束返回至换能器,这段时间t与距离d呈正比。超声测量声束方向的病灶径线依据的是超声脉冲在病灶内的往返时间。

$$d = tc/2 \qquad (式 11\text{-}3\text{-}1)$$

(二)多普勒效应

多普勒超声检查时血流相对于声源运动(相向或背向),探头接收回声的频率与发射频率有一定的偏移,经信号处理可以检出多普勒频移。在超声医学诊断中,利用多普勒频移可以检测出血流速度。

$$f_d = \pm 2V\cos\theta f_0/C \qquad (式 11\text{-}3\text{-}2)$$

f_d为血流多普勒频移;V为血流速度;C为超声波在人体中的传播速度;f_0为发射超声波频率;θ为运动方向与入射波之间的夹角。

多普勒超声所检测的不是一个红细胞,而是众多的红细胞,各个红细胞的运动速度及方向不可能完全相同,因此,出现多种不同颜色的频移信号,被接收后成为复杂的频谱分布波形,用快速傅立叶转换技术(FFT)进行处理后,把复杂的频谱信号分解为若干个单频信号之和,以流速-时间曲线波形显示,以便于从中了解血流的方向、速度、时相、血流性质等问题。

二、超声测量的方法

超声测量包括一般测量与特殊测量两大类。一般测量包括距离、径线、周长、面积、容积(体积)、流速、流量、压力阶差、比例等。特殊测量包括心脏功能测量、孕妇预产期估测、胎儿生理评判、关节运动测量等。为保证超声测量值的准确度及可比性,必须达到以下规范化、标准化要求。

对某一器官或病灶的测量必须应用通用标准化切面,应有明确的解剖定位标志,可用字母、箭头或体标等标志,以便显示图像的解剖关系。如将肝右叶最大斜径测量点分别置于肝右叶前、后缘包膜处,测量其最大垂直距离,以肝右静脉和肝中静脉

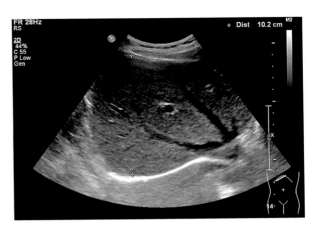

图 11-3-1 肝右叶最大斜径

汇入下腔静脉的右肋缘下为标志(图11-3-1)。

对某一结构的测量数值必须有确定的含义。如管状结构直径的测量应是自管腔一侧外壁至对侧外壁的垂直距离,而内径的测量则为一侧内壁至对侧内壁的垂直距离(图11-3-2、图11-3-3)。

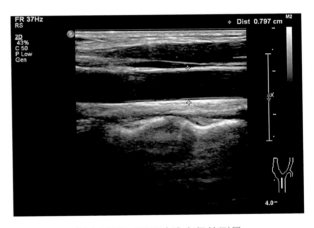

图 11-3-2 颈总动脉直径的测量

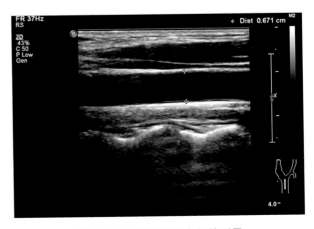

图 11-3-3 颈总动脉内径的测量

对器官或病灶的测量应力求全面、完整。如甲状腺腺体大小测量时要尽量包括前后径（厚径）、左右径（横径）、上下径（纵径）三个径线值（图 11-3-4、图 11-3-5）。

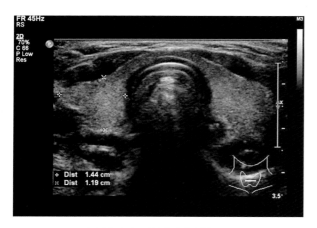

图 11-3-4　甲状腺的横切面

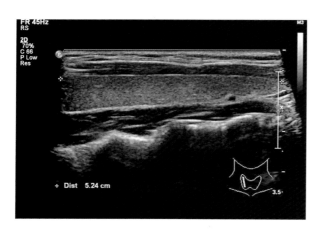

图 11-3-5　甲状腺的纵切面

对血管血流速度以及血流动力学参数测定须依据多普勒血流频谱曲线的检测。多普勒血流频谱曲线图显示随时间变化的多普勒差频（频移）大小及分布。将声束和血流间的夹角矫正（<60°）后，可直接表达血流速度大小、收缩期血流峰值速度（peak systolic flow velocity，V_{max}）、舒张末期血流速度（end diastolic flow velocity，V_{min}）、平均血流速度（mean enveloped velocity，V_{mean}）、阻力指数（resistive index，RI）等。如颈动脉的血流频谱测定见图 11-3-6、图 11-3-7。

对于特殊器官的测量需在一定的时相，用特殊的测量方法对器官结构进行测量。如左房前后径测量应在胸骨旁左室长轴切面收缩末期测量，测量主动脉后壁回声前缘至左房后壁回声前缘的距离，注意取样线尽量与左房壁垂直。对于心功能的测

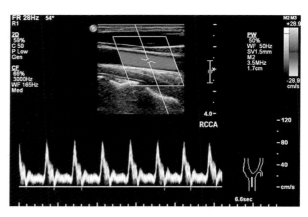

图 11-3-6　颈动脉血流参数测定

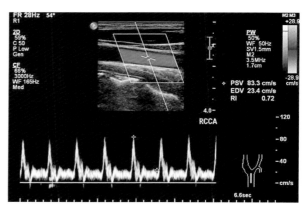

图 11-3-7　颈动脉血流参数测定

定，在胸骨旁左室长轴切面将 M 型取样线放置在二尖瓣腱索水平获取 M 型心室波群（图 11-3-8、图 11-3-9）。

另在测量时需要注意：测量时超声束与受检部位结构垂直时，测量结果最为准确。根据所查器官和组织结构的解剖位置，在不同扫查切面上测量其长轴或最长径。将测量光标放置于病变边缘，才能准确测量病变大小与体积。

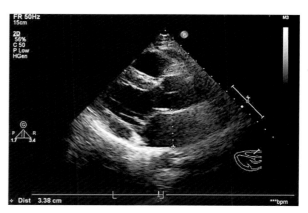

图 11-3-8　左室长轴切面测量左房

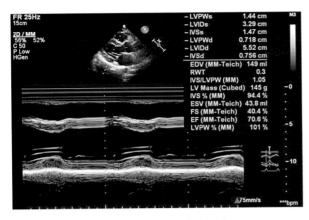

图 11-3-9　左室心功能测定

（陈武　刘利平）

第四节　超声检查

任何形式的超声检查，二维声像图是其诊断的基础。经体表扫查是获取人体切面声像图的常规检查方法。正确的扫查方法，不仅有利于显示组织病变的解剖部位及毗邻关系，而且能充分凸显组织及其病变的声像图特征，减少伪像。但合适的超声仪器检查条件也是必不可少的，合适的检查条件能帮助获得更加丰富、清晰的声像图诊断信息，提高超声诊断的准确度。

一、超声检查前患者的准备

超声检查需要一定的条件，条件不好则直接影响检查效果和诊断质量，所以要求患者在检查前做好准备工作。腹部超声检查一般要求空腹，以减少胃肠道内容物的影响和干扰，并使胆囊充满胆汁，容易显示胆囊内病变。对胃肠等空腔器官，检查前使其充盈液体并减少或排除其内部气体。对子宫、卵巢、前列腺等盆腔器官及病变进行检查时，应充盈膀胱。在评价胆囊功能及了解胆道有无梗阻时，则须准备脂餐。在做超声引导穿刺前，要常规了解凝血功能和身体一般状况。各种腔内超声和术中超声又有各自的要求和准备，如经阴道检查通常需要排空膀胱。

二、超声扫查技术

超声扫查分直接扫查和间接扫查，探头与涂有超声耦合剂的皮肤直接接触为直接扫查，探头与皮肤间放置水囊进行检查称为间接扫查。近年由于高密度超宽频探头的发展和采用现代电子计算机和图像处理技术，已能产生高能量的声束（极高的组织细微分辨率）和深浅部位均匀一致的切面图像，故渐已少用间接扫查，大多进行直接扫查。超声检查又分为系统性扫查和特殊部位扫查。

（一）系统性扫查

最基本、最常见的扫查为探头沿皮肤表面做规律性顺序滑移，或者其皮肤接触面不变，而依靠连续侧动探头角度改变体内声束切面的角度。系统性扫查可对被检查部位进行立体的顺序切面观察，既可获得所查部位内部组织结构的空间概念，又可顺序扫查被检查部位，以显示病灶，达到系统扫查目的。

1. **连续滑行扫查**　探头沿皮肤做缓慢、规律性顺序滑移。又分为弧形扫查和连续平移扫查。前者适用于扇形探头，后者为线阵所常用，即用线阵探头做纵向、横向或任意方向（斜切）的连续平移扫查，在腹部体表形成矩形扫查区。

2. **声束交叉定位扫查**　在获得某部位占位病灶图像后，应再做与此切面垂直的超声扫查。凡在两个不同的声束切面（特别是两个接近垂直的声束切面）中都能显示某部位占位病变者，便可确定其诊断。

3. **立体扇形扫查**　扇扫探头和凸阵探头较适宜做立体扇形扫查，即探头与皮肤接触面不变，连续侧动探头，使声束做扇形扫查。这种方法特点是利用小声窗避开身体浅层障碍，对特定目标做系统扫查，可显示立体结构，对诊断帮助很大。

4. **加压扫查**　在腹部检查时，对探头施加适当压力，可以排除肠气干扰，又可控制探头与被查目标距离，对图像显示可有帮助。对血管检查，加压亦可检查鉴别动脉、静脉及血栓形成。

5. **对比扫查**　检查人体对称性器官（如肾脏、卵巢等）应常规两侧对比扫查，可给临床提供更多信息。对比非对称性器官的病变也须与对侧部位进行对比检查，称为患-健侧对比扫查。对比患侧、健侧图像异同点对诊断很有帮助。

（二）特殊部位扫查

特殊部位扫查是指用常规系统性检查有困难的部位，即对所谓声路死角、易漏区、复杂区、特殊部位的扫查。声路死角通常指肝脏、肺或骨骼遮盖的区域，如肝右前叶上段及右后叶上段的膈顶部，肝左外叶侧角区及沿肝脏表面的肋骨下区，脾和肾上极、肾上腺、胰尾亦易为气体和骨骼所遮盖。肝右后上段的外侧区、尾叶等处在扫查中容易遗漏。复杂区系指解剖结构或病变比较复杂的部位，如第一肝门、第二肝门、胰腺、左上腹区域和盆腔等处。为解决上述检查中的困难，可以使用辅助方法，如改变体位，在做肝、胆、胆总管、胰腺、肾和肾上腺的检查时，可改变体位，以利显示。在做以上器官扫查时亦可采取呼吸动作，使原来"死角"内病灶得以显示。如：呼气后屏气，减少肺气，增加膈顶、脾脏、肾上腺区病灶的显示；呼气后屏气，使肝、肾下移，易于显示被肋骨遮盖部位。另外加大呼吸运动，运动中可观察被肋骨遮盖的组织。

（陈武　刘利平　刘荣桂）

参 考 文 献

1. 唐杰,温朝阳.腹部和外周血管彩色多普勒诊断学.第3版.北京:人民卫生出版社,2007.

2. 徐智章.现代腹部超声诊断学.第2版.北京:科学出版社,2008.

3. 贾译清.临床超声鉴别诊断学.第2版.南京:江苏科学技术出版社,2007.

4. 张武,王金锐.多普勒超声伪像的识别及其意义.中华超声影像学杂志,2004,13(4):304-306.

5. 曹海根,王金锐.实用腹部超声诊断学.第2版.北京:人民卫生出版社,2005.

6. 王亚平,李福星,刘凤珍.超声旁瓣伪像的物理机制与控制.数理医药学杂志,2005,18(1):64-66.

7. 张华斌,张武,崔立刚.强回声后的彩色多普勒快闪伪像的临床和实验研究.中国超声医学杂志,2001,17(1):10-12.

8. 张玉良.彩色多普勒闪烁伪像临床表现及机理.中国超声医学杂志,2003,19(8):614-616.

9. 张海,李莹,吴瑛,等.彩色多普勒闪烁彩影对肾和输尿管结石的诊断意义.放射学实践,2004,19(10):767-769.

10. 张爱宏.频谱及彩色多普勒超声中的伪像.上海医学影像杂志,1995,4(3):123-124.

11. 徐金锋,吴瑛,王慧芳,等.多普勒超声检查腹内血管所出现的伪像及局限性.中国医学影像技术,2001,17(10):1019-1021.

12. 陈立新.造影剂在声场中的表现形式与声学造影新技术.国外医学:生物医学工程分册,2004,6(27):188-191.

13. 徐辉雄,张青萍,肖先桃,等.三维超声成像的伪像类型及其成因分析.中华超声影像学杂志,2001,10(7):424-426.

14. 施红,蒋天安.实用超声造影超声诊断学.北京:人民军医出版社,2013.

15. 庞珺,张炽敏.超声造影在肾脏疾病中的应用及新进展.吉林医学,2009,30(15):1705-1706.

16. 王正滨,唐杰,杨斌,等.泌尿生殖系统疾病超声诊断与鉴别诊断学.北京:人民卫生出版社,2010.

第十二章　超声生物效应

超声波是机械振动在介质中的传播,当它在生物组织介质中传播且辐照剂量超过一定阈值时,就会对生物组织介质产生功能或结构上的影响(效应),这种影响(效应)称为超声生物效应。

第一节　超声生物效应的机制

一、机械效应

超声波是一种机械波,其波动过程可用多种参数描述,如频率、波长、波速、质点位移、质点振动速度、加速度及声压等。倘若生物效应的发生与一个或多个上述的力学参数有关,我们便可以把产生的这种生物效应归结为机械(力学)效应。

超声波的机械效应是超声最基本的原发效应,不管超声强度大小均产生此种效应。它的来源包括两个方面:一方面是超声在介质中前进所产生的机械效应,称为行波场中的机械效应;另一方面是超声在介质长波时由反射而产生的机械效应,称为驻波场中的机械效应。行波场中的机械效应基于超声振动使人体组织中各质点受到交替变化的压缩和伸展所产生的正压和负压,由此而得到的巨大加速度,在一般的治疗强度下,人体组织内的压力变化约为±304kPa(3个大气压),如此时的超声频率为1MHz,则每一个细胞所承受的压力变化约为0.4~0.8Pa(4~8mg);驻场波中的机械效应是由反射波和前进波的干涉形成的,可影响人体组织的张力和压力,使机体质点获得更为巨大的加速度,使离体的液体内不同质量的离子获得不同的加速度,质点大的离子落后于质点小的离子,离子之间将会发生相对运动,产生摩擦而形成能量,驻场波的机械效应主要是由运动速度差引起的。

当生物系中的大生物分子、细胞结构处于一个激烈变化着的超声机械场中时,其功能、生理过程甚至结构都会受到影响。尤其重要的是,当辐射声强较高时,声场中的一些二阶声学参量会变得明显起来,这些二阶声学参量主要是辐射压力、辐射扭力、声流等,产生的这些非线性现象对生物效应的产生有重要影响。

超声波所产生的高频振动以及辐射压力可以在生物传输介质中产生有效的搅动和流动,空化气泡所产生的冲击波和射流均能显著影响细胞表面或生物大分子表面,进而影响其他生物学功能。超声振动或辐射压力所产生的超声界面效应也可改变细胞膜的有序过程,进而在细胞代谢水平上产生相应的生物学效应。在超声波产生的振动和压力的作用下,细胞器也可能会被高强度超声波产生的剪切力所破坏甚至粉碎。此外,超声波在生物组织中传播时,其压力和温度的变化可以引起组织化学特征的变化,如化学动力特征和化学通路的变化等。

二、热效应

(一)　热效应的定义

超声波在组织内传播过程中,超声波能量不断被组织吸收而转变为热量,使组织温度升高。当强度为 I 的平面波超声在声吸收系数为 α_a 的介质中传播时,单位体积内,超声作用时间 ts 产生的热量为:

$$Q = 2\alpha_a It \qquad (式12-1-1)$$

超声在人体组织中传播时,人体组织对超声有较高的衰减,其内部反射回波较弱,因此可近似看成行波。实验研究表明:动物软组织的声吸收系数 α_a 为超声频率 f 的指数函数,它们之间的关系可近似为:

$$\alpha_a = \alpha_0 f^{1.1} \qquad (式12-1-2)$$

式中,α_0 为一实验常数。

超声波在组织中传播时,可造成组织温度的升高,假设 $\alpha_0 = 0.026$,组织的密度 $\rho = 1.00 \text{g/cm}^3$,比热容 $C_m = 4.14 \text{J/(g·℃)}$,产生的热量不散失,那么辐射时间 t(秒)后,升高温度可用以下公式表示:

$$\Delta T = \frac{2 \times 0.026}{\rho C_m} It f^{1.1} \qquad (式12-1-3)$$

如取 $f=1MHz$，$I=1W/cm^2$，则超声波辐射 1 秒引起的温升为 $0.012℃$。

由此可见，组织温升取决于超声的频率、声强、组织吸收系数等因素。声强越大、频率越高、组织吸收系数就越大，超声能量越容易转化为热量，组织温度上升就越快。超声在人体或其他介质中均可显著产热，产热过程即机械能在介质中转变成热能的能量转换过程，这是内生热的一种。

超声作用下热的形式主要是由于以下几点：①超声通过人体时，声能在介质中损耗（吸收）而产热；②超声通过介质时，由疏密交替的压力变化-压缩相位中产热；③不同组织界面上超声能量的反射而产热。除此之外，在不同组织介质中形成的驻波所引起的质点、离子的摩擦也是产热的原因。

（二）影响超声热效应的主要因素

超声在机体内产热量的大小与许多因素有关。不同剂量超声作用下产热程度不同，剂量越大，产热越多；同一剂量作用下，各种组织对超声能量吸收亦不同，如神经组织比肌肉高约 2 倍（表 12-1-1），再如，肌肉与骨及骨髓组织动力黏性的差异也会使超声所致组织温度升高有所不同，黏性越高，吸收能量越多，产热也越多（表 12-1-2）。

表 12-1-1　不同组织对 1MHz 超声的吸收比值

组织	吸收比值
水	1
血浆	23
全血	60
脂肪	390
肌肉	663
周围神经	1193

表 12-1-2　不同强度作用下组织温度升高情况

组织	$5W/cm^2$, 1.5min	$10W/cm^2$, 1.5min
肌肉	+1.1℃	+2.2℃
骨皮质	+5.9℃	+10.5℃
骨髓	+5.4℃	+10.3℃

其次，不同频率的超声在介质内穿透能力不同，即超声频率与介质吸收超声能力密切相关：频率越高，穿透越浅，吸收越多，产热越高。例如，3MHz 超声较 1MHz 超声的吸收率大 3~4 倍（表 12-1-3、图 12-1-4）。

由于超声在机体内吸收产热与介质黏性的频率呈正比，因此常用半价层（或半吸收层，即能量一半时介质厚度）表示介质吸收超声的能力。例如，

肌肉与脂肪对不同频率的超声有不同的半价层（表 12-1-5）。

表 12-1-3　不同频率超声在肌肉与脂肪中的吸收率

频率	肌肉	脂肪
1MHz	0.12	0.04
2MHz	0.24	0.10
3MHz	0.36	0.16
4MHz	0.48	0.30

表 12-1-4　不同频率超声在血液中的吸收率

频率	0.7MHz	1MHz	2MHz	3MHz	5MHz	7MHz	10MHz
吸收率	0.12	0.18	0.40	0.58	1.25	2.00	3.00

表 12-1-5　不同频率超声通过肌肉、脂肪时的半价层

频率（MHz）	组织	半价层（cm）
0.2	肌肉	5.5
0.8	肌肉	3.6
0.8	脂肪	6.8
0.8	脂肪+肌肉	4.9
2.4	脂肪+肌肉	1.5
2.5	肌肉	约 0.5

另外，不同治疗方法引起局部组织温度升高也不同，例如 0.8MHz，$4W/cm^2$ 的超声，使用固定法，20 秒后 2~3cm 的深度温度升高 3~4℃；若频率、强度、时间不变，改用移动法时，2cm 深度的温度升高只有 0.5℃，3cm 深度则仅升高 0.1℃。用 $1.2W/cm^2$，5 分钟，分别以固定法和移动法作用于正常皮肤，结果前者比后者温度升高 1.5℃。

（三）超声热效应的应用

超声波的热作用可使组织温度升高、血液循环加快、代谢旺盛、增强细胞吞噬作用，以提高机体防御能力和促进炎症吸收，还能降低肌肉和结缔组织张力，有效地解除肌肉痉挛，使肌肉放松，达到减轻肌肉及软组织疼痛的目的。超声波治疗温热效应可以预防和解除小动脉痉挛，增加毛细血管的开放数，促进侧支循环的建立，促进血瘀的吸收；高强度聚焦超声的工作机制主要也是利用超声的热效应，以及高强度聚焦超声穿透性、方向性、聚焦性好的特点，将超声波聚焦于肿瘤，使之瞬间产生 65~100℃ 的高温，致使组织不可逆凝固性坏死，从而杀死肿瘤细胞。

超声的热效应与高频透热或其他温热疗法相比，主要具有以下特点：

1. 超声在组织内的产热是不均匀的，在不同组织的界面上有较多的热生成，如皮下组织与肌肉组织交界处，肌肉组织与骨组织交界处。因此人体内的肌腱、韧带附着处、关节的软骨面以及骨皮质等处产热较多；接近骨组织的软组织比靠近超声探头但远离骨组织的软组织产热要多。这在运动创伤治疗上具有重要实际意义。

2. 超声在组织内的产热约有 80% 经血液循环带走，平均每秒运走 3% ~ 3.5%；另有 20% 由毗邻组织传导散失。因此，当超声作用于血液循环旺盛的组织器官，如肝、脾、肾脏时，实际上温度并不会有明显升高，只是开始时温度上升较快，随后温度升高逐渐缓慢，甚至温度升高低于邻近组织；当作用于缺少血液循环组织如角膜、晶状体、玻璃体或血液循环障碍组织时，超声的热效应则会明显加强，从而产生局部热聚积。

三、空化效应

（一）空化的定义

空化是强超声在液体介质中引起的一种特有的物理过程。当足够强的超声波作用于液体介质时，若交变声压的幅值 P_m 大于液体中的静压力 P_0，则在声压的负压相中，负压的峰值（$-P_m$）不但可以抵消静压力，还可以在液体中形成局部性负压作用区，当这一负压（$-P_m + P_0$）足以克服液体分子之间的内聚力时，液体被拉断而形成空腔，即产生空化气泡。在声学中，空化的定义为液体中由于某种原因（例如强声波作用）形成局部气体或蒸气空穴，空穴（气泡）的形成、发展及溃灭的过程叫空化。

超声空化是指超声引起的空化，具体是指液体中的空化气泡在超声作用下产生、生长、崩溃、消亡的周期性过程。根据气泡的动力学行为可将空化分为稳态空化和瞬态空化。

（二）空化的分类

1. **稳态空化** 当液体声场中存在有适当大小的气泡时，它们在交变声压作用下可能进入共振（即体脉动）状态。当声波频率接近气泡体共振的特征频率时，体脉动的幅度达到最大。这种气泡的动力学过程即称为稳态空化。

对于水中的球形自由气泡，其体共振频率 f_0 由下式给出：

$$f_0 = \frac{1}{2\pi R_0} \sqrt{\frac{1}{\rho} \left[3\gamma \left(p_0 + \frac{2\sigma}{R_0} \right) - \frac{2\sigma}{R_0} \right]} \qquad （式 12-1-4）$$

式中 R_0 为气泡初始半径，γ 为泡内气体比热容比，

σ 为表面张力系数，p_0 为静压强，ρ 为液体密度。

这些气泡在进行体共振过程中，伴随着一系列二阶现象发生。首先是辐射力作用，如固体表面受到的空化现象的损伤往往是来源于受到颤动的气泡表面驱动水对固体产生的直接冲击；其次是伴随气泡脉动而发生的微流，这是与声学辐射力密切相关的一种现象。"声流"即由于声波在液体中传播而建立起来的一种稳定的循环运动，气泡的振动在液体中产生的一种小规模的循环，有时也被称为微流，它可使脉动气泡表面存储很高的速度梯度和黏滞应力，其作用于细胞和生物大分子表面的剪切力足以在该处产生生物学效应。类似这样的生物学效应包括细菌 E. coli 的裂解、DNA 分子质量的降低以及单个气泡产生的溶血现象等。

2. **瞬态空化** 较高强度的声场中气泡的动力学过程更为复杂而激烈。当超声波声压幅值超过空化阈值时，在声场负压相存在于介质中的空化核迅速膨胀，达到其最大半径，随即又在正压相突然收缩以致崩溃，该过程称为瞬态空化。在气泡体积缩至极小时，该情况可能仅持续零点几个纳秒（ns），温度可高达几千度（开尔文）。气泡中的水蒸气在高温下分解为 H · 和 OH · 自由基，它们又迅速与其他组分相互作用而发生化学反应。

空化崩溃过程引发的效应主要有以下几种：

（1）高温效应：Atchley 等将他们获得的单气泡声发光的光谱和黑体辐射进行拟合，发现它和温度高达 16 000K 的黑体辐射光谱符合得很好。这意味着空化气泡闭合时，泡内气体的温度可以高达 16 000K。

（2）放电和发光效应：空化气泡闭合的瞬间有电磁辐射产生，即存在放电效应。两种辐射可能源于相同的原因，气泡闭合时由于气泡壁运动极快，超过了气泡内气体的声速，从而在泡内产生微骇波，并向中央汇集，因正离子和电子质量不同，发生电荷分离形成很强的内部电场，同时产生高温和发光。

（3）压力效应：超声空化气泡闭合时会产生很高的压力。在 10 ~ 25kHz 频率范围内，空化在水中产生的压力在几百到上万个大气压之间。在液体中这种局部的极高压力正是形成以气泡为中心向外传播冲击波的原因。

（4）化学效应：如自由基作用，主要是指气泡中水蒸气在高温下分解为 H · 和 OH · 自由基，自由基的活化引发的生物学效应，大多源自瞬态空化。

上述两类空化的产生，都必须存在气泡。当气泡大小合适时，可在低声强下产生稳态空化。当气泡太小时，只能作为空化核，这时要求较高的声强以产生瞬态空化。总之，气泡在压缩-闭合阶段，由于受到液体中静压力、正声压和液体表面张力的共同作用，泡壁的闭合速度将越来越快，并在气泡快速闭合的瞬间产生一系列放电、发光、高温（> 5000K）、高压（>$5×10^7$Pa）、高能量密度冲击波、微冲流、微聚变等极端物理条件，这也是超声空化产生生物效应的物理基础。

此外，在空化崩溃时还常常有声致发光、冲击波及高速射流等现象伴随发生。因此处于空化中心附近的细胞等生物体都会受到严重的损伤乃至破坏。

四、声孔效应

1997 年 Bao 等人的研究表明，如果使用低声压（0.2MPa）超声波，对中华大田鼠卵巢细胞（Chinese hamster ovary cells）的含微泡悬浮液（10% Albunex，气泡/细胞＝40）进行辐照，细胞膜就可以对大分子暂时开放（open），而后再封闭（reseal）。在细胞膜暂时开放的时间里，细胞外面的大分子即可进入细胞，被细胞捕获，称此现象为声孔效应（sonoporation）。1998 年 Greenleaf 指出，声孔效应可能在基因疗法中成为基因注入的技术基础。

进一步研究表明，声孔效应的发生与空化机制有关，实验中引入"造影剂"应该会对声孔效应有所影响。2000 年 Junru Wu（吴君如）等人报道，使用淋巴细胞悬浮液，引入造影剂（option）且使其浓度可变，在实验中观察到了两种声孔效应，即可修复性声孔效应（reparable sonoporation）和致死声孔效应（lethal sonoporation）。并认为，这两种效应来自同一种机制，是同一种机制作用程度不同的两种表现形式。在相同的声辐照条件下，造影剂浓度低，即气泡与细胞的距离大时，表现为可修复性声孔效应；当辐照时间延长，或造影剂浓度增大使气泡与细胞间距减少时，细胞膜发生的声孔无法修复，即转向了致死性声孔效应。

声空化是如何影响声孔效应呢？研究表明，声孔效应是由微泡的小振幅线形振荡伴生的微声流引起的。Gormley 和 Wu 在实验中采用包膜造影剂，在固体边界附近观察微泡振荡引发的非常壮观的微声流现象。对于离体细胞悬浮液研究表明，超声波辐照剂量的控制特别重要，非线形的大幅度震荡将会造成大量细胞死亡。通过荧光技术已经在实验上观测到声孔发生、大分子进入细胞及声孔闭合的整个动力学过程。就理论研究而言，基于线形和非线形声学理论，都可以研究振荡微泡附近产生微声流的声场条件。

虽然将"声致孔"作为一种效应来讨论，但就生物效应的完整过程而言，它又构成了一种新的作用机制，甚至为超声治疗提供了新的发展平台，对超声靶向药物传递和靶向基因疗法展示出广阔空间。

超声波是机械波，故机械机制是原发机制，热机制和空化机制则是超声波与传声介质相互作用的结果，故属于次级机制。实际上，在发生生物效应的实际过程中，这三种作用机制常常是密切相关的。例如，发生瞬态空化时，肯定会伴随发生局部高温高压，从而会引发热效应和机械效应。

但是，研究又发现，在产生某一具体生物效应过程中，常常又存在一种主要的作用机制。就超声治疗而言，例如 HIFU 治疗，主要是通过高热机制治疗；外科手术切割病变组织主要是利用超声振动加速度（机械机制）进行治疗；而药物传递则主要通过声流（产生于声空化）或声孔效应进行治疗。

五、回顾与展望

超声生物效应的应用主要分超声诊断和超声治疗两个方面。

（一）超声诊断

当超声应用于诊断时，剂量的选择一方面要求能够获取较好空间和时间分辨率的图像（通过使用窄的微秒级的脉冲），另一方面则通过足够的声压来获取可接受的信噪比，目的是在获得所需的诊断信息的同时又不造成生物学上严重的细胞效应。

近年来，超声造影剂的引入显著降低了超声对人体产生显著作用的阈值，超声诊断中各项参数的安全性再次面临新的挑战。不仅如此，由于多功能超声造影剂载药等功能的实现需要超声照射诱导其破裂并释放活性药物，这些将诊断超声和治疗超声相结合的研究增加了确定诊断超声安全参数的复杂性。

超声诊断成像是超声由表面向深部入射人体内时，将经过不同声阻抗和不同衰减特性的器官与组织，从而产生不同的反射与衰减。根据接收到的回声强弱，用明暗不同的光点依次显示在影屏上，即可得到人体的切面超声图像。超声诊断无损伤性、操作方便、图像直观、诊断快速，在临床上应用十分广泛。

(二) 超声治疗

超声治疗主要是指物理治疗,其最初的应用甚至早于超声在医学成像领域中的应用。早期的超声物理治疗最主要的机制是组织产热,主要用来治疗软组织损伤、加快伤口愈合和瘢痕组织的软化。近年来,超声生物效应在超声治疗的应用中逐渐成为研究的热点,其效应产生的物理化学变化成为很多超声治疗应用的基础。例如,机械效应在结石界面产生的应力变化是超声碎石的主要机制之一;超声作用下,液体中空化气泡快速闭合瞬间产生的放电、发光、高温、高压、高能量密度、冲击波、微冲流、微聚变等理化效应,构成了近年来迅速发展的超声治疗、超声手术的物理机制等。

超声治疗包括传统超声波疗法、小声头局部治疗、超声针灸、大直径声头的大面积治疗(透声疗法)、应用超声波把药物推入人体内的超声药物透入疗法(声透疗法)等。超声治疗与其他治疗的复合应用也很多。不仅如此,临床上已经广泛应用的还有超声波的特殊治疗,如超声波接触性碎石与非接触性(聚焦)碎石、白内障的超声乳化、根管治疗和去除金属牙冠等。超声颅脑手术和高强度聚焦超声治疗癌症的研究也是目前超声领域的热点。

根据使用的照射剂量水平的不同,超声可引起一系列不同的生物学效应。低剂量超声可产生有益的、可逆的细胞效应,而高强度超声往往会导致细胞立即死亡。因此治疗超声的应用可被广泛划分为低能量应用和高能量应用这两种类型。另外,利用超声激活声敏剂治疗恶性肿瘤的声动力学疗法,也成为超声治疗中迅速发展的一个分支。整个超声能谱上的治疗效应都是通过热和非热效应协同作用获得的。超声治疗各个主要分类如下:

1. 超声骨折修复 大量的动物实验以及随机的临床实验已经证实,超声特别是低强度超声,能够有效地促进和加速骨折康复。采用超声促进骨折愈合可以避免复杂的骨科手术,具有有效、安全、便于实施和较高的性价比等优势。

虽然大量的动物及临床实验证明了其可行性,然而低强度超声促进骨再生的生物物理学机制仍不清楚,但基本可以排除热效应的作用。已提出的机制包括信号转换、基因表达增强、血流改变、组织设计或重设计效应以及微机械压力等。

体外实验显示超声作用能够改变细胞的构象,从而改变离子的渗透性和细胞内第二信使的活性。而细胞内第二信使的活性能够直接导致下游基因表达的变化,从而通过调节软骨以及与骨相关的基因表达而加速骨愈合的进程。超声也能够促进新生血管的生成,通过增加骨折部位的血流,将参与骨愈合的重要生长因子和细胞因子传送到骨折部位,从而促进骨折愈合。不仅如此,超声还能够促进软骨生成,缩短软骨生成的时间,从而提高骨折部位的强度和硬度。超声与骨损伤部位的相互作用是复杂的,超声可以通过和细胞、基因以及调节因子等多种因素相互作用,参与骨折修复过程的各个阶段,促进骨折修复。

2. 超声波导入 超声可以被用来促进药理学上活跃的药物穿透皮肤,这种技术称为超声导入术。频率为 20kHz ~ 16MHz 的超声都被应用于可逆性地提高皮肤的通透性,促进跨皮药物进入体内,研究表明小于 100kHz 的低频超声导入效率更高。很多药物如氢化可的松、水杨酸以及利多卡因等都已经在临床上通过超声波成功导入。目前临床实验数据证明了更多药物,包括胰岛素(糖尿病治疗)、低分子质量肝磷脂(静脉血栓的治疗)、寡核苷酸(皮肤炎症的治疗)以及疫苗等都可通过超声波导入穿透皮肤。

超声波导入的详细机制还尚未研究清楚。人们一般认为低频超声空化以及空化核的形成和破裂是提高角质层通透性并促进大分子物质导入的主要机制;高频超声波导入的机制可能与高频时的局部产热有关。

新的超声的导入研究将超声导入法与化学增强剂和电离子透入疗法相结合。这种联合治疗不仅提高了药物导入的效率,而且降低了化学增强剂的使用剂量,从而在保证导入效率的同时降低了化学增强剂可能的副作用。到目前为止,小分子透皮和大分子透皮传输都已经有了很多成功的例子。但是真正通过低频超声透皮导入药物进行治疗的临床应用报道相对较少,需要更进一步大量的临床试验来确定其安全性与实用价值。一旦其安全性得以证实,合适的低频超声透皮仪研制成功,低频超声快速透皮必将成为一种安全、有效、可控、经济的新型给药方式。

3. 声致穿孔和声动力治疗 声致穿孔是一个术语,用来描述超声会暂时地改变细胞膜的结构,在细胞膜上形成可逆变化的小孔,从而促进低分子质量或高分子质量的分子进入细胞内的现象。由于近年来很多研究将超声造影剂引入了声致穿孔的试验中,并证明了超声造影剂对声致穿孔现象的促进作用,现在声致穿孔的概念往往也将造影剂归入其范围。

声致穿孔增强基因或者药物进入靶向活细胞的研究中,瞬态空化被认为在声致穿孔的产生过程中起着重要的作用。研究认为超声的声致穿孔作用主要源于两个方面:一方面源于细胞膜附近微泡振动破碎而产生的冲击波和喷射力对细胞的损害;另一方面来源于微泡壁运动所导致的细胞结构变化。虽然近年来的研究结果大都认为无论是空化还是微泡,都是通过增强声致穿孔过程中空化效应对细胞的作用来提高基因或者药物运输效率的,但声致穿孔具体的机制尚未研究透彻。

需要注意的是,关于声致穿孔研究许多已报道的实验都是在体外进行的。应该认识到虽然那些研究也许可以证明超声照射的功效,但是在体外液体环境中的作用机制并不能完全反映体内发生照射时的作用机制。在体外环境下声空化和流动也许占据优势,而明显的大量产热在体内则会造成不必要的损害,这是研究中不希望发生的。因此应当慎重地解释体外研究的结果。

4. 基因治疗 在基因治疗方面,研究者们一直致力于寻找促进基因转染到患病组织和器官的理想方法,其主要目标是提高外来核酸转运入指定目标的效率,理想的转染介质系统既要求增强目标组织和器官中的基因表达,又要求对非目标组织没有任何影响,超声辐照目标区域在解决这一局部性要求方面具有很大潜力。大量实验已经证实超声在体外体内均能促进基因转染入细胞中,空化存在时则能得到更好的基因转染效果。当被照射的微泡位于遗传物质的附近,或基因包裹于微泡中或附着于微泡上时能发现增强的基因转染现象,上述两种方法都已在体外和体内试验中得到了验证。

能够摧毁微泡的照射水平决定于诊断的范围,但如果照射水平太高,会出现细胞死亡的不良现象;而延长照射时间也可能会导致 DNA 转染水平降低。因此,合适的照射条件对基因转染的效率具有明显的影响。超声增强基因治疗是超声治疗研究中一个快速发展的领域,它的应用前景与更广泛地进行基因治疗的成功性密切相关。

5. 超声诱导肿瘤细胞凋亡 由于基于生物制剂诱导肿瘤凋亡的治疗模式尚存在难以解决的瓶颈问题,将治疗超声特别是聚焦治疗超声引入诱导肿瘤细胞凋亡的治疗模式具有很大的发展潜力。一方面,已经有很多研究证实,和正常细胞相比,肿瘤细胞对超声照射更加敏感,更易被超声照射杀死;另一方面,超声可以损坏细胞膜结构,造成不可逆的细胞膜损伤,从而导致应激性坏死;不仅如此,

超声照射会抑制细胞的增殖和克隆,诱导重要的细胞膜修饰,提高细胞膜通透性,间接提高抗癌药物灭活肿瘤细胞的作用。近年来,相关研究报告证实了高强度脉冲超声、低强度脉冲超声、连续超声波、聚焦超声、高强度聚焦超声,以及超声波和热疗、光疗、放疗、化疗等相结合均能够诱导肿瘤细胞凋亡。

6. 超声波溶栓 超声波溶栓是指超声能够独自地或在微泡造影剂和纤维蛋白肽类药物(如溶栓酶、尿激酶或组织纤维蛋白溶酶原活性剂等)结合的情况下促进血凝块的溶解。德国研究人员在超声的照射持续时间、强度、频率和脉冲长度等超声控制参数对溶栓增强的影响方面做了很多实验。研究结果表明,在体外没有药物和微泡时,溶栓功效与超声照射持续的时间、强度和脉冲长度呈正比,与频率的关系呈反比。低频能增强对头颅的穿透能力,因此在脑卒中治疗中十分有利,然而使用高强度超声时低频可能导致血小板和纤维蛋白的沉积增加。

此外,由于造影剂的存在降低了空化阈值,其空化的有益效用促进了超声与微泡造影剂以及纤维蛋白肽类药物结合使用的研究。在体外,低频超声(25~37kHz)和微泡能够各自增强纤维蛋白和血栓的溶解。临床实验证明了采用低频超声进行超声溶栓治疗能明显提高治疗效果。

7. 高强度聚焦超声 高强度聚焦超声(HIFU)又称为超声聚焦刀,是近几年快速发展并在国内广泛应用于临床的非侵入性局部高温治疗肿瘤的新技术。该技术在治疗前列腺癌、肝癌、肾癌、乳腺癌、胰腺癌、膀胱癌等方面不仅取得了确切的疗效,还具有其他治疗手段无法比拟的独特优势,目前已经成为肿瘤治疗领域研究和应用的热点之一。

HIFU 治疗肿瘤的机制是利用超声波可以穿透软组织并可以聚焦的物理特性,将体外电声换能器产生的多束超声波聚焦于体内肿瘤病灶,在焦点处形成高能密度区,使靶区的组织出现凝固性坏死。主要作用机制有以下几个方面:①高热效应;②空化效应;③机械效应;④声化学效应;⑤破坏肿瘤滋养血管;⑥诱导部分细胞凋亡;⑦对放化疗有增敏效应。

8. 超声波碎石 采用超声波击碎人体内结石,是近几十年来医学领域迅速引用的新技术成果的一个重要方面。用超声波击碎人体内结石,在实施方案上分体内接触式和体外非接触式两种。体内接触式是介入式超声疗法,主要应用于治疗泌尿系统的结石,其通过将鞘管和声头导入扩张的尿

管,并采用泌尿系内镜技术确定结石位置,利用声头端部顶住结石于对侧膀胱壁上,接触并击碎结石。关于冲击波碎石的机制有很多解释,归为两点:①冲击波在结石前后界面产生应力;②空化机制作用使整个结石疏松和破裂。

（杨增涛）

第二节　超声生物效应的影响

超声生物效应与超声治疗学有着十分密切的关系,本部分就各种不同结构层次生物体系中,超声生物效应的研究结果进行阐述,并且分成离体(in vitro)和活体(in vivo)两部分介绍。

一、离体研究

在离体的超声生物效应研究中,大部分是研究细胞或微生物悬浮液方向。细胞和微生物悬浮液常常作为研究软组织声学效应机制的模拟系统,为了弥补其缺乏软组织结构特性的缺点,可取凝胶固定的方法。

目前已经有研究人员对人或动物活体细胞进行超声直接辐照,把被辐照处理过的细胞取下,进行离体分析。此外,还有一部分关于生物大分子溶液的超声效应的研究,用来考察生物大分子对超声辐照反应的灵敏度以及大分子结构被破坏等。

人工培养细胞为研究超声的细胞效应提供了极方便的条件。在进行实验研究时,细胞除了可以处于悬浮状态外,也可以附着于超声处理的器皿底部内表面上。对于超声辐照引起的细胞效应,可以从物理学、增殖、新陈代谢及遗传学等方面予以评价。

从离体超声效应的研究数据出发,在研究医学超声临床应用的安全性问题时,需要充分地注意到离体细胞与活体细胞所处环境差异。离体细胞分散在细胞悬浮液中,而活体细胞则总是紧紧聚集在一起(仅血管及羊膜表面等细胞除外)。此外,各自环境内的含气情况也大不相同,离体细胞悬浮液中常常会含有大量空化核,而在哺乳动物活体组织中,虽有相关报道显示存在气核,但还需要深入研究超声效应的空化机制。

（一）细胞的表面效应

超声波辐照可导致多种细胞表面效应,如改变细胞膜的离子与分子通透性,改变其电泳迁移率(它是细胞表面上的电荷量度),改变白细胞的吞噬活性,引起细胞表面的形态学变化,造成细胞表皮层脱落以及细胞内含物泄漏等。

应用 $0.7 \sim 3.0MHz$, $0.4 \sim 3.0W/cm^2$ 的连续超声波辐照大白鼠的胸腺细胞,在 $3MHz$, $1.0W/cm^2$ 的条件下(不发生细胞溶解),观测到细胞的钾含量下降,这表明细胞膜的离子通透性发生变化,K^+ 的吸收量减少而放出量增大。

应用 $1MHz$, $0.6W/cm^2$ 的连续超声波辐照鸟的红细胞,发现细胞对 $^3H^-$ 白氨酸的吸收量减少。超声辐照不会在样品内引起瞬态空化,但稳态空化却不能排除。

$2MHz$,空间平均脉冲平均值声强为 $10W/cm^2$,脉宽为 $1ms$ 的脉冲超声辐照 Ehrlich 腹水细胞 20 秒,观测到细胞发生溶解及电泳性下降,但当脉宽减少到 0.1 毫秒时,即使辐照时间增大到 120 秒,也不再发生细胞溶解。同样,脉宽保持为 1 毫秒而使环境压力增大,细胞溶解现象也会消失。这表明,细胞溶解是与气泡活性密切相关的。

确信不发生空化的条件下,腹水细胞的电泳活性下降。这种电泳活性的变化不因增大环境压强而消除,且与脉冲宽度无关(占空比为 1/9),但当频率提高时,电泳活性变化减少,此时超声效应的作用机制应归结于细胞周围的声流与切变力的作用。

应用 $2.5MHz$, $ISATA = 0.5W/cm^2$ 的脉冲超声波辐照,观察到人体细胞的分离(dedtachment),且细胞分离随辐照时间的对数值而增加,但当辐照时间短于 0.18 分钟时,细胞分离则不再发生。显然这时在样品内部的声场是难以描述的,因为这涉及超声能量在实验容器底的传输损耗、近场起伏、上下多次反射波的相互干涉等。

应用可俘获气核的多孔膜浸入研究液体样品中,以 $2.1MHz$, $10 \sim 32W/cm^2$ 的连续超声波进行辐照,结果观察到血小板聚焦状态(clubping)发生变化,并认为这是由稳定空化机制引起的,稳态空化气泡的振荡会导致流体涡流运动(即微声流),由此伴生的黏滞作用足以改变细胞膜功能。这已在 Rooney 的早期研究工作中得到证明,他观察到,在单个振动气泡(频率为 20Hz)的周围可形成很强的微声流,它产生的黏滞应力足以使红细胞破坏。

应用 250kHz 的连续超声波进行辐照,发现在辐照时间 300 秒的情况下,引起血小板形状改变的阈值声强为 $1W/cm^2$。

应用钨丝以 20kHz 的横向振动作为声源辐照白细胞,发现金属丝产生了如同气泡振动一样的微声流,微声流引起的细胞表面效应与金属丝振动幅度有关。当微声流产生的切变压强为 $5 \times 10^{-3} N/cm^2$ 时,白细胞发生溶解;当切变压强达到 $30 \times 10^{-3} N/cm^2$ 时,白细胞的吞噬能力发生改变。应用 1MHz,$0.22 \sim 0.66 W/cm^2$ 的连续超声波辐照,可以使血小板的功能和形态均发生变化,并伴有少量的细胞膨胀和溶解。

(二)细胞的溶解效应

通过细胞点数装置观测,如果发现细胞不再分裂成一个完整的细胞时,就认为该细胞已被溶解(lysis)。超声波对细胞可产生溶解效应,这一事实早已经得到证明。特别是低频率高强度聚焦超声波的空化机制对产生细胞溶解效应特别有效。

研究表明细菌在 20kHz 超声波辐照下溶解是超声空化机制作用的直接结果,而不是通过化学反应。应用 $0.75 \sim 1.1$MHz 的连续超声波辐照人工培养的哺乳动物细胞,发现细胞溶解的阈值声强为 $I_{SPTA} = 1 W/cm^2$。应用 1MHz 的聚焦连续超声波辐照,同样观察到了悬浮液中的阿米巴溶解与空化现象之间的相互关系。

综合上述,超声空化机制是产生细胞溶解效应的物理原因。

(三)细胞增益效应

分单细胞与多细胞两种情况讨论。

1. 单细胞 对于经超声波辐照的存活细胞及其生长情况进行研究,可以获得有关导致细胞效应的超声辐照条件的某些信息。在这一研究领域中,已经有超声辐照剂量与效应之间的关系研究。

(1)存活与生长:存活是个广义的术语,其含义即指细胞未被溶解,细胞拒绝"活染料"(vital dyes),或在"涂层试验"(plating test)中产生细胞群体,生长则是指细胞的数目随时间而增加。

应用 1MHz 的连续超声波辐照 V-19 和 Hela 细胞,发现使涂层效率下降(它是细胞溶解增长的反映)的阈值声强为 $1 W/cm^2$。研究还发现小白鼠 L 细胞存活率的下降是由超声空化机制引起的。

应用 $ISATA = 151 W/cm^2$ D 脉冲超声波辐照大白鼠的腹膜流体及 Balb/c 3T3 细胞,声头是从上向下浸入聚乙烯试管的悬浮液样品,辐照后立即发现细胞的超微结构及细胞的运动性(motility)发生了变化;而且在辐照后的 $5 \sim 7$ 天,细胞的表面特征也发生改变。类似的细胞运动性的变化及细胞表面特征的变化,在经过 X 线($0.029 \sim 0.29$Gy)或紫外线($10J/m^2$,1 秒)照射之后也同样可以观察到。

研究超声辐照胸腺细胞的情况时发现在同样超声强度下,750kHz 的超声波比 3MHz 的超声波对细胞生存及生长产生更大的影响,即超声效应与超声频率高低呈反比。这与产生效应的超声空化体制相一致的。此外,他们还发现,在同样声强下,3MHz 的超声波比 1.5MHz 的超声波辐照引起细胞内钾含量减少得更多,而且这种情况与液体内含气情况无关。这表明,在此引起细胞内钾含量减少的机制不是超声空化,而是其他机制。

超声空化过程常常会伴随产生自由基,自由基在气相产生后即向周围液体中扩散。研究表明,当有自由基清除剂加入时,超声辐照导致的细胞死亡率下降,但却不能减少溶解。这些结果表明,超声空化产生的自由基是使细胞致死的一个生物学原因。

从上述各研究结果可形成一个基本的认识,即超声波影响系统存活率的主要作用机制应该是超声空化。

(2)对细胞周期的影响:许多研究者都发现,处于不同周期(G_1,S,G_2 与 M)中的细胞,对超声波辐照具有不同的灵敏度。但是对于在哪些周期中反应灵敏,在哪些周期中反应迟钝,不同的研究者给出了不同的研究结果。据分析,辐照条件上的差异与计数技术不同可能是造成这种矛盾的原因。

2. 多细胞球 多细胞球为研究工作提供了模拟三维空间的离体组织培养系统,在多细胞球内,细胞之间的空间情况很类似于组织内部结构。因此,多细胞球就其结构而言,给出了介于细胞与组织的中间媒介,用增大尺度的办法,多细胞球的整体与组分细胞均可进行功能单元的分析。

3. 遗传与 DNA 的效应

(1)酵母与果蝇的变异:应用不同装置和不同频率的超声波,对酵母遗传系统的一系列因子,如线粒体、核及复合遗传变化进行了研究评价。其中的一个实验室使用超声细胞粉碎机,声头直接浸入试管内的研究样品中,确信超声辐照会引起空化现象;另外一个实验则是使用 $1 \sim 2$MHz 的连续或脉冲超声波进行辐照,连续波超声强度为 $10 W/cm^2$,结果均未发生任何效应。该研究团队还使用了 $0.05 \sim 2.0 W/cm^2$ 的连续超声波辐照果蝇,结果也未对遗传产生任何效应,即使是声强增加到足以杀死果蝇的程度,结果也未改变。

(2)染色体:超声波辐照不会导致染色体经典型的损伤,如碎片、环化。人的离体淋巴细胞经 $1.5 W/cm^2$ 的超声波辐照后,发现 Pycnotic 核的表象发生变化。此外,动物组织经过超声波辐照后,其核外观呈异常,但这些均属非典型损伤,它们与遗传型损伤无关。

（3）姊妹染色单体交换（SCES）：在细胞进行有丝分裂的前期和中期，一个染色体包含两个染色单体，即姊妹染色单体。两个单体之间的交换通常发生在同一位置上，这可以用适当的染色体进行标定技术予以检测。已知一定的药物与紫外线作用可导致SCES的频率增大，并且有部分研究者认为它可能与遗传变异有关，但是有很多的人相继提出质疑。超声波辐照能否影响SCES一直是医学超声界所关注的问题，至今已经进行了较多的研究，其中多数得到否定结果，但也有一部分研究报道肯定了结果。

（4）DNA及其他大分子效应：已有研究表明超声辐照DNA大分子溶液可以使DNA大分子被机械打断。在易于产生稳态空化的特制装置中，用20kHz的超声波辐照，发现DNA分子量越大，它响应切应力而降解的灵敏度越大，但足以使溶液中DNA大分子降解的切应力不大可能损伤染色体中DNA分子。

超声波也可以通过化学方法改变DNA，核酸溶解通过0.8MHz，5W/cm²的超声辐照，可以形成乙二醇，这很类似经过X射线或γ射线辐照后所发生的情况。引起尿嘧啶水溶液变化的声学机制，即声致羟自由基通过两步过程使C5-C6双键饱和。对于各种核苷酸溶液所做的紫外线吸收与高压液体层析法分析结果比较表明，胸腺嘧啶与胸腺嘧啶核苷（thymidine）是最活跃的核酸和核苷酸。

研究表明核酸反应活性的次序是胸腺嘧啶>尿嘧啶>鸟嘌呤>腺嘌呤。当反应在充气环境下进行时，气体的效率次序是Ar>O₂>空气>N₂>He>H₂。但是，倘若有自由基清除剂（如一氧化氮）参与时，则观察不到声辐照导致解体的现象发生。这一结果有力证明，自由基是导致核酸反应的中间物，而自由基的产生正是超声瞬态空化的结果。

综上所述，非热机制，特别是空化机制是产生离体超声生物效应的主要原因。为此，稳定的气泡或空化核是必不可少的。如果在超声辐照的系统中不存在合适的气泡，那么当辐照声压值小于一个大气压（对应平面波声强0.3W/cm²）时，不大可能对离体细胞产生任何效应。

二、活体研究

（一）哺乳动物整体的超声生物效应

由于超声场作用范围的局限性，超声辐照哺乳动物整体只能在少数情况下实现，其中最重要的是对动物的胚胎，这方面已累积了很多数据，下面仅列举数据。

应用频率为2.25MHz，声强40mW/cm²的超声波辐照妊娠4天的小白鼠胚胎5小时，导致胎鼠畸变率与死亡率均显著增大。应用1MHz，0.35W/cm²的超声波辐照胎鼠3分钟，观察到新生鼠死亡率明显增高。应用5MHz的脉冲诊断超声波（$I_{SPTA} = 24mW/cm²$）分别辐照妊娠龄15、17、19天的11只孕鼠，辐照时间为35分钟，生出新生鼠83只，在出生后的5周内，对它们进行5项反射试验及4种生理参数测试。结果表明，与未经超声辐照的相比，它们的生长明显迟缓，若干反射与发育指征均出现了具有统计学意义的变化。

应用B型扇扫超声诊断仪，对30例怀孕猕猴从妊娠起到足月，间隔一定时间对胎儿进行多次辐照。而后对新生猴的血液学、发育及行为学进行分析，并与未经超声辐照的对比，结果显示，受超声辐照的婴猴呈以下几种表现：①出生2~16天内的血液分析显示，中性粒细胞与单核细胞明显下降；②出生3个月内体重发育下降；③出生1年内，它们在安歇休息时的行为活性增大；④一系列情景试验表明，它们完成设定任务的能力下降。

（二）组织器官的超声生物效应

从治疗超声出发，人们往往更关心超声波辐照个别器官时，所产生生物效应的表现形式及相应阈值超声剂量。我们介绍超声对脑、肝、睾丸、卵巢及肿瘤等组织进行辐照，所获得的若干研究结果。

1. 脑组织 对脑组织曾经做过较多研究，并在实验研究基础上总结出了定量结果，即为了脑组织产生光学显微镜可以鉴别出的结构损伤，在100~600微秒辐照时间内，超声阈值剂量应满足下式：

$$It^{1/2} = 200W/(cm² \cdot s^{1/2}) \quad （式12-2-1）$$

2. 肝组织 对肝组织的超声生物效应研究表明，引起其结构损伤的阈值超声剂量为式12-2-1中的2倍，即

$$It^{1/2} = 400W/(cm² \cdot s^{1/2}) \quad （式12-2-2）$$

将超声头对准兔肝脏的左中叶部（B型超声成像定位），超声辐照15分钟。于辐照后的24小时、20天及40天剖腹取材，进行切片观察分析。

辐照24小时后取材分析发现，肝组织超微结构呈明显致伤效应，且再经过20天和40天后观

察,均未能完全恢复。对诊断超声剂量辐照组,虽已观察到肝组织的超微结构发生一定改变,如肝细胞内质网的脱粒和线粒体肿胀等,但 40 天之后,即已恢复正常状态。

由此可以认为,对于肝组织来说,诊断超声剂量引起的效应是可逆的,理疗超声剂量辐射引起的效应是不可逆的。

3. 睾丸组织 对于超声波辐照是否对睾丸产生精子的功能及生殖能力造成影响的问题,是有关一种物理手段能否用于节育领域的重要问题。理疗级超声剂量辐照会影响睾丸产生精子的功能,这一点是肯定的。应用 $1\sim2W/cm^2$ 连续超声波辐照家兔睾丸可使精液中的精子数目明显下降,4~6 个月之后又重新回升复原,且未发现精原细胞、支持细胞及间质细胞发生变化。

应用 $1MHz,25W/cm^2$ 的超声波辐照小白鼠睾丸,辐照 30 秒,在其后 10 天内不同时间里进行组织学检查,发现在同样辐照条件下,不同种类小鼠输精管呈现不同程度损伤,还观察到精母细胞的损伤早于精原细胞,这一点恰好与离子辐照观察到的结果相反。

4. 卵巢组织 应用 $1MHz,5\sim100W/cm^2$ 超声波辐照小白鼠卵巢 15~300 秒,辐照之后的 7 天内的不同时间里做组织切片的光学显微镜检查。结果发现超声辐照剂量不同,引起的损伤也不同,且卵巢的不同部位对同一辐照剂量的响应也不同。

5. 组织再生 应用 $3.6MHz,0.1W/cm^2$ 的超声波对兔子耳朵上面积为 $10mm^2$ 的伤口进行辐照,每周 3 次,每次 5 分钟,结果使伤口愈合速度明显加快。应用 $3MHz,1W/cm^2$ 的超声波辐照静脉曲张的溃疡部位,每周 2 次,每次 10 分钟,连续辐照 4 周,取得了十分令人鼓舞的疗效。

6. 肿瘤组织 对于肿瘤组织超声效应的研究,因与肿瘤临床治疗有密切关系,一直受到较多重视。基础研究与临床试验都已经证明,当温度上升到 43℃,肿瘤细胞就开始无法生存。事实上,采用热疗法医治肿瘤已有较长的历史,20 世纪 70 年代后,超声波作为对人体深部肿瘤进行热疗法的有效手段受到极大重视,有关基础研究也明显增多。

应用 $1MHz,1.5W/cm^2$ 的超声波辐照大白鼠皮下移植的 Wilm 肿瘤,可使肿瘤体积与重量减少,患鼠的生存时间延长。对实验肿瘤进行 X 线辐照的同时,配合使用 $1MHz,8.4W/cm^2$ 的超声波照射,结果表明为使中立退化所需的 X 线剂量大大减少。应用 $1MHz,0.5\sim2.5W/cm^2$ 的超声波辐照小白鼠的移植肉瘤 15 分钟,结果使肿瘤对 γ 射线的敏感性增强。

目前有科研人员开始尝试对超声辐照与药物治疗的协同作用进行研究。在对恶性脑肿瘤患者进行化疗(服药)的同时,应用 $1MHz,3W/cm^2$ 的超声波通过头盖骨对肿瘤进行辐照,结果表明超声辐照增强了化疗效果。自 20 世纪 80 年代初,国外相继有多聚焦探头的超声肿瘤热疗机问世,临床应用也取得了有效的进展。

三、超声生物效应实验研究数据小结

有关不同生物层次上超声生物效应的主要实验结果见表 12-2-1。

表 12-2-1 超声在生物体系的各个层次上引起的生物效应

样品	f(MHz)	$I_{SPTA}(W/cm^2)$	t	效应	层次
小白孕鼠	1	0.35CW	3min	分娩胎儿死亡率增加	整体辐照
小白孕鼠	1	1CW	5min	胎重下降	整体辐照
大白孕鼠		P	20min	仔鼠呈明显致畸	整体辐照
孕猕猴		扇扫 B 超 P	—	仔猴血液学指标有变化,发育下降	整体辐照
脑	1~9	$2\times10^1\sim1CW$	$10\mu s\sim10min$	致伤阈值剂量 $It^{1/2}=200W/(cm^2\cdot s^{1/2})$	整体辐照
肝	3	$2\times10^1\sim3\times10^2CW$	$10\mu s\sim10min$	致伤阈值剂量 $It^{1/2}=400W/(cm^2\cdot s^{1/2})$	整体辐照
幼鼠腰椎	3.5	B 超 $3mW/cm^2$,P	15s	超微结构损伤,40 天后恢复	组织与器官
	1	$200\sim1CW$	$10^{-2}\sim10min$	后肢瘫痪阈值剂量 $It^{1/2}=25W/cm^2\cdot s^{1/2}$	组织与器官

续表

样品	f(MHz)	I_SPTA(W/cm²)	t	效应	层次
睾丸	1	25P	0.5min	精母细胞早于精原细胞受影响（与离子辐照作用相反）	组织与器官
卵巢	1	5~100CW	0.25~5min	组织损伤	组织与器官
Wilm 肿瘤	1	1.5CW		瘤体及重量下降	组织与器官
实验肿瘤	1	8CW		与 X 线协同作用,使肿瘤退化的 X 线剂量减小	组织与器官
恶性脑肿瘤	1	3CW		与化疗协同作用增强化疗效果	组织与器官
兔耳伤口	3.6	0.1CW	5min(3 次/周)	加速伤口恢复	组织与器官
静脉曲张溃疡部位	3	1CW	10min(4×3 次/周)	效果令人鼓舞	组织与器官
小白鼠白血病细胞	1	15	0.17min	有丝分裂期优先瓦解	细胞
Ehrlich 腹水细胞	1	1	5min	电泳能力下降	细胞
大白鼠胸腺细胞	1.8	大于 1		钾含量立即下降	细胞
蛋白质（分子量<10⁴）	1~27			空化时发生降解	大分子
DNA（分子量<10⁴）	1	30		无空化时发生降解	大分子

注:I_{SPTA} 指空间峰值时间平均值声强,t 指辐照时间,CW 指连续声波,P 指脉冲声波,f 指超声频率

（杨增涛）

第三节　医学超声的生物安全

医学超声的安全性问题,一直是超声诊断和治疗中最令人关注的问题之一。超声安全性和超声声强、声压、作用时间、作用方式有关,还和相关的生物学效应相对应。

超声诊断安全性问题是个极为重要而未彻底解决的问题,自 20 世纪 80 年代以来,这个问题尤为引人注目。其背景之一是超声诊断在妇产科的应用范围日益扩展,致使超声诊断对早孕的可能影响问题变得十分灵敏;其二是一些超声多普勒诊断仪的声输出趋高,其存在的潜伏不安全性令人十分关注。

对超声诊断安全性的研究,国外通常只限于实验动物研究和流行病学研究。20 世纪 80 年代后期,我国率先开展临床研究,获得了更有意义的研究成果,引起国际同行的重视。

一、流行病学研究

虽然已经进行了大量的规模不同的流行病研究,但是尚不能从已获得研究结果中得出一致的结论。720 例胎儿,多普勒诊断超声辐照,其结果无明显差异。1114 例胎儿受超声辐照,胎儿异常 2.7%,对照组为 4.8%。150 例新生儿对照研究,统计学无差别。171 例宫内受超声辐照的儿童,6 个月到 3 岁发育无明显异常。2428 例受宫内超声辐照的胎儿,出生后与对照组无差别。2135 例儿童,其中约 1/2 在母胎中受超声辐照,辐照组体重偏低。425 例受宫内超声辐照,381 例为对照,辐照组仅口吃率偏高。1731 例儿童死于癌症,1731 例作为对照组,两组超声辐照情况相同。555 例癌症儿童,1110 例儿为对照组,超声辐照与癌症无关。510 例宫内超声辐照,499 例为对照组,未见短期效应。149 对同性孪生儿童,每对中一个受宫内辐照,出生到 6 岁未见差别。

二、临床研究

20 世纪 80 年代末,我国率先开展了有关产科超声诊断安全性的临床研究,取得的主要结果见表 12-3-1。

表 12-3-1 产科超声诊断安全性临床研究结果

例数	超声辐照剂量	检测项目	结果(与对照组相比)
30	9.5mW/cm² (I_{SPTA}),30min	绒毛细胞	染色体畸变无变化;生化代谢变化,膜结构受损
30	诊断超声,20min	绒毛细胞	rRNA 基因转录活性物显著变化,亚微结构改变
18	9.5mW/cm² (I_{SPTA}),30min	蜕膜	T 淋巴细胞亚群无变化,巨噬细胞明显减少
45	0.67mW/cm² (I_{SPTA}),10~30min	绒毛细胞	>20min 时,膜结构明显受损
18	诊断强度 10min,20min,30min	绒毛细胞 SCE	>20min 时,SCE 明显增大
40	B 超 0.7mW/cm²,10min,20min,30min 彩超 1.8mW/cm²,10min,20min,30min	绒毛细胞	>20min 时,超微结构及酶细胞化学改变与 B 超相比,上述改变更明显
12	I_{SPTA} = 7.6mW/cm²,30min	新生儿体重	胎中晚期超声辐照,体重下降
		新生儿血细胞	红细胞 C_{3b} 受体活性受抑制,数目下降,由此导致红细胞免疫复合物花环形成率上升,免疫功能下降
60	诊断超声,0.67mW/cm²,30min	绒毛组织	DNA 含量下降
32	诊断强度 10min	脐带血	淋巴细胞染色体畸变率及姊妹染色单体互换频率无显著变化
60	1.18mW/cm²,30min	绒毛组织	脂质过氧化程度及细胞膜超微结构无显著变化
586	1.15~2.3mW/cm²,1~5min	胎儿	单因素(体重)分析结果:体重与辐照次数呈正相关;多元分析(控制其他因素)结果:体重与辐照次数无关
16	1.0mW/cm²,30min	20~28 周胎龄胎儿睾丸	超微结构受损;辐照 10min 以下,则未见受损
70	0.41mW/cm²,30min	22 周孕龄胎儿卵巢组织	超微结构受损,10 天后可修复 83%;辐照 10min 以下,无明显损伤
80	2.08mW/cm²,5~20min	角膜及绒毛组织	辐照 5min 即见角膜上皮出现水肿;辐照 20min,绒毛细胞 SOD、GSH-Px 活性显著下降
28	0.41mW/cm²,5min,10min,30min	20~28 周胎儿脑垂体	30min 辐照使超微结构受损;5min 与 10min 无损伤
24	3.4mW/cm²,10min,20min,30min	Fas/FasL 蛋白表达	20min 与 30min 组蛋白表达明显增大(P <0.001)

表中数据表明,诊断超声对准早期胚胎辐照过长(如大于 20 分钟),将会对绒毛细胞及蜕膜组织的结构、生化代谢及免疫功能等指标造成影响,从而可能对胚胎的正常发育带来不良后果。

近年来,我国研究者又把临床研究引向深入,研究了诊断超声可能引起胎儿某一器官(如睾丸、卵巢、角膜等)产生效应的辐照剂量。

综合上述这类临床研究结果,我国专家提出如下建议:

1. 在确有诊断目的情况下,才对早孕胚胎进行超声影像诊断。

2. 在诊断中必须坚持最小剂量原则,即在保证获取必要诊断信息的情况下,要尽量采用最小超声辐射强度和最短的辐照时间。

3. 对胎儿脑、眼、髓、心脏及生殖器官进行定点超声检查时,应不超过 3~5 分钟。

4. 应严禁用于商业、教学及为满足父母要求了解胎儿性别的超声检查。

21 世纪以来,有关超声生物效应的研究依然是生物医学超声领域的重要研究课题,特别是有关高强度聚焦超声的生物效应研究及超声联合气泡生物效应的研究成为新的研究亮点。

三、规范和建议

(一) 美国医学超声学会(AIUM)的建议

美国医学超声学会(AIUM)于1985年在《超声诊断设备声输出参数》一文中提出,如负声压峰值 $P_- \geqslant 2MPa$ (10^5Pa 为1bar,约为1个大气压),或在人体内引起的温升 $\Delta T \geqslant 1.2°C$,即会对人体产生有害效应。采用 P_- 值对于考虑引发空化机制的可能性无疑比采用 I_{sppa} 及 I_m 等参数更贴切、合理。1987年国际电工委员会(IEC)在WG12标准中表示,支持用体内局部温升 ΔT 及负声压峰值 P_- 两个参数来规范安全标准。这表明,人们正在接受这样的观点,即诊断超声对人体的可能损害是来自空化机制和热机制。测定 P_- 值需用微型水听器,而对体内温升 ΔT 的无损测量至今仍未建立起满意的方法。

(二) 美国医学超声学会(AIUM)的声明

AIUM最开始的研究表明,以空间峰值时间平均声强低于 $100mW/cm^2$ 的诊断级超声辐照非人哺乳动物组织未见发生有害生物效应,AIUM在1987年12月发表的声明,引申出一条指导超声临床应用的同样简单的法则,即为了保证超声临床应用的安全性,要么使 $I_{SPTA} < 100mW/cm^2$,要么使 I_{SPTA} 与辐照时间乘积低于 $50J/cm^2$(对非聚焦情况)。但后来经过多年的发展研究,AIUM研究表明,以低于 $100mW/cm^2$ 的空间峰值时间平均声强辐照哺乳动物组织发现了有害的生物效应。为了兼顾确保临床应用的安全性和推动新技术的发展与应用,AIUM和NEMA(美国电器制造商联合会)指定并发布了《诊断超声设备热和机械声输出指数实时显示标准》。按照该标准,除了眼科专用机型之外,所有超声诊断设备的声输出均可做到最高值。新的标准同时规定,凡是按照新标准生产的设备,必须将声输出参数换算成声输出指数显示于屏幕,以方便仪器的临床操作者具体掌握,这样就使得临床安全责任由企业和临床操作者共同承担。美国颁布的标准得到了许多国家监管当局的效法,国际上运行的许多制造商和检测机构以其作为参考,以至于成为实际上的国际标准。

但是,AIUM告诫人们,AIUM声明对于超声临床诊断只是一个参考规范,不是绝对标准,不能由它引申出上述过于简单的临床指导法则。对聚焦超声可使用较高的声强,这是因为几种在小焦区内的热量比较容易扩散。

(三) 美国食品药物管理局(FDA)的新建议

1993年之后,美国食品药物管理局(FDA)按照人体身体部位的不同,规定了声输出限制标准(表12-3-2)。

表12-3-2 FDA新建议的人体内辐照处声输出的限制标准

身体部位	I_{SPTA} (mW/cm^2)	I_{sppa} (mW/cm^2)	I_m (mW/cm^2)
心脏	430(730)	190(350)	310(550)
周围血管	720(1500)	190(350)	310(550)
眼科	17(68)	28(110)	50(200)
胎儿成像及其他*	94(180)	190(350)	310(550)

注:* 表中所称"其他"包括腹部、小儿科、小器官(乳房,甲状腺,睾丸)、婴儿脑及成人脑。I_{SPTA} 指空间峰值时间平均声强,I_{sppa} 指空间峰值脉冲平均声强,I_m 指最大声强,括号外的数值是考虑路途损失后体内折减值,括号内的数值是采用水听器扫描法的水中测量值

同时,美国FDA对胎儿心率仪有单独的规定:采用连续波多普勒原理时的空间平均时间平均声强和采用脉冲多普勒原理时的空间平均脉冲平均声强均应该低于 $20mW/cm^2$。

在超声诊断胎儿成像方面,FDA关于胎儿辐照处的最大允许声强发生过三次变化,1985年最大允许声强为 $46mW/cm^2$,到了1987年提高到了 $94mW/cm^2$,1991年成为了一个分水岭,声强由1991年前 $94mW/cm^2$ 提高到了 $720mW/cm^2$。同时,FDA也非常关心和重视声强提高对组织产生的热量变化对人体的影响。

为了评估1991年最大允许声强巨大变化的影响,相关机构对FDA检测部门的声输出数据报告进行了一个调查,这项调查主要分析对比1991年前和1991年后影响和显示热量变化的三个指标,即超声功率、中心频率和骨热指数(TIB),主要涉及三个时间段的数据,即1984—1989年、1992—1997年和2005—2010年。三个不同时间段的功率、中心频率和TIB的平均值见表12-3-3。

表12-3-3 三个不同时期的功率、中心频率和TIB的平均值

参数	1984—1989年	1992—1997年	2005—2010年
平均功率(mW)	8.4	102	75
平均频率(MHz)	4.2	3.7	3.4
平均骨热指数TIB	0.19	1.8	2.0

美国 FDA 对三个时间段的功率、中心频率、TIB 的范围、平均值、中值和标准偏差进行了相关的研究,其结果见表 12-3-4～表 12-3-6。

表 12-3-4　三个时间段的功率的范围、平均值、中值和标准偏差(单位:mW)

功率指标	1984—1989 年 (n=130)	1992—1997 年 (n=142)	2005—2010 年 (n=806)
范围	0.008～73	0.5～712	0.3～659
平均值	8.4	102	75
中值	3.5	62	56
标准偏差	13	115	72

注:n 为计算各种参数的数据集样本大小

同时,美国 FDA 对不同模式操作下(B/M 型模式、脉冲波多普勒、连续波多普勒、彩色多普勒)的平均功率、平均中心频率和平均 TIB 值进行了研究统计,具体结果见表 12-3-7～表 12-3-9。

表 12-3-5　三个时间段的中心频率的范围、平均值、中值和标准偏差(单位:MHz)

中心频率指标	1984—1989 年 (n=143)	1992—1997 年 (n=142)	2005—2010 年 (n=842)
范围	2.3～7.5	2.0～7.4	1.2～8.8
平均值	4.2	3.7	3.4
中值	3.5	3.5	3.0
标准偏差	1.2	1.2	1.2

注:n 为计算各种参数的数据集样本大小

表 12-3-6　三个时间段的 TIB 的范围、平均值、中值和标准偏差

TIB 指标	1984—1989 年 (n=47)	1992—1997 年 (n=142)	2005—2010 年 (n=849)
范围	0.002～0.7	0.05～5.5	0.03～6.0
平均值	0.19	1.8	2.0
中值	0.15	1.5	1.8
标准偏差	0.19	1.4	1.3

注:n 为计算各种参数的数据集样本大小

表 12-3-7　不同的操作模式下的平均功率(单位:mW)

模式	1984—1989 年	1990—1991 年	1992—1997 年	2005—2010 年
B/M 型模式	8(89)	14.4/4.90(122/106)	26(41)	59(214)
脉冲波多普勒	39(7)	35.3(56)	134(56)	90(309)
连续波多普勒	0	没有报告	51(5)	67(29)
彩色多普勒	0	128(31)	156(21)	115(35)

注:括号内为样本值

表 12-3-8　不同的操作模式下的平均中心频率(单位:MHz)

模式	1984—1989 年	1990—1991 年	1992—1997 年	2005—2010 年
B/M 型模式	4.3(96)	4.67(127)	4.3(41)	3.4(227)
脉冲波多普勒	3.7(7)	4.27(56)	3.6(56)	3.4(220)
连续波多普勒	0	没有报告	2.7(5)	2.9(29)
彩色多普勒	0	4.01(31)	3.2(21)	3.0(35)

注:括号内为样本值

表 12-3-9　不同的操作模式下的平均 TIB 值

模式	1984—1989 年	1990—1991 年	1992—1997 年	2005—2010 年
B/M 型模式	0.2(39)	0.159(106)	0.6(41)	0.8(235)
脉冲波多普勒	0.5(5)	0.684(56)	2.5(56)	2.5(320)
连续波多普勒	0	没有报告	1.3(5)	2.7(320)
彩色多普勒	0	没有报告	2.6(21)	2.7(35)

注:括号内为样本值

（四）日本卫生福利部的报告声明

日本医学超声学会超声诊断设备标准委员会主席 M. Ide 在 1984 年的撰文中重申了此前日本卫生福利部发表的两个标准，即频率为几兆赫兹，辐照时间 10 秒至 1.5 小时，产生生物效应的最小强度，在连续波情况下近似为 $1W/cm^2$，在脉冲波情况下近似为 $I_{SPTA} = 240mW/cm^2$。

同时，日本医学超声学会对空间平均时间平均声强在水中的测量值进行了限制，具体要求如下：①A 型超声诊断设备：$I_{sata} < 100mW/cm^2$；②M 型超声诊断设备：$I_{sata} < 40mW/cm^2$；③手动扫描 B 型超声诊断设备：$I_{sata} < 10mW/cm^2$；④超声多普勒胎儿诊断设备（心率仪）：$I_{sata} < 10mW/cm^2$。

到目前为止，关于超声诊断设备声输出水平的限制性规定，除了 1984 年日本医学超声学会对手动扫描 B 超和胎儿心率仪提出过 $I_{sata} < 10mW/cm^2$ 之外，在发达国家的国家标准和 IEC 标准中，对于包括 A 型超声、M 型超声、自动扫描 B 型超声、彩色多普勒超声、经颅多普勒超声、超声骨密度仪等设备，以及所有的其他参数，均未提出过低于 $10mW/cm^2$ 的限制性要求。

（五）世界卫生组织（WHO）的建议（1982 年）

1. 只有在医学上具有明确理由时，才对人体使用诊断超声。

2. 以商业显示和获得实验图像为目的时，不应把超声用于辐照人体，特别是辐照孕妇。

3. 在保证获得良好图像质量和取得必要的诊断信息前提下，应使超声诊断设备的声输出强度尽可能小。

不难发现，上述各声明建议都是针对时间平均声强的，但近年来人们更为关心的是可高达几百乃至上千 W/cm^2 的瞬态高声强，因为它可能引起的空化与瞬间热机制对安全性更具有潜在的危害性。

（六）国际电工委员会（IEC）标准

1. IEC61157：1992《医用超声诊断设备声输出公布要求》的 IEC 标准 该标准由 IEC/TC87 组织制定，它要求公布的声输出资料主要包括以下参数：最大时间平均声输出功率（最大功率）、峰值负声压 P_-、输出波束声强 I_{ob}、空间峰值时间平均值声强 I_{SPTA}、−6dB 脉冲波速宽度、输出波束尺寸、算术平均声工作频率等。

同时，该规定对换能器部件和超声设备主机在所有操作模式下如果可以满足如下三条：①峰值负声压 $P_- < 1MPa$；②输出波束声强 $I_{ob} < 20mW/cm^2$；③空间峰值时间平均值声强 $I_{SPTA} < 100mW/cm^2$。（注：I_{ob} 为时间平均输出声功率除以输出声波束面积）则可免除公布声输出资料。另外，在资料中应标明其标称频率。如果换能器和超声设备主机输出级不符合公布的免予公布的条件，则应该对特定的换能器部件和超声设备主机的组合，提供每一种操作模式下最大的声输出级下典型的测量数据。制造商应该以技术数据表格、随机文件/手册、背景资料的方式提供声输出资料。该标准现在已经修订为 IEC61157：2007。1997 年，我国颁布了国家标准《医用超声诊断设备声输出公布要求》，它参考了 IEC61157：1992 标准，该标准对医用超声诊断设备声输出的公布要求做出了详细的规定。

2. IEC60601-2-37：2001《医用电气设备　第 2~37 部分：超声诊断和监护设备安全专用要求》该标准由 IEC/TC62 组织制定，关于声输出问题主要内容包括以下几个方面：①未规定声输出水平的上限值，临床上由医生根据声输出屏幕的显示，遵照 ALATRA 原则予以掌握；②声输出指数（热指数和机械指数）值能够超过 1.0 者，必须设置屏幕显示功能，不会超过者不要求设置；③产品说明书中必须列表给出以指数表示的声输出水平报告，原来依照 IEC61157 进行的声输出参数公布不再实行。

该标准现已经修订为 IEC60601-2-37：2007。

（七）超声诊断设备声输出的热指数与机械指数标准

1995 年国际上提出了用热指数和机械指数来估计热损伤和空化损伤风险。根据 AIUM/NEMA 1998 年修订的《Standard for real-time display of thermal and mechanical acoustic output indices on diagnostic ultrasound equipment》和 2001 年颁布的《Particular requirements for the safety of ultrasonic medical diagnostic and monitoring equipment》的要求，医学超声诊断设备和监视仪器要求提供指示性声输出参量：热指数和机械指数。

热指数（thermal index，TI）指超声实际照射到某声学界面产生的温度升高和使界面温度升高 1℃ 的比值。定义为：

$$TI = W_0/W_{deg} \qquad （式 12-3-1）$$

式中 W_0 为声源提供的时间平均功率，W_{deg} 为目标组织温升 1℃ 所需的声功率。

TI 分三种情况，即软组织热指数（TIS），用于 M 型（小孔径情况）、D 型（大孔径情况）和彩色血流成像(实时扫描型);骨热指数(TIB),用于胎儿的第二、三妊娠期;颅骨热指数(TIC)。

标准要求:如 TI<0.4 时,则可不要求仪器有 TI 显示功能;如 TI>1 时,亦需执行 ALARA 原则,即用尽可能小的功率及短的辐照时间完成诊断。TIS、TIB 及 UIC 不需同时显示,依具体情况选用。不同温度下,组织可承受超声辐照的时间阈值为:1min(43℃),4min(42℃),16min(41℃),64min(40℃),∞min(39℃)。通常,TI 在 1.0 以下认为是无害,但对胎儿检查应调节至 0.4 以下,对眼球应调至 0.2 以下。

机械指数(mechanical index,MI)指超声在负压峰值(MPa 数)与探头中心频率(MHz 数)的平方根值的比值。它与超声的频率及峰值声压有关,它主要反映了超声空化过程可能对组织产生的潜伏危险性。定义为:

$$MI = P_r \cdot 3(z_{sp}) / \sqrt{f} \qquad (式 12\text{-}3\text{-}2)$$

式中 $P_r \cdot 3(z_{sp})$ 表示以 0.3dB·MHz 减小的峰值压强,在轴上某点 z_{sp} 处的脉冲声强积分达最大。标准要求:超声诊断输出大于 1 时,则要求仪器必须能显示出 MI 数值。倘若仪器输出的 MI<0.4,则可不要求其有显示 MI 的功能。对于 Multi-Mode 仪器,MI 仅需在 B-Mode 中显示,而不必在其他模式中显示。但如无实时显示,例如多普勒仪器,则需显示 MI,MI 与 TI 无须同时显示。通常,MI 在 1.0 以下认为是无害,但对于胎儿应调节至 0.3 以下;在使用超声造影剂或体内存在其他微泡或气体情况下,MI 应调至 0.1 或者更低。

美国 FDA 规定 TI 的上限为 6,无论对于任何模式和应用场合,超声诊断设备的 MI 值不得超过 1.9。根据 IEC 和 FDA 的相关标准,超声诊断设备的操作者应当参考当前状态下的 TI 和 MI 指数,并且严格按照 ALARA 原则,在诊断效果和可能存在的安全风险之间做出最佳的抉择。MI 和 TI 的阈值及其可能对人体产生的生物效应见表 12-3-10。

表 12-3-10　MI 和 TI 的阈值及其可能对人体产生的生物效应

阈值大小	可能对人体产生的生物效应
MI>0.3	可能对胎儿的肺和肠有轻微的损伤,应该尽可能地减少超声辐射时间
MI>0.7	当超声显影剂中有微气泡产生时可能存在气穴空化的危险,且 MI 值越大,这种危险存在的可能性越大
TI>0.7	应当限制胚胎和胎儿的受超声辐照时间
TI>1.0	不推荐做眼部超声检测
TI>3.0	在任何情况下,无论时间多短,都不推荐对胚胎和胎儿做声输出剂量的超声检查

目前累积的资料表明,合理使用超声诊断给患者带来的好处远远超过了任何可能存在的风险。在运用超声诊断的几十年中始终未发现过超声诊断设备对患者或医生产生任何有害作用的证据。从这个角度讲,诊断超声是安全的。

(杨增涛)

参 考 文 献

1. AIUM Report. Bioeffects and safety of Diagnostic Ultrasound. January 28,1993.

2. FDA. Information for Manufacturers seeking Marketing clearance of Diagnostic Ultrasound systems and Transducers. Seplember1997,FDA.

3. WFUMB Symposium on Safety of Ultrasound in Medicine. Conclusions and recommendations on thermal and non-thermal mechanisms for biological effects of ultrasound. Kloster-Banz, Germany. 14-19 April, 1996. World Federation for Ultrasound in Medicine and Biology. Ultrasound Med Biol,1998,24 Suppl 1:i-xvi,S1-S58.

4. 牛凤歧,朱承纲,程洋. 高强度聚焦超声(HIFU)标准化的迄今历程与展望. 中国医疗器械信号,2006,12(2):6-9.

5. Allan PL,Dubbins PA,Pozniak MA,et al. Clinic Doppler 1. AIUM Report. Bioeffects and safety of Diagnostic Ultrasound. 1993.

第十三章 超声影像融合导航技术

第一节 超声影像融合导航技术的发展史

医学影像技术从诞生之日起就成为临床诊断信息的重要来源之一,从X射线的发现到多影像融合的运用,为医学诊断提供了重要的支撑。20世纪后期,医学影像学更是蓬勃发展,这得益于科学技术的不断更新进步,医学影像信息的获取也更加快捷和便利。常用的影像设备不仅能获得人体组织解剖结构图像(CT/MRI/US等)和功能图像(SPECT/PET等),更可以通过多影像融合技术将两者优劣互补,为临床医师提供更全面的影像诊疗信息。

医学影像技术是医学物理不可或缺的一个部分,它是一种在物理学机制、概念及方法的基础上发展起来的医学成像方法。本文将对目前临床医学中主流的成像技术,如X射线、CT、MRI和超声成像等影像技术多影像融合进行描述。医学图像是观察人体各器官组织功能和形状位置的重要方法,也是后期外科医师进行临床疾病诊断及治疗的重要依据。

谈到医学影像技术,就不得不提X射线。众所周知,世间万物都是由一个个分子及通过分子间的作用力结合在一起而形成的。随着微观粒子学说的进一步发展,科学家发现分子是由一种更小的微粒-原子构成的。一个原子则包含了一个致密的原子核及若干围绕在原子核周围电子。经过科学家对原子核及其内部电子的不断研究,1895年伦琴发现了X射线。这一发现对医学影像技术领域及医学领域具有划时代的意义。根据人体解剖学的知识,人体组织器官的密度可分为高密度组织、中密度组织与低密度组织。正是因为人体组织存在密度的差别,所以透过人体组织到达胶片和屏幕上的X射线量才有差异。目前X射线多数用于医学领域中的医学诊断与辅助治疗;同时也将X射线用于感光乳胶片、电离计和闪烁计数器等工业领域的检测;利用X射线的光学特性,对晶体的点阵结构可以产生明显的衍射,目前X射线衍射法已成为对晶体的形貌、结构以及各种缺陷进行研究的重要方法和手段。X射线成像装置与X射线图像见图13-1-1。

X射线医学技术诞生以来被医生用来检测和辅助治疗患者的疾病。但由于人体的部分组织器

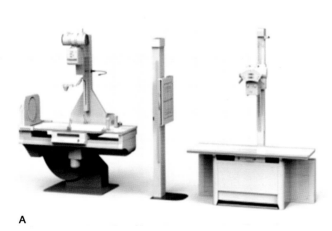
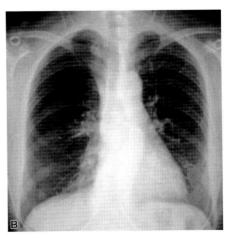

图 13-1-1 X 射线成像系统与 X 射线图像
A. X 射线成像系统;B. X 射线图像

官对 X 射线的吸收率差别很小,所以对于有重叠的器官或组织的病变就很难通过 X 射线成像技术观察检测出来。于是,人类开始了探索新的医学成像技术来弥补 X 射线成像的缺陷。20 世纪 60 年代初,Cormack 发现了不同的人体器官对 X 射线的穿透率不同并给出了相关的理论和计算公式,这些理论和公式为后来 CT 的研制和应用奠定了坚实的基础。在此基础上科马克还发明了计算机控制 X 射线层析扫描器(简称 CAT 扫描器)。20 世纪 60 年代末期,英国工程师 Hounsfield 也开始了研制新的成像技术。他在对模式识别进行研究的基础上,制作了世界上第一台能加强 X 射线源强度的扫描装置,即 CT 成像系统的雏形。1971 年 Hounsfield 在伦敦的一家医院开始使用这种扫描设备给患者做头部扫描。第二年世界上第一台用于颅脑检查的 CT 诞生,这是医学及放射学领域的又一创举。自 1972 年 Hounsfield 发明了 CT 并将其应用于临床以来,CT 成像技术发展迅速,从最初的单层扫描需要数分钟,以及较低的图像分辨率和有限的像素值,发展成为目前临床应用的大容积多层螺旋扫描和实时的三维重建技术,以及可以获取患者轴断面、冠状面和矢状面三个方向上各项同性的分辨率较高的图像,并从初期简单的形态学图像发展到能实现功能性检查的功能性图像,在临床上有广泛的应用。CT 扫描时间的缩短,减少或避免了由于人体的运动(如呼吸运动)产生的伪影,提高了 CT 成像的质量。扫描的二维切片是连续的,不至于漏掉病变组织,另一方面,连续的切片可用于进行患者的三维重建。CT 成像系统与 CT 图像见图 13-1-2。目前 CT 成像技术主要用于医学领域疾病,特别是肿瘤诊断和辅助治疗,也在无损检测和逆向工程等工业检测,航空运输、运输港湾和大型货物集装箱等安保检测中发挥着重要的作用。

随着水分子中的氢原子会产生磁共振现象的发现,医学家设想人体水分子的分布可以利用氢原子的这一特性获得,这样可以精确地用磁共振现象描绘出整个人体及其器官组织的内部结构。磁共振成像(magnetic resonance imaging, MRI),属于断层扫描成像的一种,与其他断层成像技术相比有相似的地方,比如说都可以根据人体的组织器官的某些生理特征(如密度)来显示其在空间中的形态、大小及辅助医生判断人体器官的健康状况。同时 MRI 可以获得人体任何方位的序列图像。MRI 与 PET 和 SPECT 都是利用磁共振现象获得人体内部的信息,都属于发射断层成像,但 MRI 成像的磁共振信号是利用人体内水分子中的氢原子产生的,而水分子存在于人体的各个部位,这一点也使磁共振成像技术更加安全。通过分析 MRI 图像,可以得到多种物质的物理属性参数,如扩散系数、质子密度、化学位移、磁化系数。与一些其他的成像技术,如 CT、超声、PET 等相比,MRI 的成像机制更加复杂,成像方式也更加多样化,所得到的图像信息也更加丰富、准确,这使其成为医学影像领域的一个热门研究方向。虽然 MRI 成像技术有很多的优点,但同时也存在着一些不足,比如说它的空间分辨率不及 CT 的高,而且当患者的身体内部有某些金属异物(如心脏起搏器)时,就不能对其进行 MRI 检查,由于 MRI 对铁磁性物质比较敏感,所以要想将 MRI 用于图像导航手术领域,就对与其配套的手术机器人的材料及工作空间的要求将非常严格,这样不只增加了开发 MRI 图像导航手术机器人的成本,也加大其用于图像导航手术领域的难度。MRI 成像装置除价格昂贵外,患者在进行检查扫描的时间相对其他的一些扫描方式较长,图像的伪影也较 CT 图像的要多一些。MRI 成像系统与 MRI 图像见图 13-1-3。

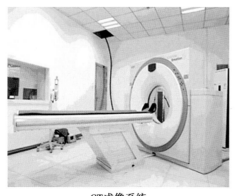

CT成像系统

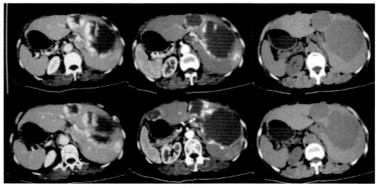

CT图像

图 13-1-2　CT 成像系统与 CT 图像

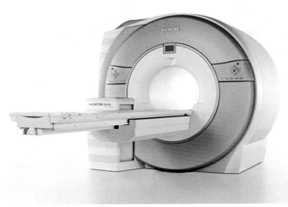
MRI成像系统

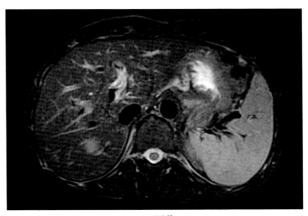
MRI图像

图 13-1-3 MRI 成像系统与 MRI 图像

MRI 与 CT 都属于技术含量非常高的影像学检查手段,两者相比,MRI 主要具有以下优点:MRI 能灵敏地检查出组织成分中水含量的变化,能显示功能和新陈代谢过程等生理生化信息的变化,它使机体组织从单纯的解剖成像发展为解剖学与组织生化和物理学特性变化相结合的"化学性图像",为一些早期病变提供了诊断依据,常常比 CT 能更有效和更早地发现病变。它能非常清晰地显示脑和脊髓的灰质和白质,故在神经系统疾病的诊断方面优于 CT,对颅脑、脊柱和脊髓疾病的显示优于 CT,这是 CT 所无法比拟的;MRI 可根据需要直接显示人体任意角度的切面像,可以直接做出横断面、矢状面、冠状面和各种斜面的体层图像;而 CT 只能显示与身体长轴相垂直的横断层像;MRI 有高于 CT 数倍的软组织分辨率,图像中对于软组织的对比度可以提高 1~3 个等级度,大功率的 MRI 机器拍摄的照片非常清晰,甚至可以看到组织内的细小血管;MRI 在仪器结构上不需要像 CT 那样有较大的机械口转动部件和一系列高精度的探测器,只要通过电子方法调节磁场梯度即可实现扫描;MRI 不会像 CT 那样产生对人体有损伤的电离辐射,对机体没有不良影响,甚至孕妇接受 MRI 检查时对胎儿也无任何不良影响;MRI 有 3 个特性参数,而 CT 只有 X 射线束穿过生物组织的衰减一个物理参数,故 MRI 漏诊率比 CT 低;MRI 不用造影剂就可得到很好的软组织对比度,能显示血管的结构,故对血管、肿块、淋巴结和血管结构之间的相互鉴别有其独到之处,还避免了造影剂可能引起的过敏反应;MRI 不会产生 CT 检测中的骨性伪影,能使脊柱中的脊髓及神经根成像清晰,还有可能检查出由于缺血引起

的组织损伤等。MRI 几乎适用于全身各系统的不同疾病,如肿瘤、炎症、创伤、退行性病变以及各种先天性疾病的检查,在脊柱外科更有其广泛的适应证,应用范围远超过 CT 检查,诊断价值明显优于 CT。

医用超声(ultrasonic,US)检查的工作机制是将超声波发射到人体内,当它在人体内遇到组织或器官的界面时会发生折射及反射,而且会被人体组织吸收而发生衰减。因为人体各种器官组织的结构、密度和形态都是不一致的,所以超声波被人体不同的器官组织折射与反射程度不同,导致其被吸收的程度也就不同。超声科医师及临床医师通过医用超声仪器所反映出的不同的曲线、波型以及超声图像的特征来辨别出不同的器官组织。医师再结合医学解剖学知识和自己的临床经验,观察正常组织与病变组织的差别,对人体的器官组织进行诊断,判断其是属于正常器官还是已经发生了病变,如果发生病变则要根据病变部位的大小、形状、位置和病变程度等制订合理的治疗方案。超声技术不断发展与完善,使其具有良好的实时成像和对人体无损伤的特性。超声仪一般都轻便灵活,所以超声图像除了用于疾病的诊断以外,目前也在外科手术中利用超声图像进行一些导航手术,实时观察患者病变部位与周围组织器官及手术器械的相对位置关系。超声成像系统与超声图像见图 13-1-4。

医学图像处理一直是当前的热门科研方向,在这一领域的多个分支中,超声影像融合技术的研究也随之发展起来。超声影像融合技术是 20 世纪 90 年代中期发展起来的一项新技术,也是当前国内外

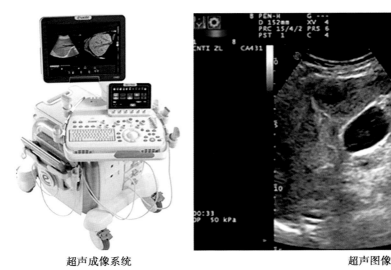

超声成像系统　　　　　　　　　　　　超声图像

图 13-1-4　超声成像系统与超声图像

研究的热点之一。本章将对超声影像融合技术的基本机制、工作流程、临床应用及未来展望四个方面加以阐述。

（李凯　张磊）

第二节　影像融合的基本机制

要想了解影像融合的基本机制，就要先了解两个基本概念：空间相对位置与绝对位置的概念；实时真实空间与虚拟空间的概念。

一、空间相对位置与绝对位置的概念

先来看两个大家比较熟悉的概念，即数学中的空间直角坐标系和地理中的经纬度。人们知道数学中的空间直角坐标系表示的是物体参照原点的三维空间坐标（图 13-2-1），是个相对的概念，如

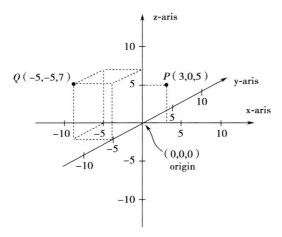

图 13-2-1　三维空间坐标

果原点坐标发生改变，尽管其位置并没有改变，则其空间坐标的表述也会发生改变。地理中的经纬度则是一个绝对概念，也就是说一旦经度、纬度确定了，那么这个坐标代表的地理位置也就知道了，而且是不会变化的。为什么会这样呢？其实是因为我们人为地规定了"经过英国格林尼治天文台的本初子午线为 0° 经线，赤道为 0° 纬线"，也就是原点永远不变，所以才有实时的绝对位置定位，不然我们导航上看到的永远是（X，Y，Z）的一堆数字，而不是"某某街道"这样的具体位置。

这个例子相当于做了两件事：①将 O-P 点的相对空间关系与地球的绝对空间进行融合；②同时固定了其中一个点的具体位置。

总结起来就是：空间中两点相对位置＋其中一个点的绝对位置（如例子中的地球坐标）→另一个点的绝对位置便可知；然后只要具体的绝对空间（如地球空间、人体空间）不变，原点（如例子中作为参照系的 O 点，磁场发射器）不变，不管 P 点（目标位置、探头）在哪里，实时具体位置都是可以被明确的。

换句话说，就是如果具体空间、原点发生变化，则必须重新融合，否则空间位置便不再准确。也就是说，在超声导航中，系统已知探头与发射器的相对空间位置，而操作者希望知道探头在人体的绝对空间位置，那我们要做的就是让系统知道磁场发射器在人体的绝对空间位置。对应到超声导航里，具体空间就是摆好体位的患者、原点就是

磁定位器、实时变化的 P 点就是装了感应器的探头或探针。

二、实时真实空间与虚拟空间的概念

实时真实空间指实时的患者自身。虚拟空间指计算机内呈现的患者容积数据。对于操作者来说，最想知道的是做导航时患者自身的实时真实空间情况，这个可以通过超声探头实时反映。一般来说，患者的 CT、MRI 检查都是提前完成的，所以，计算机上的 CT、MRI 容积数据反映的是患者做 CT、MRI 检查那时的情况，而不是此时此刻的情况，而且反映的还是做 CT、MRI 检查时那个体位状态下的情况。所以，理想状态下假设所有条件（体位、呼吸相、病情无变化等）都完全一样的情况下，CT、MRI 的容积数据所反映的虚拟空间跟患者的实时真实空间是一样的。然而实际情况中，几乎不存在这种理想状态。所以我们需要根据实时真实空间情况与历史的虚拟空间进行调整校对，而且每变化一次都需要重新校对一次。所以对位完成患者体位一旦改变了，就需要重新对位校准。

还有一个虚拟空间是采集的三维超声容积数据。如果采集是在此次导航前一段时间进行的，也就是历史数据，则情况同上所述。如果是即刻采集的，而采集前后患者的状态（体位、呼吸相）几乎一致，也就是采集得到的虚拟空间数据已经从时间空间上均无限接近实时真实空间，此时计算机会进行自动配准，则不再需要做较大的调整校对。

（李凯　张磊）

第三节　影像融合的工作流程

一、医学图像格式及其分类

（一）DICOM 格式标准的确立

在医学影像信息学发展的历程中，不同的医院所采用的医学影像设备的生产制式上存在一定的区别，各大厂商在医学图像的读取格式、存储格式及传输格式上有着不同考量的定义。因此，在医学信息的交流探讨上，不同系统所获取的医学图像难以快速地被研究人员所接受。以此为背景，美国的相关设制造厂商协同放射学会联合起来，为使得医疗设备能被更普及地在医院中使用，开始建立医学图像设备采集的规范标准。1985 年推出了 ACR-NE-MA（American College of Radiology-National Equipment Manufacturer Assocation）标准，经过不断地探讨和适应，在两个版本的更迭之后，1993 年正式推出了 DICOM 标准。

DICOM 标准的确立，直接推动了医学研究领域远程放射学系统的发展，也使得作为交流信息的医学图像更方便、快捷地传递。同时，DICOM 标准自身具有很好的开放性，使研究者易于理解并可以实现深度开发，从而使不同的医学应用系统间的集成有了实现的基础。

（二）DICOM 标准的信息模型

DICOM 标准的定义是基于一种对患者信息存储的实体-关系模型，它在标准的格式位置内详细地描述了患者在医学影像科拍摄图像前后所存在的相关信息。这种相关信息可以分为以下四个不同方面的信息。

1. **患者信息**　这一部分存储的信息主要包括两个类别：患者的标识信息，如患者当前隶属于哪个研究结构或者医学系统；其次，就是患者个人基本信息，如姓名、身高。体重等对医学诊断有辅助的相关信息。

2. **研究信息**　是对 DICOM 信息模型中的一个信息总览，因此它的定义也极为关键。一个患者在整个医疗阶段可能会根据病情的发展去做不同的医学影像检查，而这些医学图像在格式上存在差异，但从整个病情的研究阶段来说，它们属于同一个病情探究体系。同时，在不同研究课题中，同一个患者的医学影像可能会衍生出一个或多个的不同序列用于不同的探讨。在这种情况下，研究信息会作为一个总览具有指导意义。

3. 序列信息的意义是基于在研究阶段所衍生出的不同序列。它包含了不同序列的生成日期、序列使用意义、研究的目的、检查类型和所属的医学图像采集仪器信息等。

4. 图像信息是研究信息、序列信息的基本单位，它是 DICOM 信息模型的最基础组成部分。每帧的图像信息记载着患者病灶部位信息和最原始的图像数据。

（三）医学图像的分类

临床上医学图像的存储格式都采用了 DICOM 格式，但根据存储信息类别的不同，仍可以分为两大类:解剖图像和功能图像。从现代的医学设备来看,这两类图像的各自成像质量都有了很大的提高,且都有了各自的拓展性应用,但不同的成像机制导致不同类型的图像都只能从各自的特征角度反映病灶区域的信息,相互的信息表达也具有差异性。在实际的临床诊断上,医生需要同时考虑多方面的信息,才能做出比较好的治疗方案。因此,综合这些因素,对病灶区域的多种类医学图像信息进行合并,创建综合信息量与病理特征的新的医学图像对提高疾病诊断的准确率意义重大。

二、医学图像融合基本步骤

医学图像融合的分类标准有很多,对于现有的多种模式医学图像而言,操作者采用根据融合对象进行分类的标准进行分类:单模态医学图像融合和多模态医学图像融合。

单模态融合是指将同一设备所采集的病患区域图像进行收集,再通过相应的融合算法将其合并成一副图像,主要是为了提高在不同对比度下的信息采集量,常见应用于 MR 图像,由于在不同对比度选择下,MR 拍摄的组织图像中信息度高的组织信息各不相同。多模态融合是指将不同成像方式下得到的病患区域图像通过有效的图像融合方法来进行合并,这也是当前融合工作的主要研究领域,基于不同类型医学图像所具有的各自特点,形成特征信息的汇总,更好地为诊断提供基本病情信息,并不断结合实际医疗工作当中的状况,完善自身的理论体系。

常规的多模态医学图像融合有以下几个基本步骤:

(一) 图像预处理

预处理阶段主要指对原始采集的图像进行噪声过滤和几何校正。从图像的分类上来说,功能图像的噪声成因比较多,需要通过噪声去除和信息增强,这样能加强病灶信息的显示。比较特殊的有常见的磁共振图像(MRI),在采集这类图像上,往往存在大脑不同组织差异、射频场信息不均匀的状况,导致在成像质量上有灰度分布不统一的情况,预处理的意义特别重要。

(二) 图像配准

图像配准就是将需要参与融合工作的多幅图像建立起点对点的映射关系,保证在二维的面上,图像之间的位置关系式是具有匹配效应的。实际的医学影像采集过程中,是采集的时间、空间。成像质量上可能具有一定的差异,配准的过程就是用来消除这些差异。常用的医学图像的配准方法有特征配准和区域配准。特征配准方法需要先建立起当前源图像的特征模型,通过对某种特征的分析,来实现对图像信息的分析,这种方法运算效率高,且对图像的差异性上有较大的包容与适应能力,适用于复杂情况;基于区域的配准方法通常采用模板匹配,因此局限性较大,只能适应一定器官的图像配准。

(三) 图像融合

这一过程通常是指将不同医学影像设备所获取的图像,经过一定的算法计算之后,生成一副新的医学图像。不仅保留了每一幅原图像所包含的显著信息,也要对不同图像之间的互补信息有所保留,这样,融合结果才能为最终的医学诊断提供最确切的信息支撑。图像融合克服了单一设备的图像在几何、光谱、分辨率上带来的多义性和不确定性,以达到进一步丰富图像信息的效果。

(四) 融合评价

对融合结果的评价并不仅仅在理论研究中使用,它更多的是服务在实际的医学图像融合应用中。主观评价依靠观察者的人工解释,不同的评价人员得出的评价结果也存在差异。客观的评价方法充满了制约性,不仅要求融合前后的基本图像,比对的信息特征也要求明确,在一些技术参数的计算上还要求提供理想的融合结果样式,而且客观评价会忽略在实际应用层次上的特殊场景,导致一些参数计算会不符合实际状况。

三、医学图像融合常用方法分类

医学图像融合方法分类有体外定标对位法、单平面对位法、体内定标对位法、单平面+单点对位法、自动对位法等 5 种不同的对位方法。但目前临床常用方法以下 3 种方法。

(一) 体外标记法

在常规临床应用中,虚拟导航系统的使用是在 CT/MRI 扫描完成之后,而且先前的 CT/MRI 扫描可能不是为此导航的目的而进行的。如果是专门为导航所做的检查,在扫描之前可以使用体表的皮肤标记来提高系统的精确度(图 13-3-1)。使用皮肤标记时,首先在关注区域的四周,在皮肤上标记 3~10 处标记点;接着将 CT 数据导入虚拟导航系统,通过分析系统在图像上显示皮肤上对应的各个标记点,然后将电磁接收器插入记录笔中以开始标记定位工作。此时需要检查的患者处于和进行 CT 扫描时同样的姿势以及呼吸状态,然后对各个标记使用记录笔点触,与此同时在屏幕上显示对应的数字标记点将被选中。不断重复此过程,直到所有的标记点在屏幕的三维数据中都被显示。

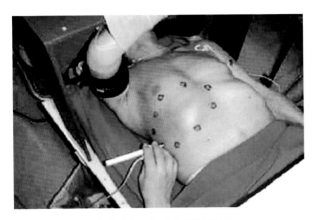

图 13-3-1　体外定标对位法

最后将电磁接收器从笔上取下,并安装在超声探头上,此后实时的超声图像和 CT 扫描的图像已经对位好,导航便可以开始了。

(二) 体内解剖点法

在超声图像与 CT/MRI 图像定位阶段的另外一个方法是使用解剖标记法。这样的技术使得患者可以使用最近所做的任何 CT/MRI 扫描图像,而不需要重复检查。将超声探头置于患者肚脐处,完全横向扫查或者按照预想的角度。然后冻结超声图像,并浏览 CT/MRI 扫描图,找到断层图中显示对应的肚脐位置。非常重要的一点是需要确定肚脐处于扫描图像的中央。在此阶段,移动超声扫描探头,这样可以检查超声与 CT/MRI 两种成像是否完全重叠。

然后便是对 CT/MRI 上解剖标记点的识别,通常使用在超声扫描下容易识别的肝静脉和门静脉等大血管作为解剖标记。冻结超声图像后,在 CT/MRI 图像中寻找对应的解剖标记。在得到第一个解剖标记点后,在同一个扫描模式中一般需要再寻找 3~4 个标记点就足够了。系统使用黄灯来提示

用户继续寻找另一个标记点以减小误差。此误差检查与提示会一直出现,直到达到可以接受的误差范围之内。最后系统将会自动估计出两幅图像对位中的误差范围。系统显示绿灯,表示系统测量可靠,可以继续下一步操作。

(三) 直接对位法

对于某些患者,使用通过肚脐的切面来对位是一个简便易用的方法,可精确地完成对位工作。如果出现非常小的对位误差,通过简单的微调操作就足以完成误差的调整。

寻找一幅超声扫描图,冻结图像并尽可能使探头微小移动,以寻找对应的 CT/MRI 切面;将两幅图像重叠,查看图像重叠后的对位程度;对 CT/MRI 三维图像进行少量的变换和旋转即可得到完美的重合。随后超声扫描就可以开始了。至此,CT/MRI 扫描得到的三维结构被虚拟地对应到了患者身上。把电磁接收器放在超声探头上后,系统就可以从 CT/MRI 的三维数据中得到一个切面与超声扫描的切面完全对应,两者的特点和尺寸均完全相符。

传统的二维超声成像技术是术中常见的一种辅助影像手段,其具有无放射性、易操作及实时等优点,但同时也受到图像显示的限制,在某些情况下穿刺目标与穿刺路径无法同时显示,在一定程度上将影响操作者对穿刺路径的判断及穿刺方向的调整,造成三维空间定位的不精确甚至偏移。如果是射频消融治疗,则会使射频电极难以在三维空间上合理准确摆放,直接影响疗效,甚至导致不应该出现的较为严重的并发症。由于不同影像学之间具有互补性,科学家们设计将多种影像学图像互相融合的方法,即用导航技术来指导外科手术及介入治疗准确定位。该技术的核心在于:首先,医生在术前对病变的多种影像学表现进行综合评估,然后通过三维图像重建以进一步获取所需的信息,例如病灶的解剖结构、空间定位及进针角度等,最后,将其融入手术与介入治疗过程中,达到准确定位与提高疗效的目的。

(李凯　张磊)

第四节　超声影像导航技术

目前,最重要的一种导航方式之一便是超声影像为主导的导航技术。

一、超声导航的定义

超声影像导航系统是一种将超声图像与其他影像学图像(如 CT、MRI 或 PET)结合起来实时动态观察的新技术,其能够将 CT、MRI、PET 的系列断层图像读入,形成容积信息并显示,磁定位系统将超声图像和体位信息结合,通过几种对位方式将超声图像和 CT 或 MRI、PET 图像空间对应,锁定空间位置,并在超声的实时扫描中利用选定的其他影像进行导航。

二、超声导航的机制

超声影像导航系统主要由超声仪器、磁定位系统和图像融合处理软件构成。其中主要的部分是磁定位装置。磁定位装置不受运动范围限制并且结构紧凑,不易受到遮挡;但是,磁定位器容易受到周围磁场的干扰,所以操作环境中需尽量避免磁场的干扰。磁定位器一般由一个发射器和一个接收器组成,工作时,发射器固定,接收器可以自由运动,磁定位器提供接收器在发射器坐标系中六个自由度的位置和方向信息(磁定位接收器固定在超声探头上)。超声图像扫描时,工作站获取图像的同时,记录该图像所在空间中的位置、方向。当每张图像给定了位置和方向,就可得到每个像素点在三维模型空间中的坐标(超声图像中各像素

的三维空间坐标),利用最近邻相靠法将每个像素分配到三维模型空间的标准晶格中去。最后对于标准晶格中空白部分通过空间插值方法,进行填充形成标准的断层图像序列空间。经研究发现,影响系统精度的主要因素有超声图像的分辨率、三维超声定标的精度、穿刺针定标的精度,以及磁定位器的精度。此外,患者的位移也是造成误差的重要因素。

三、超声导航技术的临床应用

在 13 年的临床应用中,超声融合影像导航(virtual navigator)技术已经成为了超声介入医师必不可少的工具,在术前诊断、术中引导、术后评估中发挥着重要作用。特别是在<1.0cm 的微小肝癌的诊疗过程中,超声由于种种因素往往很难发现病灶。通过多影像的融合导航加上实时的超声造影能为诊断提供信息,同时也为介入治疗导航。而在介入手术的术后评估中,手术计划系统所提供的术前术后多影像比对更是实现了介入手术疗效的精准评估(图 13-4-1)。微创概念已渗透到临床医学的各个领域、各个学科,临床上数字化 X-Ray、CT、MRI、PET、钼靶和超声等高清晰度医学影像诊断手术也已经在微创手术中广泛应用。

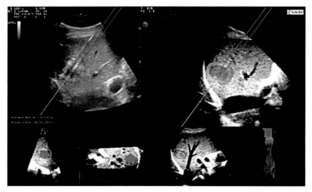
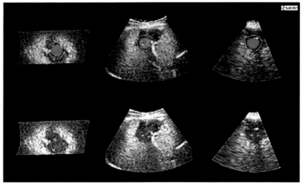

图 13-4-1 超声导航技术应用于介入手术

四、未来展望

(一) 多影像融合虚拟导航技术的发展趋势

医学影像学经过一个多世纪的发展,已成为现今最主要的诊断学信息来源。进入 21 世纪后,计算机技术和医学影像技术突飞猛进,临床上除了单一使用数字化 X-Ray、CT、MRI、PET 和超声等高清晰度医学图像联网诊断外,也对能否实现多影像实时比对诊断、多影像实时手术导航和局部介入手术的术后评估方法提出更多的要求。

目前,根据医学图像所提供的信息内容,可将医学影像分为两大类:结构图像(CT、I、MRI/US

等)和功能图像(SPECT、PET 等)。这两类图像各有其优缺点:功能图像分辨率较差,但它提供的器官功能代谢信息是解剖图像所不能替代的;解剖图像以高分辨率提供了器官的解剖形态信息(功能图像无法提供器官或病灶的解剖细节),但无法反映器官的功能代谢情况。三种影像融合技术,可以将超声、CT 或 MRI、SPECT 或 PET 的三种影像学通过"田"字格或透明叠加的方法实时呈现在医生面前,让医生在实时检查的同时,获悉疾病的解剖结构和功能代谢信息。由于颅骨的遮挡和超声的物理特性,超声对成年人颅内结构的显示一直存在成像质量不佳、结构显示不清等问题。多影像融合虚拟导航技术借助患者人脸的解剖结构识别分析,来对颅内结构进行精准对位,实现了颅脑 CTA/MRA 和实时超声的影像融合,同时还支持 PW 的测量。通过这一技术,医生们就可以精确地测得颅内主要血管的血流动力学信息,弥补了 CTA/MRA 只显示血管结构而不能显示血流动力学变化的欠缺。相信随着传播和推广,这一独有的突破性技术将在心脑血管疾病的诊断及疗效评估中,变得不可或缺。近期超声和二维 X 线的平面融合空间的实时对位技术,将实时超声和钼靶图像这两大乳腺疾病最常用的医学影像学信息,跨空间地实现了对位。这一突破性的技术再结合超声设备原有二维成像。彩色多普勒成像,以及近几年迅速发展起来的超声造影技术、三维超声成像技术、弹性成像技术等,将给未来的乳腺疾病诊断带来革命性的推动。

(二) 超声导航的应用前景及展望

综上所述,结合了多种影像学的超声导航技术已经在多个领域得到了广泛应用,从诊断到治疗一应俱全。该技术的主要功能:诊断时提高影像学诊断准确度,手术时提高病灶区域及治疗仪器靶向定位的准确度,以增加手术的精度、提高手术的疗效。介入手术的疗效评估,因为开放性手术或腔镜视野下手术切除,剖视组织就可以看到有无达到安全边界,但消融术后病例无法获取病理标本,不能直接判断消融是否达到安全边界。由于消融过程中病灶和周边的正常组织同时被损毁,两者融合成为同一个消融灶,所以现有的影像学方法(增强 CT/MR 和 CUES)均不能有效地评估消融是否全面地覆盖了安全边界。而新近推出的手术计划系统,可以在患者术前的 CT/MR 容积

影像上勾勒出病灶的边界,自动生成消融的安全边界,将这些数据储存在计算机系统中,待消融术后,采集即刻的三维超声造影图像,将这两组数据自动对位来精准评估消融手术的效果。经过临床实验验证术前术后的图像融合方法评估具有较高的准确度,有望为临床提供一种准确评估肝癌消融疗效的新方法。

但超声导航也有许多需要解决的问题,如:对肝脏、肾脏导航时患者体位的改变和呼吸深度导致的器官轻度移位对图像融合的准确度造成的影响;前列腺导航探头插入的深度、角度以及人工加压造成的前列腺形变;对于经过内分泌治疗的患者,其前列腺体积的改变等。上述原因可能对病灶定位和穿刺准确度产生影响,是以后研究需要解决的问题。随着技术的不断发展,相信超声导航会越来越成熟,并拥有更高的临床实用价值。

(李凯　张磊)

参 考 文 献

1. Corot C, Robert P, Idee JM, et al. Recent advances in iron oxide nanocrystal technogy for medical imaging. Advanced Drug Delivery Reviews, 2006, 58(14): 1471-1504.
2. 苟量, 王绪本. X 射线成像技术的发展现状和趋势. 成都理工学院学报, 2002, 29(2): 227-231.
3. 石明国, 张振荣, 尤志军, 等. CT 成像技术的发展. 中国医学装备, 2007, 4(4): 56-60.
4. Cook JR, Bouchard RR, Emelianov SY. Tissue-mimicking phantoms for photoacoustic and ultrasonic imaging. Biomedical Optics Express, 2011, 2(11): 3193-3206.
5. 王辅之. 一种 DICOM 图像数据库储存系统的设计与实现. 现代计算机:专业版, 2010(1): 155-157.
6. 王欢, 王世杰, 鲍旭东. 功能图像与解剖图像融合方法的研究. 生物医学工程研究, 2007, 26(2): 178-182.
7. 何元烈. 多模医学图像配准与融合技术及医学智能辅助诊断系统研究. 华南理工大学, 2006.
8. 李华锋. 多聚焦图像像素及融合方法研究. 重庆大学, 2012.
9. Han Y, Cai Y, Cao Y, et al. A new image fusion performance metric based on visual information fidelity. Inf Fusion, 2013, 14(2): 127-135.
10. 何长涛. 多模医学图像预处理和融合方法研究. 电子科技大学, 2013.
11. 徐静, 杨向东, 朱森强, 等. 用于肝癌介入治疗的术中三维超声导航系统. 中国生物医学工程学报, 2007,

26(5):720-723.

12. 胡晨明,徐静,梁萍,等.超声引导消融治疗子宫肌瘤导航系统的设计.中国组织工程研究与临床康复,2007,11(13):2475-2476.

13. 李凯,苏中振,郑荣琴,等.三维超声-CT图像融合评价肝癌消融安全边界.中华超声影像学杂志,2012,

21(8):719-722.

14. 李凯,苏中振,郑荣琴,等.虚拟导航三维超声造影评估肝癌消融安全边界的初步研究.中华超声影像学杂志,2011,20(8):672-675.

15. 蒋天安.介入性超声规范化问题探讨.2008年浙江省超声医学学会年会论文汇编.

中英文名词对照索引